老年常见病诊疗手册

毕尚青　吴凡伟　主编

SPM 南方出版传媒

广东科技出版社｜全国优秀出版社

·广州·

图书在版编目（CIP）数据

老年常见病诊疗手册 / 毕尚青，吴凡伟主编 . —广州：广东
科技出版社，2021.3（2022.1重印）
ISBN 978-7-5359-7618-5

Ⅰ . ①老… Ⅱ . ①毕… ②吴… Ⅲ . ①老年病—常见病—诊
疗—手册 Ⅳ . ① R592-62

中国版本图书馆 CIP 数据核字（2021）第 035479 号

老年常见病诊疗手册
LAONIAN CHANGJIANBING ZHENLIAO SHOUCE

出 版 人：朱文清
责任编辑：李　芹
封面设计：友间文化
责任校对：于强强　廖婷婷
责任印制：彭海波
出版发行：广东科技出版社
　　　　　（广州市环市东路水荫路 11 号　邮政编码：510075）
销售热线：020-37607413
http://www.gdstp.com.cn
E-mail：gdkjbw@nfcb.com.cn
经　　销：广东新华发行集团股份有限公司
印　　刷：广州市东盛彩印有限公司
　　　　　（广州市增城区新塘镇太平洋工业区十路 2 号　邮政编码：510700）
规　　格：787mm×1 092mm　1/16　印张 19　字数 380 千
版　　次：2021 年 3 月第 1 版
　　　　　2022 年 1 月第 3 次印刷
定　　价：78.00 元

编委会

前言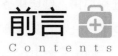
Contents

　　中国是世界上老年人口最多的国家，截至2019年年底，65周岁及以上人口已达1.76亿。近期中国发展基金会发布《中国发展报告2020：中国人口老龄化的发展趋势和政策》预测，到2022年左右，中国65周岁以上人口将占到总人口的14%，实现向老龄社会的转变。人口老龄化是一个横跨多领域，涉及多层面、多主题的社会问题，对社会保障体系、医疗卫生体系、社会养老服务体系、教育文化体系、公共管理体系，乃至是社会观念体系等提出新的挑战。随着老龄化持续进展，特别是在未来迈入中度老龄化社会后，将会带来诸多影响和挑战，其中最值得关注和重视的问题就是老年人的疾病与健康问题。

　　老年人由于组织器官日渐老化和生理功能日趋衰退，容易罹患多种慢性疾病，疾病的种类及患病时的临床表现特点都明显不同于中青年人，临床治疗也与中青年人大不相同。老年人患病常多病共存，临床表现不典型，起病缓慢、隐匿，发病诱因多、方式独特，不易早期诊断和治疗，临床容易误诊、误治，病情变化迅速，若未及时有效干预，容易出现各种并发症，甚至死亡。此外，老年人临床治疗矛盾多，需同时兼顾重要脏器的功能与药物不良反应，临床用药种类多，药物疗效反应不一。

　　中医药学源远流长，临床名家辈出，积累了丰富的预防保健与临床诊疗经验，中医药作为我国独特的卫生资源与优秀的文化资源，在疾病的预防保健与临床诊疗中发挥着重要作用。随着我国人口老龄化进程加快,健康服务业蓬勃发展,人民群众对中医药服务的需求越来越多,迫切需要继承、发展与利用好中医药。

健康长寿是每个人尤其是老年人的美好愿望,药物治疗对于老年人健康长寿有着极为重要的作用,正确合理的临床诊疗可以使人健康长寿。我们长期从事老年疾病的临床诊疗与预防保健工作,深刻体会到老年人临床诊疗的困难性、复杂性、矛盾性及中西医结合诊治老年疾病的重要性。有鉴于此,我们通过查阅大量中西医文献资料,从查阅的文献资料中掇菁撷华,结合临床诊疗,编写此书以供参考。

在编写过程中,我们始终贯彻科学性、先进性、实用性、普及性的原则,力戒烦琐哲学。本书主要内容包括人体衰老的病因与表现、老年病的诊断与治疗特征、中医对衰老机制的认识与运用、中医对老年病的认识及中医治疗老年病的原则,针对老年人各个系统的常见病,详细阐述老年常见病的中西医临床诊疗与预防调护。

由于编写时间紧迫,特别是编写者学识浅薄,缺漏、纰缪在所难免,恳请同道批评指正。

在本书付梓之际,再次感谢在此书编写过程中给予悉心指导的各位同道,同时感谢广东科技出版社为本书的编辑出版付出的诸多努力。

毕尚青

2020年11月4日

目录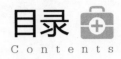
Contents

Contents 目录

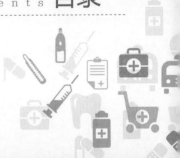

第十一章　科学养生，延缓衰老进程

目录 Contents

第一章

人体衰老的概述

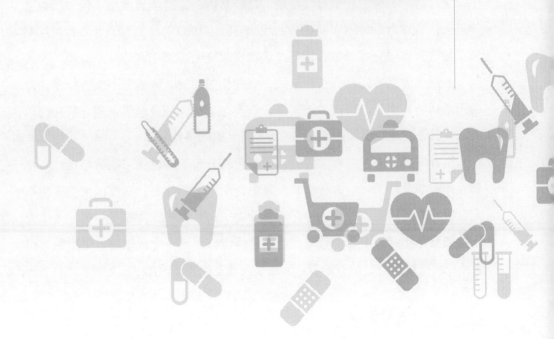

第一节　人体衰老的常见学说

一、遗传基因学说

遗传基因学说认为任何生物都按照"出生—发育—成熟—衰老—死亡"五个阶段完成生命的全过程，这是生物"内在"属性，是生物体内"生物钟"控制下程序化的进程。20世纪50年代，美国遗传学家瓦特逊进一步证明，支配寿命的生物钟是位于细胞核内染色体的脱氧核糖核酸（deoxyribonucleic acid，DNA）中的遗传基因，占据DNA分子的一个小段，通过一定控制渠道去支配整个DNA结构，进而支配细胞分裂、生长、代谢及生命全过程。每种生物都有其特定的遗传基因，通过生殖细胞一代一代地遗传下去，呈现出各种不同的生命曲线和寿限。1961年，美国学者海弗利克发现了细胞的有限分裂现象，他通过动物实验证明，细胞在体外培养传代次数与其所组成的机体的寿命长短有关，寿命长的动物其细胞分裂次数较多，寿命短的动物其细胞分裂次数按其寿命依次递减。人胚成纤维细胞分裂50次左右，按其分裂周期24年推算，人的最高自然寿限是120岁。

也有学者提出了端粒学说，认为端粒是分布于染色体末端的结构，防止染色体末端基因丢失。人在生长发育中，细胞不断分裂，端粒区由于分裂不完全而有缩短的现象，染色体DNA每分裂一次，端粒区就缩短一截，人体成纤维细胞每年缩短十几个碱基，当染色体DNA短到一个极限时，细胞的繁殖就不能再继续进行，故有学者认为端粒区就是生物体内的"生物钟"。

二、自由基学说

1956年英国科学家哈曼提出自由基对机体具有损伤和加速衰老的作用，引起了广泛的关注，并得到了大量的实验证实。特别是1992年哈曼再次对该理论进行了阐述，使得自由基学说成为人体衰老最具代表性和指导意义的学说之一。

人体内的自由基主要是氧自由基，它具有很强的氧化作用，可使细胞膜上的不饱和脂肪酸发生过氧化，破坏生物膜结构并形成脂褐素。在脂质过氧化过程中生成的丙二醛，使DNA发生交联或断裂失活，不易酶解，且随年龄增加而形成脂褐素沉积物，生物膜破坏和脂褐素在细胞中的过量蓄积便会导致细胞死亡。随着人年龄的增长，心肌、神经等细胞内的脂褐素含量逐渐增多，细胞死亡也随之增加，这就是衰老的主要特征之一。若脂褐素在皮肤组织中聚集过多，则形成可以看得到的"老年斑"。自由基对机体的损害是多方面的，它能破坏核酸、蛋白质、DNA、细胞膜及酶的结构，引起广泛的代谢紊乱，促进肿瘤、动脉硬化和冠状动脉硬化性心脏病（简称冠心病）、高血压病、免疫性疾病的发生。

三、免疫功能下降学说

免疫系统是人体最重要的调节系统之一，主要由胸腺、骨髓、脾脏和分布全身的淋巴结组成。胸腺分泌胸腺素，制造T淋巴细胞，负责细胞免疫；骨髓分泌B淋巴细胞，形成抗体，负责体液免疫；脾脏和淋巴结则是淋巴细胞居留处。此外，还有广泛分布在体内的巨噬细胞，负责清除抗原物质、非抗原物质和衰老、死亡的细胞，且能给淋巴细胞提供抗原，引起有效的免疫反应。组织周密的免疫系统形成免疫监视、免疫自稳和免疫防御等多方面生理功能，在战胜入侵病菌，保持健康方面起关键作用。

随着人年龄的增长，机体的免疫器官逐渐老化萎缩，胸腺的重量在人体50岁时仅是性成熟时的15%。免疫细胞减少或比例失调，主要表现为T细胞和B细胞减少，淋巴细胞转化率下降，自然杀伤细胞活性下降，白细胞介素和神经白细胞素的活性也有不同程度的降低，免疫球蛋白A和免疫球蛋白G升高，免疫球蛋白M无明显改变，但血清天然抗体滴度下降，引起细胞免疫和体液免疫功能降低，使老年人易患感染性疾病。自身抗体增多可导致慢性胃炎、甲状腺功能亢进症等疾病，动脉硬化、冠心病、高血压病、肥胖、糖尿病等也与自身抗体有关。当自身抗体升高时，心血管疾病的发病率升高2.1倍。此外，免疫功能低下，还易发生肿瘤、自身免疫性疾病等，引起机体衰老和死亡。

第二节　人类衰老的直接原因

一、精神因素的影响

精神因素包括一个人的思维情绪、精神压力和刺激等，人在精神过度紧张或长期处于不良情绪的情况下，都会破坏中枢神经系统的功能而引起早衰，故思想开朗、乐观积极、情绪稳定、劳逸结合等，都是保护神经系统的重要法宝。

曾有一位精神疾病专家对200多人进行了将近40年的追踪调查，研究结果指出精神舒畅可以使人身体健康，延缓衰老。能适应日常的紧张状态是保持身体健康的一个重要因素，适应能力差的人比适应能力好的人得重病或中年早逝的可能性大。此外，能妥善处理日常紧张事务的人，活到60岁时身体仍很健康，反之，衰老速度将加快。在21～46岁这个年龄段，精神最舒畅的59人中，只有3.4%的人得了慢性病或在53岁死亡，而在48名精神压力最大的人中，就有37.5%的人得了重病或在53岁时死亡。精神适应能力最差的人分别患有心脏病、癌症、肺气肿、冠心病和高血压病，有的人甚至想自杀；而在思想开朗、精神舒畅的人中，只有1人患心脏病。

二、生理因素的影响

（一）神经—内分泌因素

人体是多器官生物，一个器官或一个系统的功能同时受其他器官或系统的影响，神经系统、内分泌系统和体液系统发挥着最重要的调节作用。神经系统与内分泌系统功能异常，如大脑皮质功能紊乱，可引起整个内分泌系统功能失调，严重地影响生命进程。此外，内分泌系统异常也会加速机体衰老，如：甲状腺激素分泌过多会使患者的基础代谢率增高，促使其早衰；胰岛素分泌不足则会引起糖尿病。

（二）酶的因素

酶是机体代谢反应的催化剂。许多重要酶的活力和代谢反应均会随着年龄的增长而下降，酶的活性降低，代谢反应必然随之降低。衰老是由代谢功能下降引起的，故衰老可能是酶活力下降引起的。

（三）免疫因素

人体免疫力随着年龄增长而减退，主要是由于胸腺随年龄增加而逐渐萎缩。胸腺是位于人体胸部上方的小腺体，在性成熟期时，胸腺发育到最大体积。随着年龄的增长，胸腺的体积和功能逐渐减退。胸腺能分泌胸腺素，可以促进具有免疫功能的T细胞成熟。此外，在细胞免疫中还有一种现象叫自身免疫，所谓自身免疫是指淋巴细胞分裂时，由于遗传物质DNA的突变而产生了不分敌我的抗体，可以破坏自身的细胞，所以免疫力的逐渐减弱与自身免疫现象的出现，都是引起机体衰老的因素。

（四）生理"三废"因素

生理"三废"指食物在体内经消化和代谢产生的废气、废水（尿）和废渣（粪）。食物在消化道内消化后，其营养成分被吸收入血液，剩下的"三废"若不按时排出体外，对人体有毒性作用，如由糖类氧化产生的二氧化碳及脂肪酸产生的酮体、脂褐素和自由基等，均可妨碍机体的正常代谢功能，引起衰老和多种疾病。

（五）自由基因素

自由基是指带有未配对电子的原子、离子或化学基，其性质活泼，具有较高的反应性，在体内能引起超氧化、交联和裂变，引起细胞DNA，特别是线粒体DNA结构破坏，为生物衰老的主要原因。

（六）细胞失水

水是各种体液（主要为血、尿、汗）的主要成分，是传递营养物、代谢产物及其他多种生理介质的媒介，机体失水或水平衡失调，可引起代谢障碍与各种生理异常，引起衰老。

（七）生殖细胞丢失

鉴于生物中有种深海鳟鱼在生殖期到长江口上游淡水中产卵后死亡，以及鳞翅类昆虫成虫大都是在交尾产卵后死亡的事实，有学者认为这两种生物的死亡可能与在生殖活动中丢失了生殖细胞有关。当丢失的生殖细胞及已代谢的组织细胞得不到补偿时，即引起衰老。

三、生活习惯的影响

（一）起居无常

人体各个器官时刻都在神经、激素及其他调控机构管理下有节律地运转，生物学家认为这是由于生物体内存在的"生物钟"在执行调节任务。所谓"生物钟"，其实质就是神经、激素及其他一些有调控功能的化学物质。

机体各器官的运转均需要消耗能量，当各器官的运转熟练形成条件反射后，完成等量工作所需消耗的能量就比未习惯时所需的少，器官的磨损亦减少，其代谢功能减退也小，衰老速度就相应减慢。如果个体的生活节奏被打乱，就会破坏机体各器官之间的协调共济，引起代谢紊乱，加速衰老。

（二）饮食无节

定时、定量地进食，可以使胃肠消化功能形成条件反射，保持正常运转，免受伤害。细嚼慢咽可帮助消化，减少胃肠负担，预防食物误入气管，所以提倡不要暴饮暴食和贪食，以免打乱胃肠的运转习惯，进食还应遵循种类繁多的原则，以达营养互补之效，有助于延缓衰老进程。

（三）营养不良

营养膳食：一是膳食结构必须能满足人体正常生理需要，包括膳食品种、食物的总热量、营养素（糖、脂质、蛋白质）的比例、维生素与矿物质的含量等；二是膳食的烹调、保存及用餐时间、情绪和进食方式等不违背人的生理常规。膳食的结构合理，不仅可满足机体正常生理需要，还能起到保健防衰的作用。

（四）排泄障碍

任何一种排泄渠道发生障碍，均会引起严重疾病，如：长期便秘，食物残渣长期停留在大肠内产生的有毒物质进入血液，可引起全身性疾病；排尿不畅，体内有毒代谢产物不能排出体外，可引起机体中毒。此外，二氧化碳等代谢废气不及时呼出，引起机体酸碱平衡紊乱，可引发多种代谢疾病。

（五）缺乏适当运动

生命在于运动，人体经常进行适当体力劳动或体育活动，可促进血液流通，保持代谢正常，提高免疫力，达到益寿延年的功效。

（六）睡眠不足

睡眠是机体和器官休息的最佳方法，可减少能量消耗，为器官修复损伤提供时间，还可增强免疫力，缓解疲劳，提高工作效率。长期睡眠不足可引起精神疲劳及免疫力降低，引起早衰。

（七）劳逸不均

人体若要延缓衰老则须劳逸结合，精神须张弛有度。若劳逸不均，引起机体节律紊乱，生物钟失灵，能量供应和伤害修复不能正常进行，代谢失调，会加速衰老。

（八）不良嗜好

良性嗜好，如赏花、饮茶、打牌、下棋之类，适当喜爱，有益身心，偏爱成癖亦有害。不良嗜好如吸烟、酗酒等，沉迷于任何一种，都会危害健康，甚至对家庭、社会造成危害。

 ## 四、环境因素对衰老的影响

（一）放射性物质和毒物的侵害

细胞核的DNA结构经放射性物质侵害后，细胞失去修复能力，可引起衰老，更可能引起细胞突变，产生一系列的恶果，癌症就是其中之一。毒物（包括化学毒物）对人体的危害，随工业发达而日益严重，工业废水、废气不断向河流、空气中排泄，以及农药的滥用，均使水土不断受到污染，中毒事件和肿瘤的发病率不断上升，人类健康和寿命受到严重威胁。

（二）噪声污染

噪声可危害中枢神经系统。实验证明，大鼠受噪声干扰3个月，每天干扰12小时，其心脏的结缔组织会发生异常，甚至引起肿瘤。实际观察也发现，工厂的噪声达95分贝时，工人的舒张压普遍上升。

（三）温度过高

人类生活环境的理想温度为20℃，温度过高或过低均会影响机体代谢。长期在高温环境中工作的人，其基础代谢一般偏高，容易加速衰老。根据长寿老人生活情况的调查发现，长寿老人多生活在气温较低的山区，其基础代谢降低，衰老延缓。

（四）阳光暴晒

人体肌肤过多地暴露在阳光下，会受到紫外线的伤害，长期则破坏DNA的结构或引起DNA突变，产生种种不良后果。夏季的日光强烈，应适当减少紫外线照射，过度的日光浴，不但无益，反而对皮肤及眼睛有害。

（五）空气污染

人类的生活需要新鲜空气，空气中的氧气是机体内生物氧化作用所需的元素，人体不断地吸入氧气和呼出二氧化碳，完成新陈代谢，任何被污染的空气均不利于机体的新陈代谢。

（六）水土污染

凡被农药、细菌及工厂废渣、废水等污染的水土，不仅周围的水源不适合人及牲畜饮用，而且生长在这种被污染的水土上的动植物也不宜人类食用，长期摄入可引起疾病与早衰。

（七）居住条件

住房的位置应尽可能在空气、水土和卫生条件较好的区域，房屋应光线充足、空气流通、隔热防冻。居住在缺乏某些生理必需元素（如碘、硒）地区的人，需适当补充以预防这些元素的缺乏。

五、社会因素的影响

人是社会动物，无时无刻不受到社会因素的影响。经济、家庭、社会制度、职业、宗教信仰、意识形态、名利毁誉，以及人与人之间的各种关系，均会给人以不同程度的影响，使人处于"百忧感其心，万事劳其形"的情况下。以上情况，首先大脑皮质受到各种各样的冲击，其次是机体各项生理功能受到不同的影响。当此之时，只有乐观积极的人，才能应付自如，保持心理平衡与机体内在平衡，使机体代谢和器官功能正常，得享天年，否则必将百病丛生，加速衰老。

第三节　人体衰老的常见表现

一、外貌体表特征

（一）五官

随着年龄的增长：双眼晶状体老化，瞳孔对光线的变化反应变差，所以40岁后容易出现老花眼，需佩戴老花镜；耳蜗神经退化，可引起耳鸣及听力减退，严重时要佩戴助听器；牙龈萎缩，牙齿脱落，可引起面部变形；味蕾减少，可引起味觉减退，食之无味；嗅觉敏感度降低，"如入芝兰之室，久而不闻其香"。

（二）须发

表现最明显的是须发的颜色和数量，须发的黑色素主要由毛囊中的黑色素细胞产生。随着年龄的增长，毛囊细胞产生的黑色素减少，40岁开始须发可由黑逐渐变灰白，始自两鬓，额部、头顶次之，枕部最后。当毛囊细胞无法产生黑色素时，须发就完全变白。几乎每个人进入老年以后头发都变得稀疏。

（三）大脑

青年时期是大脑功能最旺盛的时期。随着年龄的增加，记忆力逐渐减退，引起轻度认知功能障碍，70岁以后，阿尔茨海默病的发病率高于10%。

（四）皮肤和指甲

表皮变薄，皮脂腺与汗腺功能减退，皮肤干燥，皮下脂肪少，弹性减少，皱纹增多，出现老年斑，特别在面部和颈部。皮肤毛细血管相对减少，汗腺散热功能降低，易引起中暑。指甲生长速度变慢，逐渐失去光泽，变黄变脆。

（五）肌肉和骨骼

皮下脂肪减少，肌肉由丰满变萎缩；骨骼有机成分逐渐减少，无机盐相对增加，钙量减少，骨骼弹性下降，脆性增加，易发生骨折，特别是腕、股骨颈、肱骨近端和椎体等。脊柱退行性改变，可使人驼背，身高变矮，且易发生骨质增生。骨骼细胞在人的一生中都在不断地破坏和再生，大多数人在30岁以后骨骼细胞再生速度减慢，骨重量和骨密度减小，体重减轻，由于关节磨损及韧带失去弹性，行动变得迟缓，步履蹒跚。

二、解剖生理变化

人体由不同系统组成，系统又由器官、组织和细胞组成，分别执行不同的生理功能。随着年龄的增长，衰老起始于细胞，最后表现在组织结构发生改变，导致器官的生理功能减退，但形态学变化（40岁左右）往往早于生理功能的减退，老年人这种增龄性改变在不同个体的器官之间有着显著差异。

三、心理特征

（一）老年人心理变化

1. 情感

20世纪70年代以来的研究发现：①老年人比中青年人更容易控制自己的

情感，尤其是喜悦、悲伤、愤怒和厌恶。②老年人在描述喜悦时，用词少于中青年人。③老年人的忧郁感更多的来源于对健康的关注。④老年女性的疑病倾向比较明显。

2. 性格

老年人的欲望和要求日趋减少，驱动力和精神力量逐渐减退，可表现出退缩、孤独、内向和被动。老年人在性格方面的改变主要表现在以下3个方面：①由于环境的改变和特殊的生活经历，会引起人生观的变化。②自私和对自私的误解，在中年时期，个体的自私因社会活动的需要受到抑制，而在老年期明显地表现出来。另外，由于满足老年人心理需要的资源日渐减少，老年人对可用的资源抓得更紧。③低自尊与高服从，这与社会经济地位的降低及健康状况的不佳有密切关系。

（二）老年人心理特点

1. 遗产心理

遗产心理的形成可能与容易被遗忘、去世后影响、生命延续等相关。在经历数十年风风雨雨之后，老年人会思考去世后会遗留什么，包括儿孙、财产、记忆、经验、身体及其器官等。有后代者，尤其是当后代的成长与自己的期望相符时，老年人会有一种满足感，反之会有不同程度的失意感。将身体或器官捐献给医疗机构，西方国家常见，我国的普及度不高。

2. 依恋旧物的心理

老年人对家中长期使用的物品、相册、信件等均有一种特别的依恋感，如在频繁的搬家过程中，长辈与晚辈之间常常为了是否保留某些物品发生冲突，保存这些物品会使老年人有一种连续感与安全感，并可帮助老年人保持记忆力，从而提高老年人对生活的满意度。这一心态的另一方面表现在物品的摆放位置，按老年人的意愿摆放他们熟悉的物品会使他们感觉良好，这实际上也会使他们在生活上少一些困难，认真地按照他们的意愿帮助他们，比恭维他们会更好。

3. 时间感

在步入老年之初或在这前后的某个时期，老年人会因察觉到自己的生命已经非常有限，而对时间的流逝感到害怕与厌烦，一段时间后害怕感会逐渐消失，代之以一种对时间较适当的评价，他们可以忽略事物的时间维度，以直觉的方式感知时间，有的老年学家称之为"现在感"或"元素觉"。

4. 生命周期感

完整的生命周期感，这是年轻时无法体验的心态。老年人回顾过去，总结自己的一生，重新发现生命的意义，对整个生命周期有一种完整的体验，与之有关的是生命的成就感。

5. 老年超越

老年超越是指老年人对人生有所顿悟后的一种超然心态，类似于禅的领悟，大多发生于比较重大的事件（如重病、大手术等）之后，表现为：①不去做有违现实的事情，不强求，少争斗，觉得过去的这类事情幼稚可笑。②觉得生活有意义，生命是值得珍惜的。③能平静地面对疾病和日益接近的死亡，与高血压、冠心病、哮喘、无严重并发症的糖尿病等疾病有关的症状明显减轻。

6. 面对死亡

死亡并非老年人的专利，但老年人更接近死亡，感知死亡对中青年人来讲无疑是震撼性的，但对老年人未必如此。人们通常以为老年人较接近死亡，所以较为害怕死亡，然而研究证明，情况刚好相反，虽然老年人较常想到死亡，但比年轻人较不害怕死亡。

（三）老年患者心理反应

1. 抑郁

抑郁是最常见的情绪表现，可影响疾病的治疗进程，严重者可出现自杀行为。常见的相关因素有：①现实或预期的严重丧失，如器官摘除、截肢或永久性功能丧失。②病情危重或加重，如慢性疼痛。③某些躯体疾病本身，如甲状腺功能低下症、脑血管病变等。④生活中的其他因素，如近期有家人患病、老友去世等。

2. 焦虑

焦虑也是常见的情绪反应。焦虑的相关因素有：①对疾病的病因、转归、预后不明确，而又想知道或希望知道，但又担心会出现可怕的结果，他们会反复询问病情，对诊断半信半疑，如果医务人员对此处理不当，患者可由焦虑转为愤怒，甚至出现攻击医务人员的行为。②对即将进行的检查和治疗茫然不知。③手术前。④某些疾病，如甲状腺功能亢进症、更年期综合征等。⑤有焦虑素质或焦虑性神经症者，有较为广泛的、针对性不强的焦虑情绪。⑥家庭经济困难等其他生活事件。

3. 自我概念变化

自我概念包括自我认识（自我评价）、自我体验（自信与自尊感）和自我监控，对个人的心理与行为起着重要的调控作用。一个人患病，尤其是首次患病后，自我概念常会发生变化，表现为低自我形象、低自我评价、低自尊、低自信、低自律、低效能、低自主性等。自我概念变化在老年患者中很常见，常与抑郁同时存在。自我概念变化的相关因素主要有：①疾病造成的躯体功能受限和社会功能障碍。②疾病导致的各种丧失，包括健康、权利、金钱、人际交往等。③患病后社会对患者的评价降低，以及偏见和歧视。④更年期。⑤日益衰老。

4. 孤独

孤独指患者自觉与周围环境缺少和不能进行有意义的思想与感情交流。患者感到无聊，度日如年，独处一处，不主动与医务人员或病友说话，少与人接触，盼望亲人和朋友来探视、想回家等。孤独的相关因素有：①住院环境与原来环境的差别太大，或患者远离亲人，周围充满陌生感。②长期住院，生活单调乏味。③有的老年人患病前已经相当孤独，住院后表现出的孤独只是平时的延续。④抑郁较严重者多伴有孤独。

5. 愤怒

愤怒不仅是对当前事件的心理反应，也可以是以前压抑的怒火的爆发，目前的事件只是导火索，或是对当前的另一事物的心理反应。愤怒的相关因素有：①求医的自然环境不利，如路途遥远、交通不便。②家庭和社会对患者没有给予应有的支持和帮助，社会对疾病的偏见使患者感到受歧视。③所患疾病无法治愈，或疾病的治疗效果与本人的期望相差太大，疾病造成显著的躯体功能障碍，生活不能自理。④医患之间的冲突是许多患者愤怒的主要原因，冲突的原因有医务人员对患者缺乏尊重与适当的沟通，医务人员在医疗操作时的行为举止不恰当，医疗行为直接或间接地给患者带来痛苦，患者不理解有些医疗行为的结果，患者将其他原因导致的焦虑、愤怒、恐惧等迁怒于医务人员，患者的偏执性人格、攻击性人格等。⑤疾病使患者失去权利、社会地位等。

6. 过分依赖

过分依赖表现为信心不足、被动顺从、脆弱、犹豫不决、畏缩不前等，事事依赖别人去做，依靠别人作出决定。过分依赖的相关因素有：①医务人员没有给患者应有的鼓励和保证，或医生有意无意地表明他喜欢"唯命是从"的患者。②患者的个性不成熟、过度依赖他人。

7. 退化

退化指其行为表现与年龄及社会身份不相符。成年人表现出类似孩子的行为，其主要特征有：①高度的自我中心。把一切事物和有关的人都看成是为他而存在的，进食要求首先要照顾他，要求适合他的口味，要求别人陪伴他，替他料理一切生活琐事，要求多，易激惹。②兴趣狭窄。患者对环境和他人兴趣减弱，只对与他自己有关的事情感兴趣。③依赖别人。像孩子依赖大人一样依赖别人的照顾，即使自己能做的事情也不愿做，等待别人来服侍他，情绪不稳，有时反复无常。

8. 怀疑

怀疑是一种消极的自我暗示和缺乏根据的猜测，可影响人对客观事物的正确判断。首先是对诊断表示疑问，常有"我实际上没有病""我怎么会得这种病"等想法；其次是对其他医疗过程和医院环境作出猜疑，听到别人低声细语，就以为是在谈论自己的病情，觉得自己的病势加重了，甚至没救了，对别人的好言相劝也半信半疑，甚至曲解别人的意思，总担心误诊、误治等。怀疑的相关因素主要有：①患者个性上有爱猜疑的特点。②有过一次或多次被误诊、误治的经历，或在相识的人中有类似经历。③对迷信等伪科学深信不疑。④医务人员的工作表现不严谨。

9. 否认

否认的主要表现有：①否认疾病的存在，多见于癌症等预后差的患者。②否认疾病的严重性，能接受疾病的诊断，但认为医生把病情说得过于严重。否认的相关因素有：①对于目前的严重事实没有足够的思想准备，或者目前的处境不允许他突然变换角色，否认是应付这一事件的权宜之计。②虽然疾病严重，但病感轻微。③医生在表达诊断信息时含糊不清，使患者在疾病之初予以否认，这种否认在短时间内和一定程度上能避免过分地担忧与恐惧，但是不顾事实的长期否认，消极地对待治疗则是非常有害的。

10. 恐惧

恐惧是常见的心理反应之一，表现为害怕、受惊，有回避、哭泣、颤抖、警惕、易激动等行为。生理方面可出现血压升高、心悸、呼吸加快、尿急、尿频、厌食等症状。恐惧的相关因素主要是具有创伤性的医疗过程，如剖腹探查、骨髓穿刺、碘油造影、胃镜及膀胱镜检查、放射治疗、截肢、摘除器官或切除病理组织等。

11. 不遵医嘱

不遵医嘱的相关因素有：①忘记。老年患者和焦虑患者极易出现忘记服药和如约就诊。②混淆。多种药物有不同服法，极易发生用错剂量、服错时间和违反禁忌等情况。③交通不便使患者不能如约就诊。④恢复期患者自觉病已大愈而自动停止治疗。⑤对治疗没有信心。久病患者经过各种治疗对治愈疾病失去信心，准备任其发展。⑥不愿治疗。由于疾病和其他生活事件，患者不热爱生命，以拒绝或拖延治疗为手段进行慢性自杀。⑦治疗很久但效果不明显，患者对现行治疗采取消极态度，希望更换医生或更改治疗。⑧患者对医生不信任。老年患者不从医疗本身去评价医生，常凭借自己的生活经验，根据医生的行为举止评价医生，如医生是否有同情心、工作是否认真严谨等，并因此决定自己对医生的态度。⑨医患交往障碍。医患之间缺少信息交流，或者交流的信息被误解。

第二章

老年病的诊疗特征及相关问题

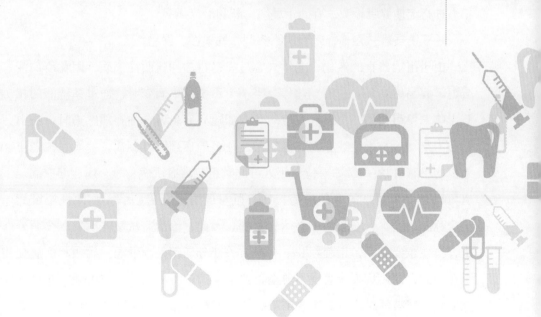

第一节　老年病的诊疗特征

一、老年病的临床特征

（一）起病缓慢、隐匿，不易早期诊断和治疗

老年人患病多属于慢性病，起病隐匿，发展缓慢，在相当长时间内没有症状，无法确定其准确的发病时间，如动脉粥样硬化、老年性白内障、糖尿病、骨质疏松等。即使有症状也易被忽视，如黏液性水肿患者，缓慢出现发音变化、淡漠、嗜睡、起坐缓慢等表现，常被误为"年老"的关系，当久未见面的熟人发现明显的变化才去就诊。阿尔茨海默病、风湿病、肺结核复发、肿瘤等进度缓慢的疾病，常因体检或因其他症状就医才被发现。因此，仔细观察老年人的言行举止等方面的变化，对可疑之处要提高警惕，督促老年人进行定期健康检查，有助于早期诊断和治疗疾病。

（二）多病共存，临床表现不典型，易误诊、误治

由于组织器官的老化，老年人容易患退行性和代谢性疾病，因免疫功能减退，容易感染和患肿瘤。此外，当一个系统发生病变时，通过系统间的相互影响，可引起另一个系统发生病变，如冠心病患者合并肺部感染时，易引起心力衰竭。基于上述原因，老年人往往多种疾病同时存在，一般每位老年人平均患有6种疾病。如一位老年人可同时患有高血压病、冠心病、糖尿病，也可以是一个器官的多种病变，如心脏可同时存在冠心病、肺源性心脏病（简称肺心病）、瓣膜病、心律失常等。因此，诊治需从整体出发，全面分析，抓住主要病症，正确判断。有很大一部分老年人因衰老、病残和疾病交织在一起，使疾病临床表现不典型，缺乏疾病的特异症状，而表现为非特异性症状，容易延误诊治，如老年无痛性心肌梗死占30%～80%，而成年患者仅占7%，约80%老年腔隙性脑梗死无症状，老年人下尿路感染和肺结核常

无症状，多为辅助检查发现。

（三）变化迅速，易出现各种危象

老年病虽然起病隐匿，发展缓慢，但由于器官功能逐渐发展到衰竭的边缘，当疾病发展到一定阶段，一旦引起应激反应，可使原来勉强维持代偿状态的器官发生功能衰竭，病情迅速恶化，如老年冠心病患者一旦并发肺部感染，可诱发急性左心衰竭；肺瘀血的存在使细菌滋长，使肺部感染加重而不易控制，从而形成恶性循环。有些老年病的症状和体征十分隐蔽，从外观上看病情并不严重，但可在数小时内迅速恶化甚至死亡。

（四）发病诱因多，发病方式独特

随着机体老化程度加重，75岁以上老年人最脆弱的部位是脑、泌尿系统、心血管系统及骨骼系统。平日可无任何表现，常以老年病五联征（包括跌倒、不想活动、精神症状、大小便失禁及生活能力丧失）的其中一项或几项表现起病，这是高龄老年人独特的发病方式。遇到这种情况，首先要考虑感染性疾病，其次是非感染性疾病，包括药物不良反应、出血、缺血及缺氧等，切勿将其误认为年老所致而延误诊断和治疗。

（五）并发症多

1. 感染

老年人由于免疫功能减退，在慢性心力衰竭、心肌梗死、脑卒中、慢性支气管炎、重大手术、股骨颈骨折等疾病的基础上，容易并发呼吸道、胆道及泌尿系统感染，经过广谱抗生素治疗，又易继发真菌双重感染。感染既是老年人常见的并发症，又是其重要的死因之一，应引起高度重视。

2. 水电解质紊乱

老年人组织器官萎缩，虽细胞外液无明显减少，但细胞内液不仅绝对量减少，而且在体液中所占比重明显降低。同时，内环境稳定性差，代偿能力减退，利尿、大汗、中暑、缺水等均可导致水电解质紊乱。另外，老年人口渴中枢敏感性降低，即使体内缺水也可无口渴感，容易发生失水。老年人体内钾含量减少，肾脏保钾能力降低，容易发生低钾血症，但肾功能衰竭或用转换酶抑制剂（如卡托普利、贝那普利等）时，又易发生高钾血症。水电解质紊乱的同时，常伴有酸碱失衡，如未及时诊断和治疗，可危及生命。

3. 多器官衰竭

老年人器官老化，在患有多种慢性病的基础上，发生手术、感染、创伤等，均可在短时间内引起两个或两个以上器官序贯或同时衰竭，称为老年多器官衰竭。当老年人发生一个器官功能衰竭后，通过低排血量、低灌注、缺血和毒血症等途径可引起其他器官功能衰竭。器官衰竭愈多，治疗难度愈大，病死率愈高。

4. 运动减少性疾病

老年人因各种疾病导致长期卧床，容易引起运动减少性疾病。局部可发生挛缩、失用性肌萎缩、褥疮、骨质疏松、血栓与栓塞、浮肿，以及皮肤、指甲萎缩等，全身可出现直立性低血压、感染性疾病（坠积性肺炎、泌尿系统感染、败血症）、焦虑、抑郁、阿尔茨海默病、消瘦、贫血、低蛋白血症、便秘及大小便失禁等。

（六）药物不良反应多

老年人因肝、肾功能减退，药物代谢和排泄能力降低，药物的敏感性降低，以及多药合用等原因，使之较年轻人更容易发生药物不良反应，一般比年轻人高3～8倍。年龄越大，用药种类越多，药物不良反应发生率越高。老年人一旦发生药物不良反应，其程度较年轻人严重，甚至使病情急转直下而难以挽救。药物不良反应常发生在体形瘦小、心力衰竭、肝肾损害、糖尿病、关节炎及脑功能损害的老年患者。引起不良反应的药物多见于中枢神经系统药物、心血管药物、降糖药、非甾体抗炎药、糖皮质激素、抗肿瘤药、抗凝药及抗生素等，这些药常被称为"高危药物"。

二、老年病的诊断要点

（一）重视传统的视、触、叩、听等基础诊断手段

科学技术的进步，大大推进了医学现代化的进程，很多医生越来越多地

依赖于现代化的诊疗仪器，而忽视最基本、最有效的视、触、叩、听等诊查手段。临床诊疗时，不能完全依赖仪器检查，还要重视基础的视、触、叩、听等手段。

（二）详细询问和陈述病史

详细询问和陈述病史，详细的体格检查，必要的实验检查和特殊辅助诊断检查，四者之间顺序不可颠倒，轻重不可偏移。详细询问和陈述病史是进行诊断与鉴别诊断最简单、最直接、最有效的方法。因老年人耳聋，记忆力差，理解缓慢，耐心询问病情，详细了解药物过敏史、家族史、个人生活史等，对疾病的诊断与治疗具有重要的指导作用。不要认为老年人耳聋，记忆力差，反应迟钝，主诉多，诊断价值不如年轻人高而忽视。

（三）针对性地进行实验检查和特殊辅助诊断检查

实验检查和特殊检查可给初步诊断提供客观证据，回答临床表现尚不能作出合理解释的疑难问题，而不是无的放矢、大撒网式、拉网式的检查。计算机断层扫描术（CT）、磁共振成像（MRI）、正电子发射体层摄影（PET）、核素扫描、冠状动脉造影等价格较高的特殊辅助检查，应有的放矢并根据病情需要和患者承受能力慎重选择。对老年患者应尽量采用非创伤性的检查，一些有创性的介入检查和治疗，需权衡利弊，三思而后行。对老年患者的一般状况须认真分析，同时重视智力和精神状态的检查。

（四）多思考，严防漏诊、误诊

老年患者往往是多病并存，一旦有一个器官出现问题，其他器官的疾病也加重。当两种疾病同时存在，不要犯一元论的错误，需综合分析，一种疾病的症状掩盖另一种疾病的症状，也是老年病临床常见的现象。老年患者自己也要从多元论角度观察自己的病情，出现异常要从多视角分析检查，以杜绝漏诊、误诊。

第二节　老年病的治疗及预后特点

一、老年病的治疗特征

（一）用药种类多

老年人常多病共存，往往需多种药物治疗。统计显示，我国60岁以上老年人平均患有3种慢性病，全国65岁以上老年人慢性病患病率已达51.8%。大多患有高血压病、冠心病、糖尿病、脑血管病等多种慢性病，因此老年人已成为药品市场的最大消费人群。但由于大部分老年人缺乏对药物性能与药理常识的基本了解，再加上求治心切，每种病、每项化验异常都要求用药，不同科室开具不同药物，而在不同医院就诊，由于用药习惯不同，也造成用药重叠。所以，用药过多、乱用、滥用等不科学用药现象在老年人中比较常见。有资料表明，住院老年患者平均用药15种，用药超过10种者达80%，同一患者一天内用药多达32种，少则4种；同一容器内静滴药物多达8种，少则2种。老年患者由于多药合用，药物之间容易发生相互作用，从而使毒副作用增加，严重威胁着老年人的生命健康。

（二）治疗矛盾多

老年患者治疗时的矛盾较多，如抗生素控制感染与菌群失调、肝肾损害之间的矛盾，使用激素与胃肠道出血、感染扩散之间的矛盾，胃肠道出血应用止血药与诱发心脑血管闭塞性疾病之间的矛盾等。因此，在处理老年病的过程中，应从整体出发，权衡利弊，分清轻重缓急，抓住主要矛盾，避免同时使用多种药物。当突发急症时，应当确定优先治疗的原则，决定治疗方案，防止顾此失彼。

（三）依从性差

依从性是指患者对医嘱执行的程度，正确判断老年患者用药的依从性，对治疗成功有重要意义。缺乏护理人员、行动不便、记忆力差、视听能力减退、药物毒副作用等原因，可导致半数以上的老年患者不能按医嘱用药，严重影响治疗效果。另外，有些老年人主观意识强，习惯凭经验与直觉判断事物，固执、偏激及多疑的性格亦容易使正确的服药治疗过程受到影响。此外，多数慢性病服药时间长，治疗药物的品种、服药次数、服药时间、注意事项等过于复杂，容易使老年患者的服药依从性改变。因此，医务人员应尽量简化治疗程序，减少用药次数及种类，交代明确用药方法，以提高患者的依从性。

（四）药物疗效反应不一

由于老年人个体差异大，对药物反应不一，且没有严格的同年龄相关的规律可循，因此老年患者的治疗必须坚持个体化。一方面，随着年龄的增长，机体内环境的稳定性降低，代谢水平下降，耐受能力降低和个体间的差异扩大，药物易在体内蓄积，治疗量与中毒量非常接近，故应强调治疗剂量的个体化。另一方面，同样的一种治疗药物，在年轻人与老年人之间的反应不同，疗效不同，不良反应也不同。个体差异表现在同年龄的老年人用药剂量可相差数倍，使用同一药物的相同剂量时，有的老年人未奏效，而有的老年人则产生中毒反应。老年人个体间差异大是其他任何年龄组无法比拟的，这可能与老年人平素用药种类、早年对药物反应性，以及各器官老化速度、病损程度不同等相关。因此，医生在对老年患者处方用药时不能仅凭经验用药，要遵守个体化原则，要以获得最大疗效及最小不良反应为准则，探索每位老年患者的最适剂量。此外，老年人由于各脏器储备功能减退，药物的预期疗效也难以估计。总的来说，老年人由于多病共存、多药合用、重要器官功能减退、受体数目及亲和力等变化，机体对药物的敏感性亦发生改变。因此，用药过程中应严格把握药物的剂量。

（五）药物不良反应多

药物的不良反应是指服用规定剂量药物引起的有害或不应该出现的作用。由于老年人肝、肾功能减退，药物代谢和排泄降低，对药物的敏感性降低，耐药性减弱，治疗的安全范围变小，使之较年轻人更容易发生不良反应，一般比年轻人高2～3倍，60岁以上的老年患者中女性比男性更易发生不良反应。另外，老年患者一般用药剂量大，种类多，用药的不良反应经常在开始治疗或增加剂量后的1～2周出现。一旦发生不良反应，其程度较年轻患者严重，甚则导致死亡，不同药物引起的不良反应不同，但临床上以神经精神症状、消化道症状、低血压等最常见。因此，临床医生应在有明确适应证的前提下，选择疗效确切、副作用少的药物，从小剂量开始，及时调整用量，尽可能减少用药种类，减少药物对老年患者的危害及减少不良反应的发生。

（六）手术危险性大

在外科手术治疗中，老年患者的外科手术日益增多，老年患者由于衰老和疾病等原因使创伤、感染的应激反应降低，免疫与防御功能减弱，致脏器储备功能减退或丧失，内环境自稳机制低下，对手术和麻醉的承受能力明显降低，术后并发症及死亡率增加，手术危险性增大。据统计，老年患者手术死亡率比年轻患者高2～4倍，70岁以上的老年患者手术死亡率为14%，90岁以上者为29.7%，提示老年患者手术死亡率随着年龄的增长而升高，这主要与急诊手术、术前伴随疾病及术后并发症有关。在综合医院急诊手术患者中，老年患者约占一半。老年人急症手术死亡率明显高于择期手术，可能与老年人急症时一般状况差，伴有出血或感染，以及缺乏有经验的外科医生和麻醉医生有关。因此，只有充分估计老年患者手术的危险性，及时做好围手术期处理，才能降低手术并发症，提高手术安全性。另外，老年患者择期手术也应该慎重考虑，如美容手术、广泛重组牙手术、肾移植术、无严重疼痛的关节置换术，以及无症状性胆石症是中青年患者的手术指征，不是老年患者的手术适应证。老年人即使有手术指征，也必须从手术安全性和有效性出发，权衡利弊后再决定是否进行手术，这也是降低手术危险性的关键。

二、老年病的预后特点

（一）治愈率低

老年人体内器官组织结构和功能逐步发生退化和病变，可同时合并多个系统或多个器官的疾病，且一个系统或一个器官本身也可同时存在多种病理改变，还存在发病快、病程短、容易发生全身衰竭的特点。总之，老年人脏器储备功能低下，适应能力差，抵抗力减弱，机体不稳定性增高，免疫力减退，尤其是高龄患者，一旦有应激情况发生，如患感染性疾病时病情会迅速恶化，亦可出现多器官功能衰竭，预后极差。

（二）致残率高

老年人更容易患急性脑血管病、骨折等致残率高的疾病，包括风湿类疾病、骨关节病等，要做到无病早防、有病早治，切实降低致残率，减少关节病对人类健康的摧残。

（三）并发症多

老年人患病的临床症状复杂，很多因素的早期影响即可引起感染、水与电解质紊乱、多器官衰竭等合并症，严重者可导致死亡。

第三节 老年病药物治疗中需要重视的问题

一、老年病药物治疗中需遵循的原则

（一）诊断明确

1. 诊断明确是合理用药的前提

用药前必须了解患者病史、用药史，仔细分析症状，明确诊断与用药指征，避免新用药物与原用药之间相互干扰。

2. 严格掌握适应证与禁忌证

药物是治疗疾病的重要武器，临床医生必须充分了解药物的药物代谢动力学及药效学，包括吸收、分布、代谢、排泄、作用部位、疗效机制、显效时间、毒副作用及影响等。

3. 充分考虑老年患者的生理与病理状况

临床医生用药时要充分考虑每位患者的体质差异，根据患者的生理与病理状态合理选药。

4. 充分考虑药物对老年患者其他疾病的影响

老年人可能同时患有多种疾病，在针对某种主要病症选择药物时，应该注意药物对其他疾病的影响。

5. 遵循最方便、最简单、最合适的给药方法

老年人常同时患有多个器官的多种疾病，用药品种多，用药情况复杂，老年人又较难遵医嘱用药，尤其是高龄老年人记忆力减退，忘记按时服药，或者漏服、加倍服及药物突然中断等都会影响疗效。在合理选择药物的同时，首先应选择合适的剂型，许多老年人吞药有困难，对不宜用片剂、胶囊剂的患者，可选用液体剂型，必要时可选择注射给药；其次是根据最合适的给药时间选药，择时给药可以最大限度地发挥药物作用，可把不良反应降到最低。

（二）用药少而精

老年人除了急症和器质性病变外，应尽量少用药，用药应做到少而精。需联合用药时医生要根据病情需要，在充分了解药物之间的相互作用和不良反应后再给患者用药，这样才能做到用药安全、有效。当老年人同时患有多种疾病时，应抓住最主要疾病，选择主要药物，同时尽量选择对几种病症均有疗效的药物。

（三）从最小有效剂量开始给药

药物的不同剂量会起到不同的疗效，出现最佳治疗作用的剂量叫作治疗量，即"常用量"，一般从"常用量"开始，当"常用量"疗效不理想时再

加大剂量。老年人使用一般成年人剂量可出现较高的血药浓度，使药物效应和不良反应增加，且老年人个体差异大，有效剂量可相差数倍甚至十几倍，所以老年人使用药物应从小剂量开始，逐渐增大至最合适的剂量，以获得满意的疗效。

（四）用药适可而止

老年人应该遵循治疗学原则，根据药物规定的治疗周期，正确地选择停药时机和停药方法，合理延长需要巩固疗效和防止复发药物的使用时间。对骤然停药后出现停药综合征或停药危象的药物，应该选择逐量减药的停药方法。

（五）合理联合用药

通过联合用药增加疗效，不仅可以更好地解除患者的病痛，还可以减少药物不良反应的发生，同时也可以延缓耐药性的发生。

（六）防止几类药物滥用

1. 抗生素

由抗生素引起的过敏反应、胃肠反应及耳毒性、肾毒性、神经毒性等不良反应，在临床上的发生比例不断上升。

2. 非甾体抗炎药

经常服用双氯芬酸钠、布洛芬、吲哚美辛等非甾体抗炎药，容易产生药物依赖性，如不按时用药，就会自觉全身酸痛不适，甚至出现精神症状。该类药物最常见的副作用包括胃肠溃疡、肾功能损害等，尤其是老年人胃肠黏膜保护屏障降低，易受非甾体抗炎药的侵害，导致黏膜糜烂、溃疡。

3. 糖皮质激素

老年人易患自身免疫性疾病、过敏性疾病、哮喘、湿疹、皮炎及风湿性关节炎等，运用糖皮质激素，可以减轻疼痛，缓解症状。老年人使用糖皮质激素易出现消化性溃疡、胃出血、胃穿孔、长骨骨折、股骨头坏死等并发症，还可加重糖尿病、高血压病、骨质疏松、感染、水钠潴留、肥胖、低血钾、精神病、白内障等疾病的发展。

二、老年病治疗需重视患者关心的主要问题

（一）选择有效且价廉的药物

绝大多数老年患者希望使用疗效好、价格便宜、无不良反应的药物，但也有不少老年患者或医务人员片面认为新药就是最好的药，而不愿使用"老"药，以致不恰当增加医药费用的支出。实际上，新公布的国家基本药物目录中，大部分是久经临床考验的"老"药，能够满足大部分常见疾病的治疗需要。不少"老"药不仅治疗效果好，毒副作用较少，而且价格低廉。

（二）积极治疗与预防不良反应

老年患者的不良反应有其特殊性，临床表现更为严重，药理作用更为广泛，而且老年患者用药的不良反应经常是不明确的，主要症状经常是杂乱的，也存在非特异性。临床研究表明，药物不良反应发生率随年龄增长而增加，主要原因有：①老年人基础疾病较多，用药品种多，而且用药时间较长，容易出现药物相互作用和蓄积。②老年人的药物代谢动力学特性发生改变，药物的生物转化减慢，血药浓度保持在较高水平，不良反应增加。③随着年龄的增长，机体内稳态机制变差，药物效应相对增强。④老年人的各个系统，尤其是中枢神经系统对多种药物敏感性增加。⑤人体的免疫机制，随年龄增加而发生改变，可能出现变态反应。

（三）患者需要熟悉常用药物的不良反应

1. 镇静催眠药

许多镇静催眠药半衰期较长，容易产生困倦、共济失调、语言不清、意识混乱等不良反应。目前临床常用的为苯二氮䓬类药物，该类药易引起中枢神经系统抑制，表现为嗜睡、四肢无力、神志不清及语言不清等，长期使用可引起老年抑郁症。此外，巴比妥类药物可延长老年人中枢抑制作用，或者出现兴奋激动，故老年人应慎重使用该类药物。因此，老年人应使用半衰期短的药物，帮助患者顺利度过疾病急性期，但是应尽早停药，避免产生药物依赖性。

2. 解热镇痛药

老年人对阿司匹林、对乙酰氨基酚等退热药物应用不当时，可出现大汗淋漓、血压下降、体温下降、四肢冰冷、极度虚弱等不良反应，甚则虚脱。长期服用阿司匹林、吲哚美辛等非甾体抗炎镇痛药，容易引起消化道溃疡、消化道出血等，尤其对患有心脏病或肾功能损害的老年患者危害更加严重。

3. 抗高血压药

长期应用利血平与甲基多巴，易导致精神忧郁症。长期使用血管扩张药与α受体拮抗药，易引起直立性低血压。长期应用硝苯地平可出现面部潮红、心慌、头痛等反应。长期应用抗心绞痛药硝酸甘油可引起头晕、头胀、心跳加快、面部潮红，诱发或加重青光眼。长期应用抗心律失常药，如：胺碘酮可引起室性心动过速；美西律可引起眩晕、低血压、手震颤、心动过缓和传导阻滞；普萘洛尔（β受体拮抗药）可引起心动过缓、心脏停搏，还可诱发哮喘，加重心力衰竭。长期应用慢性心功能不全药物地高辛可引起室性期前收缩、传导阻滞及低钾血症等洋地黄中毒反应。

4. 利尿药

长期应用利尿药可出现脱水、低血钾、高血糖、高尿酸等不良反应，呋塞米和依他尼酸还可致耳毒性、眩晕、恶心、头痛、共济失调。

5. 抗凝药

老年人应用肝素、华法林等抗凝药易导致出血，应严格控制抗凝药的使用剂量。用药期间，应密切观察出血迹象，定期监测出血凝血时间及国际标准化比值（INR）。

6. 降糖药

由于老年人肝肾功能减退，代谢减慢，长期使用胰岛素、格列齐特等降糖药易发生药物聚积，引起低血糖反应。

7. 抗胆碱药和抗抑郁药

阿托品、苯海索和抗抑郁药丙米嗪等可使前列腺增生的老年患者出现尿潴留，阿托品还可诱发或加重老年青光眼，甚至致盲。大多数老年患者服用阿米替林和丙米嗪后会出现失眠、健忘、激动、定向障碍、妄想等症状，一旦发现这些症状应立即停药。

8. 抗震颤麻痹药和抗癫痫药

左旋多巴、金刚烷胺等可使阿尔茨海默病加重，左旋多巴还可引起排尿困难与直立性低血压。对于患有低蛋白血症或肾功能低下的老年患者，苯妥英钠可增加神经和血液方面的不良反应，应根据年龄适当减少剂量，并监测血药浓度。

9. 抗过敏药

苯海拉明、氯苯那敏等可引起嗜睡、头晕、口干等。

10. 抗生素

长期大量应用广谱抗生素，容易引起肠道菌群失调或真菌感染等严重并发症，庆大霉素、卡那霉素等氨基糖苷类与利尿药合用，可加重耳毒性和肾毒性反应。老年人对药物产生的肾毒性比较敏感，四环素、万古霉素等应慎重使用，氨基苷类、头孢菌素类、多黏菌素等需减量或延长给药时间间隔。

11. 糖皮质激素类药物

长期应用泼尼松、地塞米松等可引起水肿、高血压与高血糖，易使感染扩散，并可诱发溃疡出血等。

12. 维生素及微量元素

维生素A过量可引起中毒，表现为畏食、毛发脱落、易发怒、激动、骨痛、骨折、颅内压增高等。维生素E过量会引起静脉血栓形成、头痛及腹泻等严重不良反应。微量元素锌过量，可致高脂血症及贫血；硒补充过多可致慢性中毒，引起恶心、呕吐、毛发脱落、指甲异常等。

第三章

中医对老年病的认识

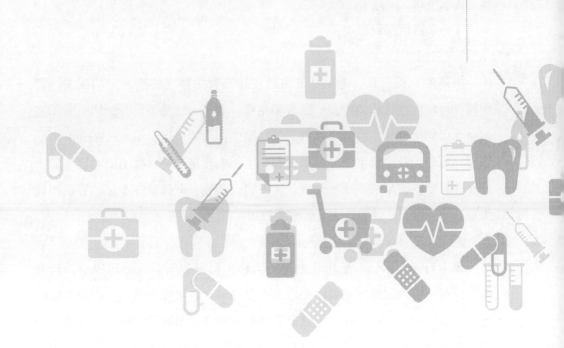

第一节　中医对衰老机制的认识与运用

一、中医对衰老机制的认识

（一）先天不足

寿命的长短决定于先天禀赋的强弱，而先天禀赋的差异，体现在机体抗病抗衰老方面的强弱。若先天不足，肾气虚衰，抗病抗衰老能力减弱，则易衰老。

（二）后天失养

后天失养在衰老因素中占有重要地位，包括环境、精神、营养、饮食、起居、房事、劳动、锻炼、疾病、药物等，若忽视后天的调养，则易身患诸疾，夭折寿短。

（三）脏腑虚衰

1. 肾虚

机体生、长、壮、老、已的自然规律与肾中精气的盛衰密切相关，肾中精气可以促进机体的生长、发育和生殖。老年人肾精不足，肾阴、肾阳亦虚，无以化生肾气，肾气虚衰则五脏六腑生化功能减退，出现一系列衰老的表现。另外，肾主骨生髓，其华在发，老年人肾精不足，精不能生髓，髓不能充养骨骼，则步态不稳易骨折。肾中精气虚衰，则脑髓亦不足，容易出现头昏耳鸣。因此，肾虚是衰老的重要原因。

2. 脾虚

脾为后天之本，气血生化之源。人体生长发育所需的一切物质，均有赖于脾胃之运化，脾虚是机体衰老的重要环节。老年脾胃虚弱，运化功能减退，水谷化生精、气、血、津障碍，脏腑、经络、四肢百骸得不到充分的营养，而失去正常的生理活动，引起衰老。另外，脾胃虚弱，运化无力，中焦升降失常，则会导致痰浊、瘀血等病理产物，从而加速衰老。

（四）精、气、神虚衰

精、气、神在中医中被称为人身之"三宝"，各自发挥着不同的生理功能，老年人由于精、气、神受到损害，故出现逐渐衰老的生理特点。

（五）邪气壅盛

1. 肝郁

肝主疏泄，调畅气机，肝郁则气机郁滞。气为血之帅，肝郁气滞，引起精血阻滞不行，影响其功能发挥，久则精血衰耗，从而加速衰老的过程，可见肝郁也是导致衰老的一个重要因素。肝肾同源，肝之疏泄与肾之封藏相互制约，相辅相成，共同完成其生理功能，肝失疏泄则肾之封藏亦受影响，从而影响肾的生殖功能，加速衰老。此外，肝主调畅情志，情志太过致病，亦会影响其他脏腑的生理功能，从而引起衰老。

2. 血瘀

对于老年人，血瘀的原因主要见于气虚和肾虚。随着年龄增长，可出现肾虚和气虚等致病因素，从而导致瘀血内停，引起机体整体功能障碍，并互为因果，加速衰老。

3. 痰浊

痰浊既是衰老的致病因素，又是衰老的病理产物，其病理基础是老年人气血亏虚，脏腑功能失常，从而导致水谷津液不能正常输布，聚而成痰浊。痰浊内阻引起机体功能障碍，引起衰老。

二、中医抗衰老的运用

（一）中医治疗原则

1. 补虚重在脾肾

脏腑虚损与精、气、神渐衰是衰老的重要原因，但五脏之中尤以脾肾最为关键，因肾为先天之本，水火之宅，能调节阴阳，而脾为后天之本，气血生化之源。脾肾功能健全，则"阴平阳秘，精神乃治"。

2. 祛邪宜攻补兼施

老年脏腑功能衰退，虚证固多，但因其抗病力减弱，机体调节适应能力锐减，易受到外邪侵袭，致虚实夹杂，阴阳平衡失调。若用药单纯补益，恐使实邪滞而不去，单纯攻邪，又恐更伤其正，所以中医药抗衰老祛邪应攻补兼施，寓补于攻。

3. 扶正当用调补

老年人虽以补虚为主，但需恰到好处，不可峻补，补之太过会适得其反。因为老年人脾胃功能不足，运化力弱，对补品耐受力较差，故宜调理脾胃，缓缓调补，做到补而不滞，滋而不腻，养而不燥，达到补虚抗衰的目的。

4. 祛邪以疏通为贵

年迈之人，气血多有瘀滞。因老年人脏腑功能衰退，气机升降出入不畅，容易引起气滞、血瘀与痰阻，加速衰老，故用药重在调理气血，解除郁滞。

5. 重视整体，调整阴阳

中医认为，人体是一个有机的整体，每一脏腑组织出现功能衰退，都会引起全身功能失调，必将造成体内阴阳失衡，使各种动态平衡状态受到破坏，所以用药一定要重视五脏一体观的辨证用药，调整全身阴阳平衡，以达到抗衰老的效果。

6. 调养重视食疗

首先，要考虑食物在疾病治疗过程中与药物的配合作用；其次，在病退邪去，正气尚弱时，以食疗进行调补；最后，老年人身体虚弱，元气不足，通过食疗可以增强抵抗力。

（二）中医抗衰老常用治法及方药

1. 补肾法

补肾法主要是应用一些滋补肾阴、肾阳的中药和方剂，达到延寿抗衰的目的。常用方剂有六味地黄丸、金匮肾气丸、左归丸、右归丸、大补元煎等，常用药物有熟地黄、何首乌、仙茅、黄精、鹿茸、杜仲、淫羊藿、枸杞子等。

2. 健脾法

健脾法不仅可改善疲劳、腹胀、便溏等脾虚症状，还能改善老年人物质代谢低下及其他衰老症状。常用方剂有四君子汤、六君子汤、补中益气汤、人参养荣丸、归脾丸等，常用药物有黄芪、党参、茯苓、白术、山药等。

3. 疏肝理气法

疏肝理气法是针对老年肝郁患者的常用治疗方法。随着老年抑郁症、更年期综合征等疾患的日益增多，临床上从疏肝着手，调畅气机，调理情志，调和气血，并与其他治疗方法并用。常用方剂有小柴胡汤、逍遥散、越鞠丸、柴胡疏肝散等，常用药物有柴胡、白芍、枳壳、黄芩、砂仁、陈皮、厚朴、佛手等。

4. 活血化瘀法

老年人多瘀，常以兼夹气虚、肾虚的形式出现，临床上尤以肾虚血瘀证多见。补肾化瘀法已成为中医界公认的延缓衰老和许多老年病治疗的常用方法。常用方剂有血府逐瘀汤、桃红四物汤、大黄䗪虫丸等，常用药物有桃仁、红花、大黄、山楂、川芎、赤芍、水蛭等。

5. 降浊化痰法

老年人多痰，浊气易留，祛邪而不伤正气，临床上常单用或与补肾、健脾、活血等法合用。常用方剂有承气汤、二陈汤、温胆汤、涤痰汤等，常用药物有大黄、厚朴、枳实、法半夏、陈皮、胆南星、竹茹、礞石、海藻、昆布等。

6. 非药物法

中医养生抗衰老重在预防，还特别强调情志调摄、食疗、气功、针灸、按摩等多种非药物疗法的运用。

第二节　中医对老年病特点的认识

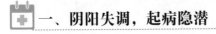

一、阴阳失调，起病隐潜

《素问·生气通天论》云："人生之本，本于阴阳。"中医认为人体正常生命活动是阴阳两个方面保持对立协调统一的结果，如果阴阳不能相互为用而离决，则人的生命也就终止了，故《素问·生气通天论》云："阴平阳秘，精神乃治，阴阳离决，精气乃绝。"《千金翼方·养老大例》云："人五十以上，阳气日衰，损与日至，心力渐退，忘前失后，兴居怠懈。"随着年龄增长，机体内的阴阳逐渐失去平衡，人体也就逐渐衰老而多病。若阴或阳有一方虚损，亦常导致另一方发生虚衰或亢进，或为阴虚，或为阳虚，或阴虚而阳亢，或阳虚而阴盛，即所谓"阴损及阳"或"阳损及阴"，出现阴阳两虚等，均可致机体的脏器虚衰、老化、萎缩。此时，若有外邪入侵，常人尚无妨碍，老年人则病已隐伏于内，故尚未知晓，其病已发。

二、反应迟钝，变化多端

《顾松园医镜》云："年力俱衰，真阴内乏，不能滋养营血，渐至衰羸。"老年人身体日渐衰弱，反应迟钝，故患病后常缺乏典型的症状和体征，表现较为隐匿。因此，对老年患者必须详细询问病史，仔细查体和做必要的理化检查，以求得早期诊断和及时准确的治疗。此外，老年患者个体差异较大，同样的疾病可能发生不同的转化，有易于伤心、传变、内闭、外脱等特点。

三、脏腑衰退，虚实夹杂

《养老奉亲书》云："年老之人，痿瘁为常。"脏腑功能逐渐衰退，病势错综复杂，虚实夹杂是老年病的主要特点，而脏腑虚损尤以脾、肾二脏最为多见。盖脾胃为水谷之海，后天之本，气血生化之源。脾胃虚衰，精微亏乏，气血化源不足，则生命活动必然受到影响。肾为先天之本，藏真阴而寓元阳，为水火之宅，若肾阴亏虚，必致他脏阴液不足，肾阳衰退，他脏之阳气亦必不振。此外，由于年高之人易于激动，情志多变，正如《素问·阴阳应象大论》所云："怒伤肝，喜伤心，思伤脾，忧伤肺，恐伤肾。"情志不节可导致脏腑亏损，而引起多种老年病。

四、多病相兼，缠绵难愈

年高之人，脏腑虚损，气血不足，一处有病，可累及其他脏腑，受损脏腑或同时发病，或一病未愈，他病又起。老年患者很少由单一病因而发病，往往是内有宿疾，复感新邪。

第三节　中医治疗老年病的原则

一、补勿过偏，谨防壅滞

清代名医程钟龄指出："至于病邪未尽，元气虽虚，不任重补，则从容和缓以补之，相其机宜，循序渐进，脉证相安，渐为减药，谷肉菜果，食养尽之，以底于平康。"老年人多有脏腑功能虚弱、阴阳失调、精血耗损的表现，故治疗老年病时不免偏重于补益，但补虚要恰到好处，不能急于求成，大剂猛进，要审因进补，循序渐进，不可峻补太过，补之太过就适得其反，临证应本着"虚则补之，损者益之""形不足者，温之以气，精不足者，补之以味"的治疗原则。运用补益药，要讲究组方法度，不能漫补，以防闭门留寇或误补益疾，当使之补而不滞、滋而不腻、守而不呆且流通畅达，从而达到补益疗疾之目的。

二、攻勿过猛，免伤正气

《医学入门》云："任有外邪，忌大汗吐下，宜平和药调之。"《养老奉亲书》云："其老弱之人，若汗之则阳气泄，吐之则胃气逆，泻之则元气脱，立致不虞。"老年之人，虚证为多，但亦常受外邪侵犯，形成虚实夹杂之证，故治疗当遵"虚则补之，实者泻之"之原则。老年人元气衰弱，攻邪不可太猛，太过则伤正，加速其衰老，太猛劫夺，更损伤元气，邪虽祛而正不复，因此临证用药时需药性平和，祛邪时慎攻伐。对峻猛之剂及有毒之品（如芫花、甘遂、生川乌、生草乌、生附子、斑蝥等药）尤应慎用。著名中医学家蒲辅周"汗而勿伤，下而勿损，温而勿燥，寒而勿凝，消而勿伐，补而勿滞，和而勿泛，吐而勿缓"的治疗原则，对于指导老年病的治疗用药具有重要意义。

三、养胃为先，顾护胃气

《灵枢·五味》篇云："五脏六腑皆禀气于胃。"胃气乃人的生命之本，胃气的盛衰及有无，关系着人体健康与否及生命的存亡，故有"有胃气则生，无胃气则亡"之说。脾胃为后天之本：胃气强，则机体气血生化有源；胃气弱，则机体的气血生化乏源。老年人诸脏皆虚，脾胃尤虚，其居中焦，受他脏之累，亦受百药之毒，因而治疗时应重视胃气，顾护脾胃，胃气不伤则化源不竭，倘若胃气受戕，则内伤难复。因此，临证用药宜清淡平和，不可攻伐太过。总之，治疗老年病时，遣方用药宜慎重，苦寒败胃慎用，助湿满中轻用，辛香耗气少用，时时保护胃气，故凡五脏不论何脏之虚，凡涉及胃者必从胃治，与胃不相关者，亦当时刻不忘胃气为本，以胃为养。

四、药量宜小，慎施重剂

老年人生理功能减退，机体的代谢速度减慢，肾排泄功能减退和肝脏代谢延迟，对药物耐受性差，处方用量不能和青壮年等同，必须注意老年之体不任重剂，药量力求适中，既要避免杯水车薪，药不胜病，也不能药过病所，诛罚无过，应小量用药，整体调理，缓缓治疗，逐渐收效。使用药性峻猛的中药时，亦应以常规量的1/2～2/3为宜。用大热大寒之药，处方尤宜从小剂量开始，不可过量。特别是老年病多属慢性病，不可急于求功而贸然使用峻猛重剂，酿致终身之患。处方宜小不宜大，宁可再剂，不可重剂，若辨证准确，用药对证，多可起到"四两拨千斤"的作用。

第四章

老年心血管系统常见病

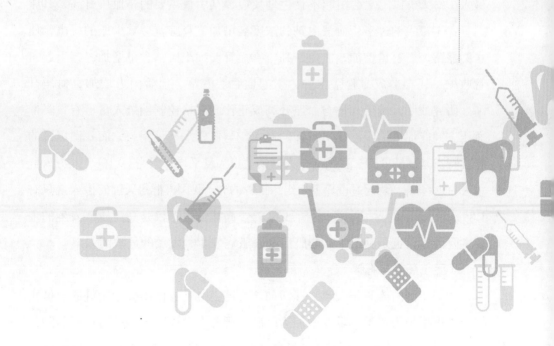

第一节　高血压病

高血压病是以血压升高为主要临床表现，伴或不伴有多种心血管危险因素的综合征，是多种心脑血管疾病的重要病因和危险因素，影响心、脑、肾等的结构与功能，最终导致这些器官的功能衰竭，迄今仍是心脑血管疾病死亡的主要原因之一。

 ## 一、高血压病的病因及危险因素

（一）高钠低钾饮食

每天摄入少量（2～3g）钠盐是人体维持生命的必需物质，但过量钠盐摄入（每天6g以上）会引起不良生理反应，其中最主要的是血压升高，其原因有：①摄入钠过多，血液内钠的浓度会增加，肾脏就会减少尿的排出，使水钠潴留，血容量增加，血压升高。②血管壁细胞内钠含量增加，会引起血管收缩，还会造成血管壁水肿，引起血管腔变窄，血管阻力增加，血压升高。研究证明，钠摄入量与血压升高成正比，严格控制钠摄入量可有效降低血压。钾能促进钠经尿排出，钾的摄入量与血压水平负相关，而我国居民的膳食特点是高钠低钾。我国南方人群钠盐摄入量平均每天为8～10g，北方人群每天为12～15g，均超过世界卫生组织推荐的5g。我国人群每天钾的摄入量只有1.89g，远低于世界卫生组织推荐的4.7g。高盐饮食不仅是高血压病发生的主要危险因素，也是脑卒中、心脏病和肾脏病发生、发展的危险因素。

（二）超重与肥胖

适当比例的体脂是人体生理活动之必需，过量的体脂会影响健康。体脂轻至中度增加为超重，重度增加为肥胖。肥胖者血液中过多的游离脂肪酸，可引起胰岛素抵抗、血甘油三酯水平升高和炎症因子增加等，造成机体损害。肥胖者患高血压病和糖尿病的危险分别是正常体重者的3倍和2.5倍，因为肥胖的身体活动需要更多能量，心脏必须相应地为全身输送更多的血液，身体越胖，心脏输出量越大，血压就随之升高。

（三）过量饮酒

高血压病的患病率随饮酒量的增加而升高，有5%～10%的高血压病是由过量饮酒引起的。少量饮酒后短时间内血压下降，但随后会升高，而大量饮酒刺激交感神经兴奋，心跳加快，血压升高及血压波动性增大。大量证据表明，过量饮酒是心血管病（包括心源性猝死）和其他相关疾病（肾功能衰竭、2型糖尿病、骨质疏松症、认知功能受损和阿尔茨海默病等）的危险因素。

（四）长期精神紧张

由于社会高速发展，竞争压力加剧，工作节奏加快，人际关系紧张，使社会群体的压力普遍加大。社会心理因素导致或参与高血压病发病占高血压病患者的70%以上，且呈现年轻化趋势，而引起心理压力增加的原因主要有抑郁症、焦虑症。人在紧张、愤怒、惊恐、压抑、焦虑、烦躁等状态下，血压就会升高，进而增加心血管病风险。

（五）吸烟

烟草中的尼古丁等有害物质进入血液后，可引起交感神经兴奋与氧化应激，使血管收缩、血管壁增厚、动脉硬化，最终引起血压升高。

（六）体力活动不足

我国城市居民，尤其是中青年，普遍缺乏体力活动，严重影响心血管健康，体力活动不足是高血压病的危险因素。适量运动可缓解交感神经紧张，增加扩张血管物质，改善血管内皮舒张功能，促进糖、脂代谢，预防和控制高血压。

（七）不可逆的危险因素

主要包括年龄、遗传等因素。

二、高血压病的临床症状

临床症状主要有头晕、头痛、眼花、耳鸣、失眠、心悸、气促、胸闷、肥胖、睡眠打鼾、乏力、记忆力减退、肢体无力或麻痹、夜尿增多、泡沫尿等。

三、高血压病的临床诊断

非同日3次测量上臂血压，收缩压≥140mmHg和（或）舒张压≥90mmHg考虑为高血压。血压水平分级见表1。

表1　血压水平分类表

单位：mmHg

项目	收缩压	舒张压
正常血压	<120	<80
正常高值	120～130	80～89
高血压	≥140	≥90
1级高血压（轻度）	140～159	90～99
2级高血压（中度）	160～179	100～109
3级高血压（重度）	≥180	≥110
单纯收缩期高血压	≥140	<90

危险因素是指男性>55岁，女性>65岁，吸烟，血脂或血糖异常，早发心血管病家族史，腹型肥胖或肥胖，血同型半胱氨酸≥10μmol/L。高血压危险程度评估见表2。

表2　高血压危险程度评估表

危险因素	1级高血压	2级高血压	3级高血压
无其他危险因素	低危	中危	高危
1～2个危险因素	中危	中危	很高危
≥3个危险因素	高危	高危	很高危
靶器官损害或糖尿病并存	很高危	很高危	很高危

注：靶器官损害指左心室肥厚，超声显示有动脉壁增厚，血清肌酐轻度升高，微量白蛋白尿。

四、高血压病的危害（并发症）

（一）心脏

1. 左心室肥厚

血压升高使心脏向动脉射血的阻力增大，造成心肌细胞肥大与间质纤维化，导致心肌肥厚。

2. 冠心病

高血压病患者发生冠心病的危险较血压正常者增高2.6倍。

3. 心力衰竭

患者会出现夜间平卧呼吸困难，劳累或饱食时发生气喘、心悸、咳嗽、尿少、水肿等症状。

4. 心律失常

房颤是高血压病患者常见的一种心律失常，房颤患者易在左心房形成血栓，血栓脱落，随血液流动，阻塞血管。

（二）脑

1. 脑梗死

血栓脱落堵塞脑部动脉。

2. 脑出血

脑内小动脉硬化膨出，形成动脉瘤，重者破裂，引起脑出血。

3. 腔隙性脑梗死

长期高血压使脑内小动脉硬化，血管腔狭窄闭塞，供血区脑组织形成小囊腔，称为腔隙性脑梗死，长期可造成脑萎缩致血管性痴呆。

4. 短暂性脑缺血发作

短暂性脑缺血发作是脑卒中的先兆，可反复发作，一旦出现应立即进行治疗。

（三）肾脏

长期高血压造成肾小球损害和肾微小动脉病变，一般在高血压持续10～15年后出现肾损害，部分患者可发展成肾功能衰竭。

（四）血管

高血压可引起下肢动脉粥样硬化，严重者发生动脉狭窄或闭塞时，可出现间歇性跛行、下肢静息痛，甚至溃疡或坏疽。

（五）眼

长期高血压可损害眼底动脉、视网膜及视神经，造成眼底视网膜小动脉硬化、视网膜中央动脉或静脉阻塞、黄斑变性等，导致视力下降，严重者失明。

 ## 五、高血压病的临床治疗意义与治疗目标

（一）降血压治疗的益处

持续的血压升高主要损害心、脑、肾、全身血管等靶器官，最终可引起脑卒中、心肌梗死、心力衰竭、肾功能衰竭、主动脉夹层等并发症。降血压治疗的目的是使血压达到目标水平，从而降低脑卒中、急性心肌梗死和肾脏疾病等并发症发生及死亡的风险。

规范服用降压药可减少一半的脑卒中发病，减少15%～30%的心肌梗死发病，减少50%的心力衰竭的发生。

早降压早获益，长期降压长期获益，降压达标最大获益。坚持治疗，血压达标，能最大限度地减少与延缓并发症的发生，提高生活质量，延长寿命。因此，患者必须长期坚持规范服用降压药。

（二）用药原则

1. 小剂量开始

绝大多数高血压病患者需要长期甚至终身服用降压药，小剂量开始有助于观察治疗效果和减少不良反应。

2. 优先应用长效制剂

尽量使用1天1次服用而具有24小时平稳降压作用的长效制剂，以有效控制全天血压与晨峰血压，更有效地预防猝死、脑卒中和心肌梗死等不良事件。

3. 联合用药

联合用药既可以服用多种降压药，也可以服用单片复方制剂，具有降压

机制互补、降压疗效叠加及互相抵消或减轻不良反应的特点。

4. 个体化用药

患者的体质各有差异，产生高血压的机制不同，不能机械地套用或照搬他人有效的药物治疗方案，应由医生根据患者的具体情况量身定制适宜的降压方案。

（三）血压控制目标

1. 降压的目标值

一般患者在能耐受的情况下，建议逐步把血压控制到国际公认的140/90mmHg以下，是保证降压获益的根本。老年患者降压目标可调整为150/90mmHg以下，如能耐受可进一步降低，严重冠状动脉狭窄或高龄老年患者更应根据个人的耐受性谨慎地逐步降压，舒张压一般不宜低于60mmHg。

2. 对血压达标的要求

血压达标不仅仅要求诊室血压达标，还需做到平稳达标、尽早达标和长期达标。

3. 血压达标的时间

在强调血压达标的同时，要避免因血压下降速度太快或降得过低引起心、脑、肾等重要脏器灌注不足而导致缺血事件。一般患者应经过4～12周的治疗使血压达标，老年患者、病程长的患者、冠状动脉或双侧颈动脉严重狭窄及耐受性差的患者，血压达标时间应适当延长。

六、高血压病的健康宣教

（1）合理膳食，限制总热量，减少脂肪摄入。严格限制饱和脂肪酸的摄入，积极减少胆固醇与食盐的摄入，适当增加蔬菜、水果及优质蛋白的摄入，建议每天所吃食物中，3/4为蔬菜、水果及全谷物，其余为鱼、禽与瘦肉，其他动物性食品每天不应超过50～100g。

（2）规律的体育锻炼。坚持每周3～5次，每次大于30分钟的有氧运动。

（3）限酒戒烟。所有人应控制饮酒量，每天饮用的酒精量限制在20g

内，建议高血压病患者不饮酒。同时，吸烟患者要戒烟。

（4）减轻精神压力，保持平衡心理。

 七、中医食疗调护

（1）鸭掌豆腐皮　将豆腐皮50g切丝，与鸭掌50g一起入锅，加水500mL，先大火煮沸后，改小火煨至鸭掌烂熟后，加香油、酱油、味精即成。每天吃1次，当菜佐餐。

（2）金针菇烧鳝鱼　金针菇鲜品100g洗净、挤干水分，鳝鱼200g去骨及内脏，洗净切成段。将锅烧热加油，煸豆瓣酱，加鳝鱼肉煸干水分，再加姜5g、葱5g、蒜5g，料酒、酱油适量，300mL水，烧至鱼熟即成。

（3）萝卜鲫鱼汤　鲜鲫鱼500g洗净后用食盐、料酒腌10分钟，白萝卜350g切成丝，大葱10g切成段，生姜10g切成丝。先将鲫鱼煎成浅黄色，锅中余油下葱段、姜丝煸香，再下萝卜丝翻炒，加入骨头汤或清水，放入煎过的鱼，烧开后撇去浮沫，加入食盐、料酒、胡椒粉，用文火焖约10分钟，汤汁变白即成。

第二节　冠心病

冠状动脉粥样硬化性心脏病指冠状动脉粥样硬化使血管腔狭窄或阻塞，或（和）因冠状动脉功能性改变（痉挛）导致心肌缺血缺氧或坏死而引起的心脏病，统称冠状动脉粥样硬化性心脏病，简称冠心病，亦称缺血性心脏病，是动脉粥样硬化导致器官病变的最常见类型，也是严重危害人类健康的常见病。本病出现症状或致残、致死多发生在40岁以后，男性发病早于女性。

一、冠心病的临床症状

1. 心前区疼痛

当冠状动脉阻塞或硬化造成心肌缺血时，可引起心前区疼痛，常称为

"心绞痛"。

2. 咳嗽与咳血

起病初期为干咳，逐渐出现痰液，严重后带血，称为咳血。

3. 呼吸困难

心脏病引发的呼吸困难或气喘，常在运动之后发生，重症者可在夜间出现。

4. 心悸

心悸是心脏搏动的不适感觉，由心律失常所致。

5. 疲倦无力

常在晚上或运动后发生，当倦怠加重时，必须格外注意。

 ## 二、冠心病的病因及危险因素

（一）可改变的危险因素

高血压、血脂异常、超重或肥胖、高血糖或糖尿病、社会心理因素及吸烟、不合理膳食、缺少体力活动、过量饮酒等不良生活方式。

（二）不可改变的危险因素

性别、年龄、家族史、季节变化等。

 ## 三、冠心病的并发症

冠心病的并发症主要有心力衰竭、心律失常及心脏瓣膜疾病，尤其是发生急性心肌梗死以后，容易引起心力衰竭，甚至有可能出现乳头肌功能不全、室间隔穿孔、心脏破裂等严重的并发症，更严重者可引起心源性休克或猝死。

 ## 四、冠心病的临床分型

冠状动脉主要分为右冠状动脉和左冠状动脉，左冠状动脉主要分为前降支和回旋支。从血管完全通畅，到形成斑块，到管腔狭窄，到最后突然堵塞，可以出现多种症状，将冠心病分为五种不同类型。

（一）隐匿型冠心病

存在如高血压、糖尿病、高血脂、肥胖等冠心病高危因素，虽无明显症状，但静息或负荷试验有心电图S-T段压低、T波倒置等心肌缺血的表现。

（二）心绞痛型冠心病

典型表现为突然发生胸骨上、中段压榨性、闭胀性或窒息性疼痛，可放射至心前区、左肩及左上肢，时间为1~5分钟，休息或含服硝酸甘油片1~2分钟症状即可消失，体力劳动、受寒、饮食和精神刺激等为常见诱因。不典型心绞痛患者可表现为心前区压迫感、胸闷、烧灼感等，甚至是后背痛、牙痛、肩痛、颈部疼痛及向左上肢放射性疼痛等。

（三）心肌梗死型冠心病

疼痛性质和部位类似心绞痛，但疼痛的程度更重，范围较广，持续时间较长，休息或含服硝酸甘油片不能缓解，常伴有烦躁不安、面色苍白、出冷汗和恐惧等症状。

（四）心力衰竭型冠心病

有心绞痛或心肌梗死病史，心脏逐渐增大，可引起心律失常，最终导致心力衰竭。

（五）猝死型冠心病

突然发病，心脏骤停而突然死亡。在心肌梗死时，患者出现急性心脏缺血、心功能不全及严重的心律失常，最后会造成猝死。

五、冠心病的辅助检查

（一）心电图

心电图检查对冠心病的诊断并不是一个非常敏感的方法，冠心病在非发病时期，心电图检出率为30%~50%，50%以上的冠心病患者心电图表现正常。因为心脏及冠状动脉循环有较大的代偿能力，在休息和平静时有时不易被检出异常，往往需要通过增加心脏负荷的运动试验，才能发现心电图的真正改变。心电图平板运动试验诊断冠心病的准确性能达到70%。当心前区经常感到闷痛而心电图结果又提示正常时，也不能排除心脏病的存在。大量临床实践证实，有一大部分心电图正常而症状符合不稳定型心绞痛的患者，经冠状动脉造影检查证实，心脏血管病变往往较为严重，多为血管的主干病变或多支血管的弥漫病变。

（二）心脏超声

心脏超声是一种非创伤性的冠心病检查方法，可以依据心肌局部运动状态来推断相应供血冠状动脉的病变，但心脏超声对冠状动脉本身的检测仅限定于冠状动脉近段，而且受仪器性能及医生操作技能的影响很大。此外，心肌核素扫描也是一种非创伤性的冠心病检查方法，它根据同位素在心肌吸取分布的密集程度，判断是否有相关冠状动脉供应支缺血，但对冠状动脉本身病变不具有探查能力。

（三）多层螺旋CT冠状动脉成像

多层螺旋CT冠状动脉成像是一种检查快捷、准确性高、无创伤的冠心病诊断方法，由于检查费用经济，适合于冠心病的普查性诊断。CT扫描图像非常清晰，不仅可以看到血管腔的充盈情况，还能看到血管壁上的情况，对于临床症状表现为不典型胸痛、典型缺血性心绞痛症状或心电图异常的患者，均可先采用此项检查进行筛选，以决定下一步的治疗方案。

（四）冠状动脉造影

冠状动脉造影是诊断冠心病的"金标准"，是目前诊断冠心病最有效的一种方法。它可以明确地显示冠状动脉的解剖畸形，以及冠状动脉阻塞性病变的位置、程度与范围，是目前唯一能直接观察冠状动脉形态的检查方法，其准确性高达95%，可以检测出其他检查方法发现不了的早期动脉硬化症。

六、冠心病的治疗

（一）常用西药

1. 抗血小板药物

其作用是抑制血小板活化与聚集，抑制血栓形成，降低心血管不良事件发生。临床上常用的抗血小板药物是阿司匹林和硫酸氢氯吡格雷，但长期使用应注意预防出血，特别是阿司匹林可抑制环氧化酶，从而抑制胃黏膜前列腺素的产生，削弱其屏障功能，更易导致胃肠道并发症的出现。对于胃肠道出血的高危患者，使用阿司匹林的同时可给予胃黏膜保护剂，还需考虑到"氯吡格雷"抵抗现象，需早期识别，调整剂量。

2. β受体阻滞剂

β受体阻滞剂可抑制交感神经张力和降低儿茶酚胺对心脏的毒性作用，广泛应用于心力衰竭、高血压、冠心病、心律失常等疾病的治疗。对于冠心病患者而言，β受体阻滞剂可降低心肌收缩力，降低血压和心率，从而降低心肌耗氧量和心绞痛的发作，是唯一改善症状兼有改善预后作用的药物，若无禁忌证应尽量使用。大量研究证实，心力衰竭患者长期使用β受体阻滞剂可改善心功能，延缓心力衰竭进展，降低病死率。

临床应用的β受体阻滞剂总体原则是：待心力衰竭患者病情稳定，无液体潴留时，从小剂量开始应用，酌情逐渐加量，做到长期维持，但低血压、心动过缓和支气管哮喘等患者不宜应用。目前临床常用的β受体阻滞剂主要有比索洛尔和美托洛尔。

3. 血管紧张素转换酶抑制剂和血管紧张素受体阻滞剂

两者通过抑制肾素-血管紧张素系统，发挥对心血管系统的保护作用，其中血管紧张素转换酶抑制剂被称为心力衰竭康复治疗的基石，是第一类经证明能降低心力衰竭患者病死率的药物，推荐慢性稳定型冠心病伴左室收缩功能、高血压、心肌梗死病史、糖尿病或慢性肾病的患者使用，禁忌证主要包括血管神经性水肿、妊娠、低血压、血肌酐明显升高（>265.2μmol/L）、双侧肾动脉狭窄和钾离子升高（>5mmol/L）等。

4. 他汀类药物

他汀类药物可有效降低总胆固醇与低密度脂蛋白，延缓或逆转动脉粥样硬化的进展，还具有改善内皮细胞功能、抗炎、抑制平滑肌细胞迁移和聚集、稳定斑块等作用，可显著降低冠心病不良事件，改善预后，已成为最重要的治疗动脉粥样硬化性心脏病的药物。临床常用他汀类药物有阿托伐他汀、瑞舒伐他汀、普伐他汀、辛伐他汀等，但应用过程中，需注意预防肝损害和肌损害。

（二）中医辨证治疗

1. 心血瘀阻型

【症状】胸部刺痛或绞痛，部位固定，入夜重，或者有心慌、胸闷，面色晦暗，舌质紫暗，脉沉涩。

【治法】活血化瘀，通络止痛。

【方药】可选用血府逐瘀汤加减。

【饮食疗法】以活血通络为主。可选用山楂、洋葱、大蒜、大枣、胡萝卜、枸杞子等。

2. 气阴两虚型

【症状】胸闷隐痛，心慌、气短，疲倦乏力，手足心热，头晕目眩，舌质干红少津液。

【治法】益气养阴，活血通络。

【方药】可选用生脉散加减。

【饮食疗法】以益气养阴为主。可选用西红柿、麦冬、大枣、葛根、百合、山楂、天麻等。

3. 痰浊壅阻型

【症状】心胸窒闷或如有物压迫，或痛引肩背，气短喘促，肢体沉重，形体肥胖，痰多口黏，舌苔浊腻，脉滑。

【治法】通阳泄浊，豁痰开结。

【方药】可选用瓜蒌薤白半夏汤加减。

【饮食疗法】以温阳豁痰为主。可选用大蒜、生姜、大枣、海带、海藻等。

4. 心肾阴虚型

【症状】胸闷且痛，久发不愈，心悸盗汗，心烦少寐，头晕耳鸣，腰酸膝软，舌质红或有紫斑，脉细数或细涩。

【治法】养心安神，滋阴益肾。

【方药】可选用左归丸合酸枣仁汤加减。

【饮食疗法】以滋养心肾为主。可选用百合、大枣、山药、土豆、山楂等。

5. 阴寒凝滞型

【症状】心胸痛如缩窄、遇寒而作，形寒肢冷，胸闷，心慌，重则喘息，不能平卧，面色苍白，四肢厥冷，舌苔白，脉沉细。

【治法】辛温通阳，开痹散寒。

【方药】可选用瓜蒌薤白白酒汤加减。

【饮食疗法】以通阳散寒为主。可选用洋葱、胡萝卜、生姜、大枣、虾仁等。

6. 阳气虚衰型

【症状】心慌、胸闷气短，汗出、畏寒、肢冷，腰酸乏力，面色苍白、唇甲淡白或发绀，舌质淡白或紫暗，脉沉细或沉微欲绝。

【治法】益气通阳，活血通络。

【方药】可选用桂枝附子汤加减。

【饮食疗法】以温补阳气为主。可选用大枣、羊肉、鸡肉、牛肉、生姜、鲫鱼等。

（三）手术治疗

主要包括冠状动脉支架置入、冠状动脉搭桥术等。

七、冠心病的预防调护

（一）合理膳食

每天摄入蔬菜300～500g，水果200～400g，谷类250～400g，鱼、肉、蛋25～225g（鱼虾类50～100g，畜、禽肉50～75g，蛋类25～50g），相当于鲜奶300g的奶类及奶制品和相当于干豆30～50g的大豆及其制品，食用油<25g，每天饮水量至少为1 200mL。此外，需减少钠盐摄入，每天食盐摄入量在5g以内，还需增加钾盐摄入，每天摄入钾4.7g以上。含钾多的食物包括坚果、豆类、瘦肉及桃、香蕉、苹果、西瓜、橘子等，以及海带、木耳、蘑菇、紫

菜等。

（二）戒烟限酒

彻底戒烟，并远离烟草环境，避免二手烟的危害，严格控制酒精摄入。

（三）控制体重

鼓励患者通过体力活动与降低摄入热量来维持或降低体重，超重和肥胖者建议体质指数（BMI）维持在18.5～23.9kg/m²，男性腰围控制在90cm以下，女性腰围控制在80cm以下。

（四）控制血压

血压≥140/90mmHg的患者，需开始给予降压治疗，血压控制目标为低于130/80mmHg。积极调整生活方式，控制体重，增加体力活动，限量饮酒，减少钠盐摄入，增加新鲜蔬菜和水果的摄入，注意发现并纠正睡眠呼吸暂停。

（五）调节血脂

坚持健康的生活方式，减少饱和脂肪酸、反式脂肪酸及胆固醇的摄入，适当增加植物固醇的摄入，增加身体活动并控制体重，低密度脂蛋白控制在1.8mmol/L以下。

（六）控制血糖

积极调整生活方式，严格控制饮食，适当运动，强化体重、血压和胆固醇等风险因素的管理，无效者使用降糖药物，使血糖长期达标。

（七）心率管理

冠心病患者静息心率每分钟应控制在55～60次，目前控制心率的药物首选β受体阻滞剂。对使用最大耐受剂量β受体阻滞剂心率未控制或对β受体阻滞剂不耐受的患者，推荐使用伊伐布雷定，它适用于窦性心律每分钟大于60次的慢性稳定型心绞痛患者，可单独应用或与β受体阻滞剂联合应用。

（八）减轻缺血

目前减轻缺血的主要药物包括3类：β受体阻滞剂、硝酸酯类药物和钙通道阻滞剂。此外，曲美他嗪可作为辅助治疗或作为传统抗缺血治疗药物不能耐受时的替代治疗。

（九）心理调适

心肌梗死对患者及家属都是一种严重打击，患者的情绪管理应贯穿冠心病康复的全程，常出现的躯体不适易使患者出现焦虑、抑郁症状。轻度焦虑及抑郁的治疗以运动康复为主，症状明显者，应给予对症药物治疗，病情复杂或严重时应请精神科会诊或转诊治疗。患者及家属应多参加健康教育，了解什么是冠心病，冠心病的发病原因及诱发因素，不适症状的识别、发病后的自救、如何保护冠状动脉等，并学会自己监测血压和脉搏。同时患者应充分了解自己的疾病及其程度，有助于明确今后努力的目标，懂得自我管理，提高治疗信心。

（十）睡眠管理

冠心病与睡眠障碍关系密切，失眠（＜6小时）和睡眠过多（＞9小时）是年龄超过35岁无心脏病史的成年人发生冠心病的独立危险因素，也是冠心病患者发生抑郁的标志之一，要早期给予有效的预防和控制。建议患者学会记录睡眠日记，了解自己的睡眠行为，纠正不正确的失眠认知和睡眠习惯，在发生失眠的急性期，应尽早使用短程、足量、足疗程镇静安眠药物。

（十一）调整方式

1. 多晒太阳

合理、适当地晒太阳可保护心脏，因为阳光有益于人体的新陈代谢，可以有效降低血中胆固醇。一般来说，上午8～10点及下午4～6点是进行日光浴的最佳时间段，夏季炎热时要避开高温阶段。

2. 食用对心脏有益的食物

选择能降低胆固醇和有益于心脏健康的食物，如水果（苹果、牛油果、柚子、橙子、草莓）、蔬菜（花椰菜、胡萝卜、玉米、洋葱）、海鲜（蛤、蚝、牡蛎）、鱼类、大豆、坚果（核桃、花生、白果）、全谷类的面包等。

3. 适当服用含铁高的食物

铁是人体不可缺失的微量元素之一，建议在一日三餐中摄入适量的含铁食物。

4. 预防感冒

感冒可引起心脏病加重，尤其是中老年人。因为感冒等感染性疾病激发的人体免疫活性物质增加，沉积于血管，导致动脉硬化，诱发或加重心脏损害。

5. 及时防治牙病

慢性牙病是心脏病的潜在诱因，推测可能与藏匿于牙齿中的细菌释放毒素不断侵入血循环，导致心脏组织中毒有关。因此，积极防治牙病，保持口腔卫生，也可保护心脏，预防心脏病的发生和发展。

6. 参加运动

有氧运动可扩张血管，降低血压，减少动脉硬化，预防心脏病的发生。

第三节 心力衰竭

心力衰竭是各种心脏结构或功能性疾病导致心室充盈及（或）射血能力受损引起的一组综合征。由于心室收缩功能下降，射血功能受损，心排血量不能满足机体代谢的需要，器官、组织血液灌注不足，同时出现肺循环和（或）体循环瘀血，临床表现为呼吸困难、无力所致体力活动受限和水肿。某些情况下心肌收缩力尚可使射血功能维持正常，但由于心肌舒张功能障碍，左心室充盈压力异常增高，使肺静脉回流受阻，而导致肺循环瘀血。后者常见于冠心病和高血压心脏病心功能不全的早期或原发性肥厚型心肌病等，称之为舒张期心力衰竭。

一、心力衰竭的病因

（一）原发性心肌损害

1. 缺血性心肌损害

冠心病心肌缺血和（或）心肌梗死是引起心力衰竭最常见的原因。

2. 心肌炎和心肌病

各种类型的心肌炎及心肌病均可导致心力衰竭，以病毒性心肌炎及原发性扩张型心肌病最为常见。

3. 心肌代谢障碍性疾病

以糖尿病性心肌病最为常见，其他如继发于甲状腺功能亢进或减退的心肌病、心肌淀粉样变性等。

（二）心脏负荷过重

1. 压力负荷（后负荷）过重

常见于高血压、主动脉瓣狭窄、肺动脉高压、肺动脉瓣狭窄等左、右心室收缩期射血阻力增加的疾病，为克服增高的阻力，心室肌代偿性肥厚以保证射血量，持久的负荷过重，心肌结构和功能发生改变而致失代偿，心脏排血量下降。

2. 容量负荷（前负荷）过重

常见于以下两种情况：①心脏瓣膜关闭不全，血液反流，如主动脉瓣关闭不全、二尖瓣关闭不全等。②左心室、右心室或动静脉分流性先天性心血管病，如室间隔缺损、动脉导管未闭等。此外，伴有全身血容量增多或循环血量增多的疾病，如慢性贫血、甲状腺功能亢进症（简称甲亢）等，心脏的容量负荷也必然增加。容量负荷增加早期，心室腔代偿性扩大，心肌收缩功能尚能维持正常，但超过一定限度心肌结构和功能发生改变即出现失代偿表现。

（三）甲状腺功能减退（甲减）可能会导致心力衰竭

甲减导致心力衰竭的原因可能与心肌细胞间质水肿、左心室扩大及心包积液等有关，从而导致心肌收缩力减弱，心输出量减少，病情若进一步发展就会出现心力衰竭。

（四）其他诱因

（1）感染。感染与风湿活动是引起心力衰竭最常见的因素，可直接损害心肌或间接影响心脏功能。

（2）严重心律失常。特别是心房颤动、阵发性心动过速等快速性心律失常。

（3）水、电解质紊乱。

（4）妊娠、输液、补盐过多过快。

（5）过度体力劳累或情绪激动。分娩、体力劳动、暴怒。

（6）环境、气候急剧变化。

（7）治疗不当。不恰当的停用洋地黄类药物或降压药等。

（8）高动力循环。严重贫血、甲亢。

（9）肺栓塞。

（10）原有心脏病加重或并发其他疾病。心绞痛型冠心病发展为心肌梗死，风湿性心瓣膜病合并贫血等。

（11）心肌功能减退。心肌丧失正常的功能，不能维持机体对心脏的需求，发生心力衰竭。

二、心力衰竭的诊断

（一）常见症状

活动后气短、气促、胸闷、水肿、纳差、疲倦乏力等，最典型的症状是不同程度的呼吸困难，严重者端坐呼吸，甚至咳吐大量白色、粉红色泡沫痰。

（二）体征

肺部听诊可闻及双肺湿啰音，心脏二尖瓣听诊区可闻及奔马律，双下肢浮肿，腹部可触及增大的肝下缘、移动性浊音等。

（三）辅助检查

1. X线检查

根据心脏增大的形态可分为主动脉瓣型和二尖瓣型心脏，有助于心包积液与心肌病的鉴别。根据肺血管和肺野改变判断有无肺充血，并可区别为主动性充血抑或被动性充血，主动性充血是左至右分流的先天性心脏病的重要佐证，而被动性充血仅反映心力衰竭的改变。

2. 心电图检查

可查出心肌梗死、心肌缺血、异位节律、传导阻滞、房室肥大与劳损等，为诊断心力衰竭的病理或病因提供客观依据。

3. 超声心动图与超声多普勒检查

对于判断心瓣膜病变、心肌病、心包积液、赘生物、先天性心血管畸形等具有重要意义。

三、心力衰竭的并发症

1. 呼吸道感染

较常见，由于心力衰竭时肺部瘀血，易继发支气管炎和肺炎。

2. 血栓形成和栓塞

脱落后可引起肺栓塞，且长期卧床可导致下肢静脉血栓形成，心力衰竭伴有心房颤动者，易发生心房内血栓，血栓栓子脱落引起脑、肾、四肢或肠系膜动脉栓塞。

3. 心源性肝硬化

由于长期右心衰竭，肝脏长期瘀血缺氧，小叶中央区肝细胞萎缩和结缔组织增生，晚期出现门脉高压，表现为大量腹水、脾脏增大和肝硬化。

4. 电解质紊乱

常发生于心力衰竭治疗过程中，多见于多次或长期应用利尿剂后，其中低血钾和失盐性低钠综合征最为多见。

四、心力衰竭的西医治疗

（一）急性左心衰竭的处理

（1）坐位，双腿下垂。

（2）吸氧。

（3）吗啡皮下注射，或者哌替啶肌内注射，使呼吸变得深而长，必要时亦可静脉滴注，但有昏迷、休克、严重肺部感染、呼吸抑制者禁用。老年患者慎用，可先予半量观察后调整。

（4）使用强心剂。目前多用去乙酰毛花苷注射液静脉缓慢推注，心脏极其脆弱者禁用。

（5）快速利尿。静脉推注呋塞米，以期迅速减少有效循环血量，减轻心脏前负荷，以及肺瘀血和水肿，注意液体出入量及血压情况。

（6）使用血管扩张剂。经上述处理心力衰竭仍未能得到控制时，可采用酚妥拉明或硝普钠等血管扩张药治疗，用药前后必须严密观察血压、心率及临床症状改善情况，硝酸甘油片或硝酸异山梨酯片舌下含化于病情早期应用亦有效。

（7）使用氨茶碱。可减轻气道高反应性，需关注心率、呼吸变化。

（8）使用地塞米松。必要时静脉滴注，可增强心肌收缩，扩张周围血管，解除支气管痉挛，利尿及降低肺毛细血管通透性。

（9）肺水肿出现严重发绀者，或者微循环明显障碍者，可酌情选用阿托品、东莨菪碱、山莨菪碱等静脉缓脉滴注，以改善微循环灌注。

（二）充血性心力衰竭的处理

（1）按常规处理。低盐、易消化、高维生素饮食，休息，吸氧，避免情绪激动，保持大便通畅。

（2）治疗病因，除去诱因。

（3）使用洋地黄类制剂。给药方法一般分两个阶段，即先在短期内服负荷量，而后给维持量保持疗效，用药过程中，应密切观察病情，注意心律与心率，心率每分钟宜在70~80次，不宜低于55次，排除呕吐、黄视、频发期前收缩、二联律及心动过缓等不良反应，在心肌炎、心肌缺氧及电解质紊乱时易产生毒性反应，剂量宜酌情减少，对有毒性反应者，应立即停用洋地黄类制剂，注意维持内环境稳定。

（4）使用利尿剂。可选用氢氯噻嗪、呋塞米、丁脲胺、依地尼酸钠、氨苯蝶啶、螺内酯等利尿剂，使用时需注意毒性反应及预防电解质紊乱。

（5）使用血管扩张剂。常用硝酸异山梨酯片或硝酸甘油片，必要时可静脉滴注酚妥拉明或硝普钠，但用药过程中需注意血压变化。

（6）使用转换酶抑制剂。常用卡托普利、依那普利、贝那普利等。

（7）使用β受体阻滞剂。心力衰竭伴心率增快或快速型心律失常者，可视病情选用β受体阻滞剂降低心率，有助于改善心功能。

五、心力衰竭的中医辨证治疗

1. 心阳气虚证

【症状】心悸，气短，胸闷，神疲乏力，头晕，舌淡苔薄白，脉沉细无力。

【治法】补阳益气。

【方药】可选用保元汤加白术、茯苓、远志等。

2. 心肾阳虚证

【症状】心悸，面色㿠白，肢冷，口唇青紫，或见腰膝酸软，舌质嫩，苔薄白，脉弱而数。

【治法】温补心肾。

【方药】可选用参附汤合金匮肾气丸加减。

3. 阳虚水泛证

【症状】心悸气喘，胸闷不适，小便短少，下肢水肿，舌淡胖，苔白滑，脉沉弦。

【治法】温阳利水。

【方药】可选用真武汤合苓桂术甘汤加减。

4. 心气阴两虚证

【症状】心悸，气短，下肢水肿，心烦失眠，舌质偏红或紫暗少津，脉细数或促。

【治法】益气滋阴。

【方药】可选用炙甘草汤加减。

5. 阴阳两虚证

【症状】胸闷心悸，难以平卧，下肢水肿，畏寒肢冷，心烦热，喜冷饮，舌质红，少苔，脉细数。

【治法】温阳滋阴。

【方药】可选用济生肾气丸合生脉散加减。

6. 气虚血瘀证

【症状】心悸气短，胸闷胸痛，神疲乏力，食少腹胀，下肢微肿，舌质淡紫，脉弱而结。

【治法】补气行瘀。

【方药】可选用补阳还五汤加减。

 ## 六、心力衰竭的预防调护

（一）心理调整

心血管病的发生、发展及预后，与心理、情绪及社会刺激因素有关。良好的心理状态，乐观豁达的情绪和较强的社会生活适应能力，可使人的神经—内分泌系统稳定与协调，有助于预防及改善疾病，提高生活质量。因此，患者要保持健康心态，乐观看待事物，遇事要冷静，特别是对待疾病，要持"既来之，则安之"的态度，积极治疗，这样有利于疾病康复。

（二）养成良好的生活方式

良好的生活方式包括起居有时、饮食有节、生活规律、适当运动，以及戒烟、不饮酒或少饮酒等。

（三）遵照医嘱服药

心力衰竭患者在心力衰竭急性期症状纠正后，大多仍需使用一段时间的强心利尿剂。由于强心利尿剂具有严格的用药要求，特别是强心苷类药物，不按时服用或乱服用容易产生毒性作用，对健康危害很大，甚至有生命危险，所以患者必须遵照医嘱，按时按量服药，如有不适及时请教医生而不是自行调整，平稳期还应定期去医院复查和接受医生指导。

（四）避免诱因

有80%～90%的心血管疾病患者发生急性心力衰竭与呼吸道感染、劳累过度、情绪波动、饮食不当及中断药物等有关，积极预防与控制诱发因素，可降低心力衰竭的复发率及病死率。

（五）认识疾病特点，采取干预措施

心力衰竭具有长期性、反复性、复杂性、预后差等特点，严重影响日常生活质量，增加经济负担，患者需了解更多的疾病相关知识，掌握自我护理方法，调整生活习惯，自我管理疾病，以争取较好的预后效果。

第四节　心律失常

心律失常是指心脏冲动的频率、节律、起源部位、传导速度或激动次序异常，按其发生原理可区分为冲动形成异常和冲动传导异常两大类。

一、老年人心律失常特点

（1）病因多数为器质性，包括传导系统老化和循环系统疾病，少数为功能性。

（2）老年人心律失常，如心率不快的房颤和期前收缩，常可无任何自觉症状，偶尔在体检时发现，但也可因心率突然加快或减慢，出现晕厥或心力衰竭等，故定期体检对发现心律失常具有重要意义。

（3）老年人对药物副作用的耐受能力较差，要特别注意心律失常与所用药物的关系。

二、老年人易患心律失常的原因

1. 情绪起伏大

喜怒哀乐等情绪过极，均可通过中枢神经系统使心脏神经功能及内分泌激素释放失衡，容易诱发期前收缩等心律失常。

2. 老年人机体衰老

机体衰老（如心脏传导系统的退行性病变等生理变化）会对心脏电生理

传导产生不同程度的影响，老年人存在的部分慢性肺部疾病，可能会发生二氧化碳潴留情况，通常会增加心肌的兴奋性。

3. 循环系统病变

老年人抵抗力下降，多存在冠心病、高血压病等循环系统疾病，会引起血管不同程度的阻塞或狭窄，导致心肌供血不足，长久则影响心脏传导系统，导致其出现不同程度的功能退变。

4. 不良的饮食习惯

暴饮暴食或过度饱食可引起房颤，为避免进食引起房颤，必须要细嚼慢咽，不宜过饱。

5. 剧烈运动

剧烈运动会使心率增快、血压升高，特别是长期不运动的人，突然剧烈运动，会出现心脏储备功能不足的情况，心肌耗氧量急剧增加会诱发心律失常。

6. 药物的影响

老年人的肝、肾功能逐渐衰退，对药物的耐受性较低，在应用对心脏传导系统有影响的药物时，更容易出现副作用，从而导致心律失常。

7. 过量吸烟和酗酒

烟草中所含尼古丁可明显使交感神经紧张，诱发和加重各种类型心律失常。饮酒可引起交感神经紧张，诱发阵发性房颤。

8. 冬季的寒冷刺激

冬季降温，早晚温差较大，在寒冷的刺激下，血管收缩，血压升高，容易引起心律失常，严重者可导致死亡。

三、老年人心律失常的分类

心律失常按其发生原理，分为冲动形成异常和冲动传导异常两大类。

（一）冲动形成异常

1. 窦性心律失常

包括窦性心动过速、窦性心动过缓、窦性心律不齐、窦性停搏。

2．异位心律

（1）被动性异位心律包括逸搏心律（房性、房室交界区性、室性）。

（2）主动性异位心律包括期前收缩（房性、房室交界区性、室性），阵发性心动过速（房性、房室交界区性、房室折返性、室性），心房扑动、心房颤动，以及心室扑动、心室颤动。

（二）冲动传导异常

1．生理性冲动传导异常

生理干扰及房室分离。

2．病理性冲动传导异常

包括窦房传导阻滞、房内传导阻滞、房室传导阻滞、束支或分支传导阻滞（左、右束支及左束支分支传导阻滞）及室内阻滞。

3．房室间传导途径异常

预激综合征。

按照心律失常发生时心率的快慢，可将其分为快速型心律失常与缓慢型心律失常两大类。

四、老年人常见缓慢型心律失常

缓慢型心律失常，轻者无症状，重者可有心悸、头晕、眼花，甚至晕厥，是晕倒、致残和住院的重要原因。老年人常见缓慢型心律失常有病态窦房结综合征、房室传导阻滞、室内传导阻滞等。

（一）病态窦房结综合征

1．病因病机

由窦房结或窦房传导功能受损所致，可能引起窦性心动过缓、窦房传导阻滞或窦性停搏，其机制是由窦房结自律性受损或由窦房结产生的电冲动向周围心房肌传导受损引起的，可能引起窦性心动过缓、窦房传导阻滞或窦性停搏，是晕厥、发作性眩晕和心悸的常见原因，最常见的病因为窦房结特发性纤维化、心肌病、心肌炎、心脏外科手术、抗心律失常药物和锂中毒等，家族遗传罕见。有些患者可以合并心房颤动、心房扑动或房性心动过速，即"心动过缓-心动过速综合征"（简称慢-快综合征），老年人常见。

2. 临床诊断

（1）临床症状　可出现晕厥或近似晕厥，主要取决于窦性停搏的持续时间，心动过速通常产生心悸症状，随后产生的窦房结抑制也可在心悸终止时导致晕厥或近似晕厥。

（2）辅助检查　心电图检查主要表现包括：①持续而显著的窦性心动过缓（50次/分以下），且并非由药物引起。②窦性停搏与窦房传导阻滞。③窦房传导阻滞与房室传导阻滞同时并存。④慢-快综合征，这是指心动过缓与房性快速性心律失常（心房扑动、心房颤动或房性心动过速）交替发作。

病态窦房结综合征的其他心电图改变：①在没有应用抗心律失常药物下，心房颤动的心室率缓慢，或其发作前后有窦性心动过缓和（或）一度房室传导阻滞。②房室交界区性逸搏心律等。心电图的表现可以为间歇性，可进一步完善24小时动态心电图，甚至长程心电图，必要时可应用心内电生理检查技术或食管心房电刺激方法。

3. 治疗方法

针对该病的治疗，若患者无心动过缓有关的症状，暂不必治疗，需要定期密切随访。对于有症状的病态窦房结综合征患者，应接受起搏器治疗，建议植入心房或双腔起搏器来控制患者症状，慢-快综合征患者全身性栓塞发生风险高，可以考虑抗凝治疗。抗心律失常药物可能加重窦房结功能损害，如果需要应用药物控制心动过速，通常需要植入起搏器。

（二）房室传导阻滞

1. 病因病机

房室传导阻滞，是指心房和心室之间的传导出现障碍，心房冲动传导延迟或不能传导至心室，可分成一度、二度和三度，是常见的导致缓慢性心律失常的原因。常见原因有：①原发性房室传导阻滞。主要见于特发性双束支纤维化、特发性心脏支架退行性病变。②继发性房室传导阻滞。主要见于各种心肌炎性改变（如急性风湿热、细菌或病毒性心肌炎）、急性缺血或坏死性病变（如急性心肌梗死）、迷走神经功能亢进、缺氧、电解质紊乱、药物作用（洋地黄、奎尼丁、普鲁卡因胺等）、损伤性病变、传导系统钙化等。

2. 临床诊断

（1）临床症状　一度房室传导阻滞患者通常无症状；二度房室传导阻滞可引起心搏脱漏，可有心悸症状，也可无症状；三度房室传导阻滞的症状取决于心室率的快慢与伴随病变，症状包括疲倦、乏力、头晕、晕厥、心绞痛、心力衰竭，如合并室性心律失常，可感到心悸。当一度、二度房室传导阻滞突然进展为三度房室传导阻滞时，因心室率过慢导致脑缺血，患者可出现暂时性意识丧失，甚至抽搐，称为阿斯综合征，严重者可致猝死。

（2）体格检查　一度房室传导阻滞听诊时，因PR间期延长，第一心音强度减弱；二度Ⅰ型房室传导阻滞的第一心音强度逐渐减弱，并有心搏脱漏，二度Ⅱ型房室传导阻滞亦有间歇性心搏脱漏，但第一心音强度恒定；三度房室传导阻滞的第一心音强度经常变化，第二心音可呈正常或反常分裂，间或听到响亮亢进的第一心音，凡遇心房与心室收缩同时发生，颈静脉出现巨大的a波（大炮波）。

（3）辅助检查　以心电图为主，表现包括：

1）一度房室传导阻滞　每个P波后面都有QRS波群，房室比例为1∶1，但PR间期>0.20秒。

2）二度Ⅰ型房室传导阻滞　表现为：①PR间期进行性延长，直至一个P波受阻不能下传心室。②相邻RR间期进行性缩短，直至一个P波不能下传心室。③包含受阻P波在内的RR间期小于正常窦性PP间期的两倍。

3）二度Ⅱ型房室传导阻滞　表现为：①下传心室的PR间期固定。②同源性P波中有一个或占总数一半以下的P波未下传心室。

4）三度房室传导阻滞　表现为：①房室分离，P波与QRS波无关。②心房率快于心室率。③心室率每分钟40~60次，QRS波群正常，提示阻滞部位较高；心室率每分钟<40次，QRS波群增宽，提示阻滞部位较低。

3. 治疗方法

急性房室传导阻滞常为急性下壁心肌梗死、急性心肌炎、药物或电解质紊乱等引起，多数情况传导系统的损伤是可以恢复的，因此对于无明显血流动力学障碍的一度或二度Ⅰ型房室传导阻滞可以不做处理，二度Ⅱ型房室传导阻滞和三度房室传导阻滞应根据阻滞部位和心室率采取相应的措施。如果心率能达到50次/分，QRS波正常者，可以给予阿托品治疗，适用于阻滞位于房室结的患者；对于血压偏低者可以选用异丙肾上腺素滴注，适用于任何部位的房室传导阻滞；对于心室率不足40次/分，QRS波宽大畸形者，房室传导阻滞部位在希氏束以下，对药物反应差者，应考虑临时起搏器治疗。

慢性房室传导阻滞的治疗，主要视阻滞部位、阻滞程度及伴随症状而定，无症状的一度或二度Ⅰ型房室传导阻滞一般不需要治疗。若下传的QRS宽大，不能排除有双束支阻滞的，应加强观察，定期随访，必要时进行心电生理检查，特别是已经发生晕厥的患者。慢性二度Ⅱ型房室传导阻滞，因阻滞部位多在希氏束以下，心室率缓慢，常伴有头晕、乏力等症状，当发展为三度房室传导阻滞时，容易发生阿斯综合征，故应该早期植入永久起搏器治疗。慢性三度房室传导阻滞，心室率不超过60次/分，在希氏束分支以下者心率为20～40次/分，可频繁发生晕厥，应尽快安装永久起搏器治疗。

五、老年人常见快速型心律失常

老年人常见的有房性期前收缩、室性期前收缩、心房颤动、心房扑动等，通常心房颤动和心房扑动对老年人的影响较大，有导致心血管事件猝死的危险。

（一）心房扑动

心房扑动（简称房扑）是指快速、规则的心房电活动，在心电图上表现为大小相等、频率快而规则（心房率在250～350次/分）且无等电位线的心房扑动波。心房扑动的频率是介于阵发性房性心动过速与心房颤动之间的中间型，三者可相互转换。心房扑动的发生常提示合并有器质性心脏病，很少见于正常人。由于频率快常引起血流动力学障碍，应积极处理。

1. 病因病机

（1）器质性心脏病　最常见于风湿性心脏病，以二尖瓣狭窄或左心房增大伴心力衰竭者最为多见，其次是冠心病，急性心肌梗死合并心房扑动者占0.8%～5.3%。此外，也可见于心肌病、心肌炎、高血压性心脏病、慢性肺源性心脏病、病态窦房结综合征、某些先天性心脏病（尤其是房间隔缺损）、肺栓塞、慢性缩窄性心包炎、急性心包炎等。

（2）预激综合征　当先天性心脏病房间隔缺损患者合并预激综合征时，易发生心房扑动。

（3）其他疾病　甲状腺功能亢进症、胸外科手术后、心脏手术、心导管检查、糖尿病性酸中毒、低血钾、低温、缺氧、急性胆囊炎、胆石症、烧伤、全身感染、蛛网膜下腔出血等，尤其是原有器质性心脏病患者更易发生，精神过度紧张、激动、过度疲劳等均可诱发心房扑动。

（4）药物影响　药物引起者较少见，但可见于洋地黄中毒。

2. 临床诊断

（1）临床症状　心房扑动大多数为阵发性，常突然发作，突然终止，每次发作可持续数秒、数小时或数天，若持续时间超过2周即为持续性发作，又称慢性心房扑动。心室率不快时，患者可无症状。心房扑动伴有极快的心室率，可诱发心悸、胸闷、头晕、眩晕，甚至出现精神不安、呼吸困难、心绞痛、心力衰竭。

（2）体格检查　可见快速的颈静脉扑动，当房室传导比率发生变动时，第一心音强度亦随之变化，有时能听到心房音。

（3）辅助检查　心电图表现在：①心房活动呈现规律的锯齿状扑动波称为F波，扑动波之间的等电线消失，在Ⅱ、Ⅲ、aVF或V–导联最为明显，典型心房扑动的心房率通常为250～300次/分。②心室率规则或不规则，取决于房室传导比率是否恒定。当心房率为300次/分，未经药物治疗时，心室率通常为150次/分（2∶1房室传导），使用奎尼丁、普罗帕酮、莫雷西嗪等药物，心房率减慢至200次/分以下，房室传导比率可恢复为1∶1，导致心室率显著加速。预激综合征和甲状腺功能亢进并发心房扑动时，房室传导比率可达1∶1，产生极快的心室率。不规则的心室率是由于传导比率发生变化，如2∶1与4∶1传导交替所致。③QRS波群形态异常，当出现室内差异传导、原先有束支传导阻滞或经房室旁路下传时，QRS波群增宽、形态异常。

3. 治疗方法

治疗关键在于及时转复为窦性心律，维持窦性心律，积极治疗基础疾病，降低患者死亡率，提高患者生活质量。

（1）控制危险因素 针对原发疾病进行治疗，瓣膜性心脏疾病心房扑动、心房颤动的发生率较高，但随着风湿性心脏病发病率的逐渐降低，非瓣膜性病因已经成为主要的致病因素。与心房扑动有关的因素主要有肥胖、酗酒、甲状腺功能亢进症、慢性肺病、非瓣膜性心脏手术等。

（2）减慢心室率和（或）转复并维持窦性心律的药物治疗 使用胺碘酮、普罗帕酮、索他洛尔、伊布利特、洋地黄等药物进行治疗，终止心房扑动的最有效方法是直流电复律，电复律无效，或已应用大剂量洋地黄不适宜电复律者，可将电极导管插至食管的心房水平，或经静脉穿刺插入电极导管至右心房处，以超过心房扑动频率起搏心房。

（3）导管射频消融术 典型心房扑动为环形折返激动围绕三尖瓣环，其缓慢传导区位于三尖瓣环和下腔静脉入口之间的峡部，消融该关键峡部造成双向阻滞可阻止心房扑动的发生，成功率高达95%，复发率低于5%。

（4）抗凝治疗以预防血栓与栓塞。

（二）心房颤动

心房颤动（简称房颤）指规则有序的心房电活动丧失，代之以快速无序的心房颤动波，是最严重的心房电活动紊乱，也是常见的快速型心律失常之一。房颤的发生随年龄的增长而增加，男性高于女性。

1. 病因病机

（1）急性原因 饮酒、外科手术、电击、心肌炎、肺栓塞、其他肺脏病，以及甲状腺功能亢进。

（2）伴有相关的心血管病　瓣膜性心脏病（大多为二尖瓣型）、冠心病及高血压病，尤其是存在左心室肥厚时。

（3）神经性房颤　自主神经系统通过提高迷走神经或交感神经张力，可以触发易感患者发生房颤。

2. 临床诊断

（1）临床症状　房颤症状的轻重受心室率快慢的影响，心室率超过150次/分，可发生心绞痛与充血性心力衰竭，而心室率不快时，可无症状。房颤并发体循环栓塞的危险性很大，栓子来自左心房，多在左心耳部，因血流淤滞，心房失去收缩力所致，容易引起肺栓塞、急性脑卒中等。

（2）体格检查　心脏听诊第一心音强度变化不定，心律极不规则。当心室率快时可发生脉短绌，原因是许多心室搏动过弱以致未能开启主动脉瓣，或因动脉血压波太小，未能传导至外周动脉。

（3）辅助检查　心电图表现在：①P波消失，代之以小而不规则的基线波动，形态与振幅均变化不定，称为f波，频率为350～600次/分。②心室率极不规则，房颤未接受药物治疗或房室传导正常者，心室率通常在100～160次/分。药物（儿茶酚胺类等）、运动、发热、甲状腺功能亢进症等均可缩短房室结不应期，使心室率加速；相反，洋地黄延长房室结不应期，减慢心室率。③QRS波群形态通常正常，当心室率过快，发生室内差异性传导，QRS波群增宽变形。

3. 治疗方法

房颤的治疗要点在于寻找和纠正诱因与病因，控制心室率，预防血栓栓塞并发症和恢复窦性心律。无论是心室率控制还是节律控制，必须高度关注患者的血栓栓塞风险，应根据脑卒中的危险分级选择血栓栓塞预防策略。

（1）抗凝治疗　由医生评估过出血并发症的风险时方可启动抗凝治疗，房颤患者未来发生缺血性卒中的风险高于常人，需长期抗凝治疗预防卒中。

（2）控制心室率　静息时心室率控制良好的患者在运动时有可能心率过快，导致心室充盈受限和心肌缺血，因此有必要评价患者在次极量运动时或24小时的心率变化情况，尤其是活动时症状明显的患者。房颤患者室率控制的目标是静息时室率范围是60～80次/分，中等程度的运动量时心率维持在90～115次/分，药物推荐采用抑制房室结内传导和延长其不应期的药物，以减慢心室率，缓解症状和改善血流动力学，包括β受体阻滞剂、钙通道阻滞剂、洋地黄类和某些抗心律失常药物。

（3）房颤的转复　对于持续性房颤患者可选择性的进行复律，但伴有甲状腺功能亢进症、感染、电解质紊乱等潜在病因的患者，在病因未纠正前，一般不予复律。房颤持续超过48小时的患者复律时血栓栓塞的危险增加，在复律前需要预防性应用抗凝治疗。复律方法有药物或电击，应根据病情和房颤持续时间来选择，对于房颤伴较快心室率、症状重、血流动力学不稳定的患者，包括伴有经房室旁路前传的房颤患者，应尽早或紧急电复律。病情稳定的房颤患者，推荐先选择药物复律，房颤发作后7天内进行药物复律似乎最为有效，有很大比例的新近发生的房颤患者在24～48小时内自行转复，超过7天的房颤很少自行转复，药物转复的效果也较差。有些药物的起效时间较长，开始治疗可能在几天后才能转复，普罗帕酮、胺碘酮、多菲利特和伊布利特等药物可用于转复房颤，药物无效时再选择电复律。

（4）导管消融治疗　主要用于心房未增大或轻度增大，抗心律失常药物治疗无效或无法耐受的症状性房颤。对于症状明显的阵发性房颤，导管消融可作为一线治疗。对于病史较短，药物治疗无效，无明显器质性心脏病的持续性房颤，导管消融可以作为首选治疗。对于病史较长，伴有器质性心脏病的持续性房颤，导管消融可以作为维持窦性心律或预防复发的措施之一。执行上述建议时，需充分考虑施术者及所在诊疗中心的经验及患者的经济承受能力，导管消融的禁忌证较少，但左心房或左心耳血栓是绝对禁忌证。

六、老年人心律失常注意事项

（一）注意老年人心律失常的诱发因素

甲状腺功能紊乱、胃肠功能紊乱和电解质紊乱等疾病都可以引起心律失常，恶性心律失常也常发生于慢性心力衰竭、冠心病等慢性疾病的患者。各种药物副作用也容易引起老年人心律失常，如β受体阻滞剂可引起有症状的心动过缓和低血压，地高辛可引起室上性心律失常或室性期前收缩二联律，血管紧张素转化酶抑制剂（ACEI）和利尿剂等可引起电解质紊乱而导致心律失常。

（二）老年人使用抗心律失常药物注意事项

所有抗心律失常药物均有心脏抑制作用，心脏功能减退及心脏传导功能障碍者需慎用。普罗帕酮可增加心肌梗死、心肌病、心力衰竭等严重器质性心脏病患者的远期死亡率，故禁用。急性心力衰竭或慢性心力衰竭急性发作患者，频发或联发室性期前收缩很常见，此时应着重治疗心力衰竭与维持内环境平衡，一般不选用抗心律失常药物。

（三）老年人使用抗凝血药物华法林注意事项

目前，华法林的临床应用日益广泛，但在高龄老年患者中其用量与INR目标值仍缺乏证据，在用药过程中应从小剂量开始，逐渐缓慢地增加剂量。对于监测凝血功能不方便的患者，将INR控制于1.5～2.5 范围内较为稳妥。多种药物可影响华法林的抗凝血作用，增强华法林抗凝血作用的药物有阿司匹林、水杨酸钠、吲哚美辛、对乙酰氨基酚、甲硝唑、红霉素、氨基糖苷类抗生素、头孢菌素类、西咪替丁、氯贝丁酯等，减弱华法林抗凝血作用的药物有苯妥英钠、巴比妥类、口服避孕药、雌激素、利福平、维生素K 类、螺内酯、皮质激素等，合并用药时应注意调整剂量并加强凝血功能监测。

七、老年人心律失常的预防调护

（1）预防诱因　常见诱因有吸烟、酗酒、过劳、紧张、激动、暴饮暴食、消化不良、感冒发热、摄入盐过多、血钾与血镁低等，需根据情况尽量避免。

（2）稳定情绪　精神因素中尤其是紧张的情绪易诱发心律失常，所以患者要以平和的心态面对生活，避免过喜、过悲、过怒，不计较小事，不看紧张刺激的影视剧、球赛等，不从事驾驶员等紧张工作，避免精神刺激和疲劳，保持平和稳定的情绪。

（3）自我监测　有些心律失常有先兆症状，若能及时发现并采取措施，可减少甚至避免心律失常的再发。

（4）合理用药　治疗心律失常强调用药个体化，有些患者常接受病友的建议而自行更改药物或服用剂量，要求患者必须按医生要求服药，并注意观察用药后的反应。有些抗心律失常药可能导致心律失常，应尽量少用药，做到合理配伍。

（5）定期检查　定期复查心电图、电解质、肝功能、甲状腺功能等。因为抗心律失常药可影响电解质及脏器功能，用药后应定期复诊，观察用药效果以便及时调整用药剂量。

（6）生活规律　养成按时作息的习惯，保证睡眠，运动要适量，量力而行。饮食要定时定量，不饮浓茶，不吸烟，节制性生活，避免着凉，预防感冒。沐浴时水温不要太高，时间不宜过长，按时排便，保持大便通畅。

（7）控制危险因素　瓣膜性心脏病患者，心房扑动与房颤的发生率较高，而随着风湿性心脏病发病率的逐渐降低，非瓣膜性病因已经成为主要的致病因素，其中与心房扑动有关的危险因素有肥胖、酗酒、甲状腺功能亢进、慢性肺病、非瓣膜性心脏手术等，积极预防、治疗和纠正危险因素，可获得显著疗效。

（8）减慢心室率，维持窦性心律。

（9）规范抗凝治疗，预防血栓与栓塞。

第五章

老年消化系统常见病

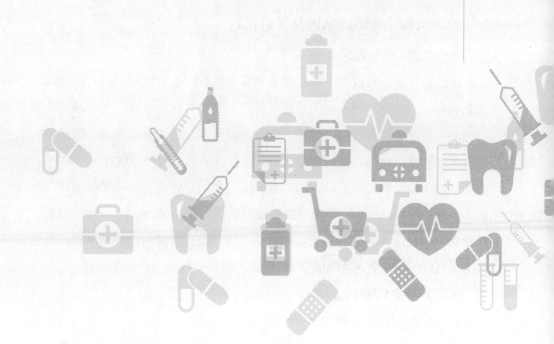

第一节　消化性溃疡

消化性溃疡主要指发生在胃和十二指肠的慢性溃疡，即胃溃疡和十二指肠溃疡，因溃疡形成与胃酸或胃蛋白酶的消化作用有关而得名，溃疡的黏膜缺损超过黏膜肌层，不同于糜烂。老年消化性溃疡是指年龄在60岁以上者的胃、十二指肠溃疡，其中胃溃疡的患病率明显高于十二指肠溃疡，老年人消化性溃疡具有临床表现不典型、病程迁延、复发率高、并发症多且严重、伴随疾病多及病死率高的特点。消化性溃疡的发作有季节性，秋冬和冬春之交远比夏季发病常见。

一、消化性溃疡的病因及发病机制

（一）幽门螺杆菌感染

幽门螺杆菌感染改变了黏膜损害因素与保护因素之间的平衡：一方面在胃黏膜定植，诱发局部炎症和免疫反应，损害防御机制；另一方面增加胃酸的分泌，增强了侵袭因素。这两方面的协同作用造成了胃、十二指肠黏膜损害和溃疡形成。幽门螺杆菌感染在老年消化性溃疡中阳性率为80%～100%，是老年消化性溃疡最常见的危险因素，溃疡经治疗愈合后幽门螺杆菌仍呈阳性者，复发率高达80%，而幽门螺杆菌根除后，复发率为3%～10%。因此，根除幽门螺杆菌是防止溃疡复发的重要措施，而且根除幽门螺杆菌后，消化性溃疡出血等并发症显著降低。

（二）侵袭（损害）因素

1. 胃酸–胃蛋白作用

胃酸是溃疡发生的决定因素，十二指肠溃疡患者的基础胃酸分泌和最大胃酸分泌均大于正常人，而胃溃疡患者的基础胃酸分泌和最大胃酸分泌多属正常或低于正常。

2. 精神、神经及内分泌功能失调

老年人紧张不安、愤怒等情绪波动，都可使胃黏膜血管收缩而缺血，胃运动减弱，削弱胃黏膜的保护作用，造成老年消化性溃疡或原有疾病复发及症状加重。

3. 胃肠运动功能异常

老年人胃肠道平滑肌退行性改变，胃肠运动减弱，胃排空时间延长而使食物在胃内淤积，促使胃液素（胃泌素）分泌量增加，刺激胃酸分泌增多。因幽门括约肌功能失调，幽门松弛，易致十二指肠胆汁反流，直接损伤胃黏膜屏障，导致溃疡形成。

4. 饮食失调

老年人由于牙齿病变或牙齿脱落，食物在口腔不能充分咀嚼，影响食物的消化。粗糙的食物可能对消化道黏膜造成损伤，成为溃疡发病和复发的诱因。

5. 药物的不良反应

老年人常服用小剂量阿司匹林预防心脑血管疾病，或滥用非甾体抗炎药，均可损害胃黏膜。

6. 其他

遗传、环境、吸烟等。

（三）自身防御-修复（保护）作用低下

1. 黏液-黏膜屏障低下

正常情况下，胃、十二指肠黏膜由上皮分泌的黏液覆盖，黏液与完整的上皮细胞连接形成一层防护带，称为黏液-黏膜屏障。当这个屏障被过多的胃酸、酒精、阿司匹林或反流的十二指肠液等破坏时，H^+ 就可反弥散入黏膜，造成上皮的破坏与黏膜炎症，为溃疡形成创造条件，此为胃溃疡形成的最主要机制。

2. 胃黏膜血运低下

老年人常并发冠心病、高血压病、慢性支气管炎、阻塞性肺气肿、糖尿病、风湿性关节炎和退行性骨关节病等，尤其是心脑血管疾病，可使胃供血不足，黏膜抵抗力下降，易形成溃疡。

3. 营养不良

老年人由于胃及小肠的退行性病变，引起消化吸收障碍，容易导致营养不良而使其屏障作用减弱，发生胃溃疡。

4. 前列腺素合成低下

前列腺素对胃黏膜细胞有直接保护作用，长期滥用非甾体抗炎药可抑制前列腺素合成，从而引起胃黏膜损伤。

二、消化性溃疡的临床特点

（一）易漏诊

老年胃溃疡的位置以高位溃疡居多，约占72.1%，临床容易漏诊，如贲门溃疡中老年人占17.7%。因此，X线钡餐检查需采用头低脚高位，或采用高位倒转胃镜窥视才能发现。

（二）易误诊

老年性溃疡无成年患者的周期性、节律性及典型腹痛史，甚至无疼痛感，但常有放射至背部、胸部、脐周的疼痛，常以不典型的首发症状而被误诊，如吞咽困难被误诊为食管炎或食管癌，或因疼痛放射到胸部被误诊为心绞痛，也可因粪便潜血持续阳性被误诊为胃癌等。

（三）溃疡面大

老年消化性溃疡患者中以巨大溃疡较多，胃溃疡的面积≥3.0cm×3.0cm，并发出血、穿孔及合并霉菌生长的机会多，并有可能出现裂孔疝凸入胸腔。

（四）急性初发溃疡多

老年人常服用小剂量阿司匹林来预防心脑血管疾病，还常滥用非甾体抗炎药以抗炎止痛，这些药物诱发急性溃疡的概率是成年人的3～4倍。

三、消化性溃疡的常见并发症

（一）消化道出血

临床非常常见，约为青壮年的2倍，且随年龄的增长而升高，临床常表现为解柏油样大便，若出血量大，且粪便排出快时，也可呈暗红色，或呕吐咖啡色胃内容物，甚至暗红色或鲜红色，如果出血过多、过急，可出现血压急速下降，危及生命，还可诱发急性脑卒中或急性心肌缺血，甚至引发心肌梗死而死亡。但是，临床中有一半的老年患者出血前可没有溃疡病症状，且出血前无任何预兆，可表现为上厕所时突然发生头晕、眼前发黑、昏倒在地等不典型症状。

（二）消化道穿孔

消化道穿孔的发生率随年龄增长而显著升高，比青壮年高2～3倍，达患病总数的25%。胃溃疡穿孔更多见，多发生于饱餐后，表现为骤起的上腹剧痛，腹肌呈板样强直，但由于老年人常有高血压、糖尿病等慢性基础疾病的存在，应激功能低下，反应较迟钝，穿孔后常缺乏上述典型症状，起病相对比较缓慢，没有剧痛，仅为隐痛或阵痛，且由于腹肌萎缩，检查时腹肌板样强直也不明显，因此常不容易及时发现。有的老年人因穿孔诱发心力衰竭、休克等掩盖了穿孔本身的症状，或者以往无溃疡病史，以致造成误诊、漏诊，延误了救治。如穿孔小，周围有大网膜包绕，则穿孔为慢性的，表现为顽固性腹痛，而且用一般溃疡病治疗方法均不能缓解。如果疼痛放射至背部，可误诊为脊椎炎或椎间盘病变。

（三）幽门狭窄或梗阻

长期溃疡可引起幽门痉挛或水肿，引起幽门狭窄或梗阻。一般出现梗阻后不易缓解，60岁以上的老年溃疡病患者约10%可并发幽门梗阻。梗阻发生时可因胃排空不畅引发痉挛性疼痛，一般于饭后出现，以晚餐后最明显，往往有长期溃疡或顽固性胃痛的病史，可伴有呕吐，但呕吐不像青壮年患者多见，呕吐物常含有宿食，可闻到发酵的酸味。如果呕吐剧烈，可引起水电解质紊乱，反复长期溃疡腹痛，常使患者进食减少，可出现消瘦、失水及营养不良等症状。

（四）癌变

长期不愈的胃溃疡可发生癌变。此时，胃痛变为持续性，服药也不能缓解，且进食量进行性减少，可见疲乏无力、体重下降、消瘦、贫血、大便隐血试验持续阳性等表现。

 四、消化性溃疡的诊断

（一）临床特征

老年消化性溃疡的特点是疼痛无节律性与周期性，往往以并发症为首发症状，且疼痛部位不一定表现在剑突下方的胃窦部位，常因放射性疼痛而误以为心绞痛、胆囊炎，有时因贲门高位溃疡出现吞咽困难而误诊为食管炎。

（二）胃镜检查

胃镜检查是诊断溃疡病的"金标准"，胃镜可以直接发现溃疡的位置、大小与个数，更重要的是通过活体组织检查可以获得病理组织，从而了解溃疡的性质及判断预后。

（三）X线钡餐检查

X线钡餐检查可以显示十二指肠、食管及空肠的溃疡，近年来采用发泡剂与钡剂同时服下，即"气钡双重造影"，可使溃疡显示得更加清晰。

（四）粪便隐血试验

粪便隐血试验是判断消化性溃疡的简易诊断手段，阳性意味着溃疡病有活动或癌变的可能。经3天素食后粪便隐血阳性可揭示溃疡有活动，而粪便隐血持续阳性，提示有癌变的可能。

 五、消化性溃疡的临床治疗

（一）缓解紧张情绪

溃疡病属于典型的心身疾病范畴，紧张情绪是诱发溃疡病的重要因素之一。情绪紧张可引起丘脑自主神经中枢功能紊乱，引发胃肠功能紊乱、胃酸分泌过多、胃黏膜缺血，最终引起溃疡。保持积极乐观的生活态度，生活规律，劳逸结合，学会调节情绪，可减少消化性溃疡的发生。

（二）减少胃酸分泌

胃酸分泌过多，会促使胃自我消化与黏膜溃烂，是形成溃疡的主要原因。老年人的胃尤其脆弱，所以一定要戒烟酒，避免食用过于粗糙或过冷、过热的食物，勿暴饮暴食，要做到细嚼慢咽，增加唾液分泌，稀释并中和胃酸，同时需定时进食，以维持正常消化活动的节律，避免服用损伤胃黏膜的药物。此外，患有溃疡病或胃酸过多的人可选用抑酸药物，以减少胃酸的分泌。

（三）根治幽门螺杆菌

幽门螺杆菌感染是溃疡病的常见原因之一，它能释放蛋白酶，破坏胃壁的黏液屏障，并能刺激胃酸分泌增加，损伤胃黏膜，引起胃黏膜充血、水肿、渗出及糜烂，故需根除幽门螺杆菌。建议讲究卫生，尽量实行分餐，避免共用餐具、水杯、牙具等，更不要与孩子亲嘴和嚼食喂养，感染者需及时使用药物治疗，根除幽门螺杆菌感染是防止溃疡病复发的关键。幽门螺杆菌根除后，溃疡病一年复发率可降至10%以下。

（四）保护黏膜屏障

尽量不用或慎用对胃黏膜有刺激的药物，同时讲究膳食营养卫生，养成良好的饮食习惯和规律的生活方式，提倡三餐定时定量，不暴饮暴食，避免吃刺激性过强的食物。已患溃疡病的人可选用胃黏膜保护剂，它是治疗消化性溃疡的重要环节之一。

（五）输血与手术治疗

上消化道大量出血者，血红蛋白低于6.5g/dL，伴随低血压，需内科输血。24～48小时内出血仍不停止者，应在心脑监护的条件下，行急症手术，同时当胃内镜发现病理变化时不典型增生的溃疡也需手术。

六、消化性溃疡的中医食疗方

1. 脾胃虚寒型

（1）宜选择糯米、面粉、酒曲、白扁豆、黄豆、豆油等；生姜、大蒜、大葱、韭菜、南瓜、桃、樱桃、龙眼、椰子、石榴、核桃、松子、大枣、鸡肉、狗肉、羊肉、鹅肉、鳝鱼、带鱼、凤尾鱼、虾、鹌鹑蛋、鹅蛋等性温的食物。

（2）常用食疗方

1）参芪猴头炖鸡　母鸡1只，猴头菌100g，黄芪10g，党参10g，大枣10g，姜片、葱段、料酒、清汤、淀粉各适量。将猴头菌洗净去蒂，发胀后切成2mm厚片待用。把母鸡去头、脚，剁方块，放入炖盅内，加入姜片、葱段、料酒、清汤，放猴头菌片和浸软洗净的黄芪、党参、大枣，用文火慢慢炖，直至肉熟烂为止，调味即成。

2）生姜大枣粥　生姜15g切片，大枣50g、大米100g煮粥。此粥有温中健胃、散寒止痛的效果。

2. 肝胃不和型

（1）宜选择粳米、陈米、黄米、玉米、小麦、高粱、黄豆、西葫芦、洋葱、胡萝卜、黄花菜、香菇、柿子椒、紫苏叶、菠萝、火龙果、苹果、葡萄、山楂、甜杏仁、猪肉、牛肉、驴肉、鲤鱼、鱿鱼、银鱼、牛奶、鸡蛋等具有顺气效果的平性食物。

（2）常用食疗方

1）枸杞子粥　枸杞子50g、大米50g煮粥，适用于肝肾不足、头昏目眩者。

2）萝卜粥　取萝卜适量、大米100g煮粥，此粥有助运消导、运气等作用。

3. 胃阴虚型

（1）宜选择小米、薏苡仁、大麦、荞麦、青稞麦、豆腐、豆浆、绿豆、番茄、藕、小白菜、黄瓜、甜瓜、竹笋、茄子、苦瓜、绿豆芽、西瓜、梨、甘蔗、柿子、苹果、柑橘、香蕉、枇杷、海参、鸭肉、黑鱼、田鸡、螃蟹、兔肉、田螺、蚌等具有养阴作用的食物。

（2）常用食疗方

1）木瓜元鱼汤　木瓜1个，元鱼1只。将木瓜削皮切块，元鱼去内脏入油锅煎片刻，加木瓜及生姜片少许，放适量水，共煮1小时左右。

2）荸荠百合粥　荸荠100g、鲜百合100g，加米100g煮粥。此为养阴健胃的良药。

3）鸭梨麦冬汤　鸭梨250g、麦冬30g水煎。此汤具有利尿消肿、养阴止渴等作用。

4）乌梅生地汤　乌梅30g、生地黄10g水煎，加冰糖适量，代茶饮用。此汤具有滋养胃阴的作用。

4. 胃络瘀血型

（1）宜选择红小豆、大米、小米、丝瓜、芹菜、苋菜、胡萝卜、大白菜、包心菜、土豆、葡萄、金橘、杏、荔枝、无花果、羊肝、猪肝、鲤鱼、鱿鱼、青鱼等性平偏温兼有活血作用的食物。

（2）常用食疗方

1）红花粥　取大米100g、红花6g煮粥，最后加蜂蜜少许，空腹食用。此粥具有活血通络、缓急止痛的作用。

2）胡桃粥　将胡桃10枚去壳取肉，放入100g大米加水煮粥。此粥有补气益血之功，但大便稀溏患者不宜用。

3）黄芪内金粥　生黄芪30g、三七粉5g、鸡内金粉8g，金橘饼1个，大米80g。将生黄芪加水煮20分钟，取汁，加入大米煮成粥，再加入三七粉、鸡内金粉、金橘饼稍煮即可。此粥具有益气活血之功。

4）山药三七煎　山药60g，三七粉3g，蜂蜜15g。将山药、三七粉水煎取汁，调入蜂蜜，搅匀。每天1剂，分2次温服，具有健脾、益气、收敛之功。

七、消化性溃疡的预防调护

（一）饮食有节，定时定量

胃肠道的消化吸收有一定的规律，需遵守"饮食有节，定时定量"的原则，否则长时间空腹，胃内长时间无内容物或短时间连续工作，易造成胃的蠕动紊乱，迷走神经和胃壁神经丛活动亢进，久而久之会发生胃溃疡。另外，进食应细嚼慢咽，能刺激分泌大量唾液，促进消化功能。中老年人的消化吸收功能较差，在营养上要保证三高三低，三高指高蛋白质、高不饱和脂肪酸与高维生素，三低指低糖类、低脂肪与低盐。胃食管反流患者应少食或不食浓茶、咖啡、巧克力、鲜橘汁、番茄汁、胡椒粉、辣椒等易使食管括约肌张力降低的食物。慢性胃炎、消化道溃疡患者，宜选用鸡蛋、牛奶、豆浆、豆腐、鸡肉、鱼肉、瘦肉等易消化的蛋白质食品，以及冬瓜、黄瓜、西红柿、茄子、菠菜叶、小白菜、苹果、梨、香蕉、大枣等新鲜而含纤维少的蔬菜和水果，而茭白、竹笋、藕、韭菜、黄豆芽、金针菜等含纤维多的食物宜少食，腊肉、香肠、花生米等坚硬食物及生葱、生蒜、生萝卜、洋葱、蒜苗等产气多的食物亦不宜食用。烹调方法以蒸、烧、煮、烩、炖为主，不宜多用煎、炸、烟熏、腌腊、生拌等做法。

（二）戒除烟酒

烟草可使胃内容物排空延迟，引起胃酸分泌增加，使胃黏膜发炎，而酒精刺激胃黏膜，也可引起胃黏膜发炎。有胃炎和胃溃疡的患者，饮酒还会诱发胃出血和胃穿孔，造成生命危险。同时，吸烟和饮酒者发生消化道肿瘤的机会更多，需积极戒除烟酒。

（三）精神愉快，有劳有逸

消化系统是人体中对心理变化最敏感的系统，不良的情绪可以使胃黏膜屏障功能下降，导致胃食管反流病、慢性糜烂性胃炎、胃及十二指肠溃疡等，还可以影响自主神经功能，引起结肠运动和分泌功能失调，导致慢性溃疡性结肠炎和便秘等。因此，精神愉快，性格开朗，善于从困境中解脱自己，劳逸结合，可减少溃疡的发生。

（四）谨慎用药

长期服用阿司匹林、吲哚美辛、泼尼松、水杨酸、红霉素等对胃黏膜有刺激的药物，容易引起胃黏膜损伤而出现炎症或溃疡。因此，要严格按照医嘱服药，尽量饭后服用，不可滥用药。

第二节 乙型病毒性肝炎

乙型病毒性肝炎（简称乙肝）是由乙型肝炎病毒引起的传染性肝病，是目前严重危害人们身体健康的主要传染病之一。

一、乙肝病毒的传播途径

（一）血液传播

早在20世纪40年代人们就发现血液能传播乙肝病毒，通过输血感染乙肝病毒。

（二）密切接触传染

共用牙具或长期陪护，乙肝病毒可通过皮肤或黏膜的破损处侵入健康人体内。日常生活中一起就餐、握手、礼仪性接吻、聚会、跳舞、拥抱、参加体育运动、同室居住、同桌上课、喷嚏等不会传播乙肝病毒。

（三）性传播

通过唾液、尿液、阴道分泌物等造成乙肝病毒的传播。

（四）母婴传播

携带乙肝病毒的孕妇，所生婴儿88%会被乙肝病毒感染，其中约5%是由母体进入胎儿体内，其余是在预产期被羊水或阴道分泌物感染。

（五）医疗性传播

主要通过注射、输液、采血、针刺、拔牙、手术等多种医疗行为造成乙肝病毒传播，其本质也是血液传播。

二、乙型病毒性肝炎的临床表现

（一）关节炎

在急性前驱期，有20%～40%的患者出现关节痛或关节炎，受累的关节为单个，也可多个，以腕、肘、膝关节多见，无剧烈疼痛，与游走性风湿性关节炎相似。

（二）皮肤的特殊改变

常见皮肤改变有：①黄疸。表现为皮肤、巩膜黄染。②肝病面容。表现为皮肤干枯，面色灰暗黝黑。③蜘蛛痣。因皮肤小动脉末端扩张形成的一种血管痣，因形状像蜘蛛而得名，多见于面、颈、背、胸、上臂和肩部，大小和数目不等，用大头针压迫蜘蛛痣中心，蜘蛛痣即消失，除去压迫蜘蛛痣即恢复。④肝掌。慢性乙肝患者的手掌两侧大、小鱼际处及手指末端呈斑状发红，加压后褪色。

（三）心血管病变

可出现心肌炎、心包炎等，还可侵犯动脉血管而发生结节性动脉周围炎等。

（四）肾脏病变

乙肝患者肾脏病变较多见，早期出现蛋白尿、血尿，甚至颗粒管型，形成免疫复合物肾炎，发病时以肾炎表现为主，一段时间又转为肾病表现为主，无规律可循。

（五）消化道病变

早期胃黏膜可出现炎性病变，故有上腹部不适、恶心、呕吐、腹泻等。

（六）血液系统病变

常有不同程度的血液改变和骨髓再生不良，肝炎后期可发生再生障碍性贫血，男多于女，病情发展较快。

（七）其他病变

包括肝区胀痛不适、厌食、厌油、乏力、消瘦、皮肤瘙痒、肤色改变、牙龈出血、鼻衄等。

三、乙型病毒性肝炎的并发症

肝内并发症主要有肝硬化、肝癌、脂肪肝，肝外并发症包括胆道炎症、胰腺炎、糖尿病、甲状腺功能亢进症、再生障碍性贫血、溶血性贫血、心肌炎、肾小球肾炎、肾小管性酸中毒等，严重并发症主要有以下几种。

（一）肝性脑病

由严重肝病引起，是以代谢紊乱为基础，以意识改变和昏迷为主要表现的中枢神经系统功能紊乱的综合征，临床大致可分为急性型和慢性型，前者见于急性重型肝炎，除有严重肝损害的临床表现外，常出现精神、神经症状和体征。慢性肝性脑病常见于肝硬化患者，特别是门-体静脉分流者，脑病可反复发作。

（二）出血

出血是重型肝炎常见且严重的并发症，是导致患者死亡的重要原因之一。

（三）肝肾综合征（hepatorenal syndrome，HRS）

HRS是重型肝炎晚期的严重并发症，发生率为30%～50%，病死率极高，多在少尿或无尿发生后1周内死于消化道出血、肝性脑病或直接死于HRS。HRS常发生在强力利尿、大量释放腹水、上消化道出血、感染或手术后，也有30%患者无明显诱因。临床除严重肝病征象外，氮质血症前期可有尿量减少，尿钠降低；氮质血症期血钠降低，血尿素氮、肌酐明显增高，氮质血症晚期可出现恶心、呕吐、表情淡漠、昏睡，尿量进一步减少，血钠小于120mmol/L，尿钠低；终末期有严重氮质血症、无尿，可出现消化道出血、昏迷等表现。

（四）感染

重型肝炎时免疫功能低下，合并感染的机会增加，肺是常见的感染部位，临床症状多不典型，发热或不发热，脉率与体温不相吻合，只有半数患者出现咳嗽、咳痰及肺部啰音，常伴全身状况恶化，如呼吸加快、缺氧征象、黄疸加深、凝血酶原活动度下降等。

四、乙型病毒性肝炎的西医治疗

（一）一线治疗药物

1. 干扰素

干扰素分为α、β、γ三型，临床较常使用α干扰素，其具有抗病毒与激发免疫两方面作用，可应用于抗病毒、抗肿瘤及抗肝纤维化。干扰素抗病毒阴转率为30%左右，疗效持久，随着病毒被抑制，肝脏内炎症缓解，可阻止肝炎复发，是抗乙肝病毒一线药，适用于转氨酶升高3～5倍的乙肝病毒复制的慢性乙肝、代偿期肝硬化，但对慢性乙肝病毒携带者的疗效差，对重型肝炎和失代偿期肝硬化者应禁用。干扰素对成年人、病程短、非母婴传播及病毒含量少者疗效好，对病毒含量水平高、母婴传播、变异株感染、合并其他病毒者效果差。

2. 拉米夫定

拉米夫定是世界上第一种口服核苷类抗病毒药，它能进入肝细胞和血液中，使病毒迅速降低，肝脏炎症随之减轻，适用于谷丙转氨酶升高、病毒复制活跃和炎症活动的慢性乙肝。当谷丙转氨酶升高到100U/L时，是使用拉米夫定的最佳时机。对于代偿期肝硬化患者，特别是转氨酶反复升高，肝炎反复发作者，使用拉米夫定效果较佳。此外，拟接受肝移植的乙肝病毒感染的肝硬化或重型肝炎患者，也可安全使用拉米夫定，肾功能不全者应减量使用。但是对核苷类药物过敏者、有明显骨髓抑制患者、器质性神经系统疾病患者、精神病患者、急慢性胰腺炎患者、器质性进行性肌病患者，以及孕妇、哺乳期女性、尿毒症或尿毒症前期患者应禁用。合并其他急性病毒性肝炎、急性传染病、药物性肝病者或转氨酶正常的乙肝病毒携带者不宜使用，急性乙型肝炎也不宜使用拉米夫定治疗，若过早使用拉米夫定可导致乙肝病毒变异，不利于患者的下一步治疗。

3. 阿德福韦酯

阿德福韦酯是第二代核苷类药物，抗药性突变出现晚，发现率低，对拉米夫定耐药患者有效，与拉米夫定无交叉耐药。此外，阿德福韦酯引起乙肝病毒发生变异的概率极低，服用该药一年不发生病毒变异，变异率为0，服用该药两年乙肝病毒的变异率为2%～3%，服用该药三年乙肝病毒的变异率为3%～3.9%，阿德福韦酯是慢性乙肝患者长期继续抗病毒治疗的理想药物。阿德福韦酯适用于：①乙肝病毒复制的成年慢性乙肝患者。②HBeAg阳性或抗-HBe阳性的慢性乙肝。③对拉米夫定耐药的慢性乙肝患者。④代偿性或失代偿乙肝后肝硬化患者。⑤肝移植前后预防乙肝复发。阿德福韦脂不适用于儿童及孕妇慢性乙肝患者。阿德福韦脂抗病毒作用起效稍慢，不能彻底清除体内的乙肝病毒，停药后复发率高，长期应用可能存在"潜在的肾毒性"，肾功能不全者应慎用，还有较轻微的腹泻、头痛的副作用。

4. 替比夫定

替比夫定也是一种核苷（酸）类抗乙肝病毒药物，服用后吸收良好，患者对其耐受性也好，安全性高，不受食物影响，饭前或饭后均可服用。与拉米夫定比，替比夫定的抗乙肝病毒更强，发挥效力更快，同时乙肝病毒的耐药变异程度明显降低，适合需要长期服用抗病毒药物的慢性乙肝患者。替比夫定的副作用轻微，甚至可以忽略不计，但肾功能不全者应在专业医生指导下使用。替比夫定主要适用于16岁以上患者，儿童、孕妇暂不应使用，乙肝病毒携带者与转氨酶正常者不建议使用。替比夫定也是乙肝病毒抑制剂，不能彻底清除病毒，需要长期用药。

5. 恩替卡韦

恩替卡韦是一种核苷类似物，抗病毒效力强大，长期使用该药，乙肝病毒不易发生变异，临床疗效好，在抑制乙肝病毒、改善肝组织等方面强于拉米夫定和阿德福韦酯。拉米夫定治疗无效或病毒发生耐药变异时，应用恩替卡韦仍然有效。恩替卡韦的副作用仅有腹部不适、疲乏、上呼吸道感染、头痛、头晕、转氨酶暂时性升高等。恩替卡韦适用于16岁以上慢性乙肝患者，不管HBeAg阳性还是阴性均可首选，最好饭前或饭后2小时空腹服用，肾功能不全者需在专科医生指导下应用，孕妇与无症状慢性乙肝病毒携带者不宜应用。

6. 替诺福韦

替诺福韦给药后1～2小时血药浓度达到峰值，半衰期约为10小时。本品几乎不经胃肠道吸收，主要经肾小球过滤和肾小管主动转运系统排泄，有70%～80%的药物以原形经尿液排出体外，与食物同服时生物利用度可增加约40%。

（二）二线治疗药物

1. 维生素

（1）维生素C　有助于改善肝功能，促进新陈代谢，加之肝病患者常有食欲不振、恶心呕吐等症状，造成维生素C摄入不足，故将维生素C作为肝炎治疗的辅助用药。

（2）维生素E　有保护多价不饱和脂肪酸和减少组织耗氧量及保护受损的肝细胞等功效，因其影响维生素K发挥作用，每人每天补充维生素E不得超过800IU，以200～400IU为好。

（3）维生素K　有利于治疗肝炎引起的肝细胞坏死与变性，并可缓解肝区疼痛，但维生素K属脂溶性维生素，口服不能吸收，需要肌内注射或静脉给药。

2. 钙剂

研究发现，肝病患者骨钙含量明显低于正常人，其中男性骨质疏松发生率为11.4%，女性为18%，低血钙率为39.6%。这是由于肝脏是人体最大的生化代谢器官，体内维生素D首先需在肝细胞转化成活性维生素D。活性维生素D是调节骨代谢的重要物质之一，具有促进肠道和肾脏吸收钙的作用，同时还能促进骨骼的形成和矿化。当人患肝病时，维生素D活化受到影响，加之肝病患者常伴有恶心、呕吐、食欲减退，造成钙质、蛋白质摄入不足等，容易出现低血钙。此外，肝病患者户外活动少，缺乏日光照射，影响骨钙矿化。因此，肝病患者在抗炎保肝治疗的同时，应补充钙和适量的维生素D，并适当增加户外运动，多摄入豆腐、牛奶、芝麻、核桃、虾皮等含钙食物，必要时可服用碳酸钙D_3等高活性的离子钙剂，以满足机体的需求。

五、乙型病毒性肝炎的中医食疗

（1）降脂猪肚　猪肚1只，以盐揉搓洗净，入沸水烫一下取出，以盐腌渍片刻；再投入清水锅内，加葱、姜以文火焖熟，捞起切片装盘；用芝麻酱、麻油、酱油、白糖、味精调匀，浇在猪肚上即成。猪肚性温味甘，能健脾补虚，滋肝润燥。

（2）茄汁鱼片　青鱼250g，洗净切片；鸡蛋2只打散，以淀粉调糊，倒入鱼片拌匀，放油锅内稍煎；可投入番茄酱50g，枸杞子20g，加调料以水煮片刻。青鱼健脾，养肝明目。

（3）大蒜猪肝汤　猪肝250g，去筋膜切薄片，以淀粉调匀；青叶大蒜200g，洗净切段。共入沸水锅内，续煮至猪肝酥透，调味服食。此汤有养血保肝的作用。

（4）芝麻赤豆花生汤　黑芝麻、赤豆、花生仁各等分。先将赤豆、花生仁放入锅内，加水煮熟；再投入炒熟研碎的芝麻，续滚数沸即成。此三料可补益大脑，并有养血保肝之功。

（5）菊花蜂蜜茶　白菊花10g或鲜品30g，分成3份泡茶，兑入蜂蜜少许作茶饮。白菊花性凉味甘，散风清热，益肝明目，以其配伍滋补五脏的平性蜂蜜，滋肝润肺，消炎解毒。

（6）杞菊花叶茶　枸杞子5g，菊花3g，绿茶3g，共入杯内以沸水冲泡，焖片刻后代茶饮，以平性枸杞子与凉性菊花、绿茶相合，滋养肝肾，疏风散热。此茶适用于肝火上升所致两目昏花。

（7）枸杞子蒸鸡　母鸡1只，枸杞子30g，调料适量。将鸡去毛洗净，去内脏和头、爪，枸杞子入鸡腹，加入调料，隔水蒸熟即可。每天食用200g，分数天食完。可滋肝益精，养阴明目。该药膳适用于肝肾不足之慢性肝炎及早期肝硬化患者。

（8）丹参桃仁粥　丹参、桃仁各20g，粳米100g，冰糖适量。将丹参、桃仁水煎后去渣取汁，入粳米煮粥，稠后入冰糖食用。此粥适用于瘀血阻络型慢性肝炎与早期肝硬化患者。

（9）山药苡仁粥　山药30g，薏苡仁、糯米各50g。将山药洗净切成细粒，与薏苡仁、糯米同煮粥，甜咸随习惯口味。经常食用。此粥适用于湿热中阻型慢性肝炎患者。

六、乙型病毒性肝炎的预防调护

（一）戒怒

中医认为"忧伤脾，怒伤肝"，人在情绪剧烈波动时，体内激素分泌失去平衡，导致血液循环障碍，影响肝脏的血液供应，使肝细胞缺血、缺氧而受到损害。

（二）戒烟

烟草中含有大量具有肝毒性的物质，它们会激活很多细胞因子，导致炎症发生、血栓形成和过氧化等，这些都会加快肝硬化的进程。

（三）戒酒

研究发现，中国人每天饮入的酒精量超过40g，5年后即可造成肝脏损害。女性由于体形较小，脂肪含量高，摄入相同酒精量，其血液中酒精浓度便高于男性，同时女性受雌激素影响，食物和酒精在胃内停留时间较长，酒精的吸收相对增加，因此女性比男性更容易发生酒精性肝病。

（四）减少油炸食品的摄入量

用油烹制的食物会产生化学性质极为活跃的自由基，同时还破坏食物中的必需脂肪酸，破坏保护机体的营养物质。

（五）接种乙肝疫苗

自开展乙肝疫苗计划免疫后，儿童乙肝病毒携带率由10%降至1%，接种率高的北京、上海等地已降至0.5%以下。实践证明，接种乙肝疫苗不仅可以预防乙肝，而且还可预防与乙肝相关的肝癌。此外，丁肝病毒为缺陷病毒，只有在乙肝病毒的辅佐下才能引起疾病。因此，乙肝疫苗在预防乙肝的同时，也预防了丁肝。

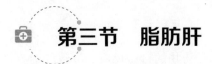

第三节 脂肪肝

脂肪肝是指人体肝脏脂肪代谢发生障碍，导致肝脏内脂肪堆积并超过肝脏重量5%的疾病。随着人们生活水平的提高和生活方式的改变，脂肪肝发病率呈逐年升高和年轻化趋势。据统计，脂肪肝是仅次于病毒性肝炎的第二大肝脏疾病。如果脂肪肝得不到及时治疗会发展成脂肪性肝炎及肝硬化，故应引起重视。

一、脂肪肝的临床分型

（一）营养失调性脂肪肝

营养过剩与营养不良都会导致脂肪肝。长期摄入过多的动物肝脏、植物油、蛋白质和糖类，超过肝脏的代谢水平，过剩的营养物质便转化为脂肪，导致脂肪过度堆积，引起肥胖、高血压病和脂肪肝。长期营养不良，缺少蛋白质和维生素也可引起营养缺乏性脂肪肝，因为蛋白质缺乏导致低密度脂蛋白合成减少，造成肝脏转运甘油三酯发生障碍，脂肪在肝内堆积，逐步引起脂肪肝。

（二）酒精性脂肪肝

摄入的酒精经胃肠吸收，90%以上在肝脏经乙醇脱氢酶转化为乙醛，又经乙醛脱氢酶作用生成乙酸，再氧化为二氧化碳和水，转化过程中的乙醛对肝脏有毒性作用。

（三）肥胖性脂肪肝

约半数肥胖者有不同程度的脂肪肝，因体内脂肪组织储积过多，过多的脂肪会沉积在肝脏，引起脂肪肝。肥胖程度与脂肪肝发病率呈正相关。

（四）糖尿病性脂肪肝

约50%的糖尿病患者伴有脂肪肝，这是由于胰岛素分泌不足，肝细胞对糖与脂肪的利用减少，导致大量脂肪在肝内堆积。

（五）药物性脂肪肝

由于药物本身与其代谢产物的毒性作用及药物的过敏反应，导致肝细胞脂肪变性，引发脂肪肝。

（六）病毒性肝炎后脂肪肝

肝炎病毒可引起肝细胞破坏，影响肝脏对脂肪的代谢，在病程中可能合并脂肪肝，总发病率为14.6%。

（七）妊娠期急性脂肪肝

妊娠期急性脂肪肝又称假性黄色肝萎缩，是妊娠期少见的危重症。近年来，妊娠期急性脂肪肝发病率有升高趋势，母婴死亡率高达80%，多见于年轻产妇，在妊娠第24～40周发病。起病症状似急性肝炎，病因至今尚不明确。

二、脂肪肝的危害

（一）直接损害肝脏

大量脂肪堆积在肝脏，影响肝脏的血氧供应及自身代谢，日久会造成肝细胞反复弥漫性变性坏死，继之纤维增生和肝细胞结节状再生，使肝脏正常小叶结构遭到破坏，导致肝脏缩小变硬，最终诱发肝硬化等多种恶性肝病。临床统计显示，脂肪肝患者并发肝硬化、肝癌的概率是正常人的150倍。此外，至少有20%的非酒精性脂肪肝不是单纯性的脂肪肝，已发展成脂肪性肝炎，这是隐源性肝硬化与肝癌的重要前期病变，也是肝功能衰竭的原因之一。即使是单纯性的脂肪肝，其肝脏与正常肝脏相比，极易受到药物、工业毒物、酒精、缺血、病毒感染等伤害，导致其他类型肝病的发生。非酒精性脂肪肝已成为发达国家慢性肝病的首要病因。

（二）影响消化功能

脂类代谢障碍，影响到胆汁制造和分泌，进而影响消化系统的功能。

（三）累及心脑血管

脂肪肝患者多伴有血脂异常，最终形成动脉粥样硬化。其中，冠状动脉发生硬化影响心肌的供血，引起心肌缺血、缺氧从而引发心绞痛，严重者导致急性心肌梗死。脑动脉发生硬化，脑部供血不足，脑细胞得不到充足的血氧，则可引起脑卒中而危及生命。

（四）易引发糖尿病

脂肪肝患者大都体型肥胖，体内存在着胰岛素抵抗，糖代谢紊乱，长期处于高血糖状态，易引起糖尿病。

（五）损害生殖健康

脂肪肝可使体内激素的灭活机制出现障碍，激素代谢失调，严重影响生殖健康。

 三、脂肪肝的临床治疗

（一）去除病因和控制原发疾病

脂肪肝并不可怕，多数脂肪肝是可以逆转或治愈的：戒酒是酒精性脂肪肝的有效治疗措施；及时停药或者脱离有毒工作生活环境，药物性脂肪肝一般可逐渐康复；补充热量和蛋白质后，营养不良性脂肪肝即可好转；积极控制体重是治疗肥胖性脂肪肝的有效方法。单纯性脂肪肝已发展为脂肪性脂肪肝，则病变完全康复需要半年乃至数年以上时间，少数患者去除病因，仍可发展为不可逆转的肝硬化。

（二）调整饮食结构

提倡高蛋白、高维生素、高膳食纤维、低脂肪、低糖、低盐的饮食结构。不吃或少吃脂肪及动物内脏、甜食，多吃蔬菜、水果和富含膳食纤维的食品，不吃零食与油炸食品。

（三）多运动

根据个人情况，因地因时制宜，选择适合自己的运动项目，促进体内多余热量消耗，以达到减少与消除内脏多余脂肪的目的。建议采取大步走、慢跑、游泳、爬山、健身操等大肌肉群参与的有氧运动，还可根据个人兴趣爱好选择羽毛球、乒乓球、网球、太极拳。

（四）纠正不良生活习惯

按时休息，生活规律，不暴饮暴食。

（五）护肝治疗

到目前为止，尚无治疗脂肪肝的特效药物，可适当选用维生素B、维生素C、维生素E、卵磷脂、肌苷、辅酶A、还原型谷胱甘肽等。

四、脂肪肝的中医辨证治疗

1. 痰瘀阻络、肝郁气滞型

【症状】胁肋胀痛，胸闷不舒、倦怠乏力、善叹息、恶心纳呆，并随情志变化而增减，肝脏肿大或不大，舌质暗红，苔薄白腻，脉弦细。

【治法】疏肝理气，化痰祛瘀。

【处方】柴胡10g，白芍15g，赤芍15g，当归10g，丹参10g，郁金10g，延胡索10g，山楂12g，茯苓12g，白术10g，川楝子8g，枳壳8g，甘草5g。水煎，分3次服，每天1剂。

2. 痰湿内阻、肝郁脾虚型

【症状】右胁胀痛，嗳气恶心，食少纳呆，倦怠乏力，大便溏薄，舌质淡红，苔厚白腻，脉濡缓。

【治法】疏肝健脾，祛湿化痰。

【处方】丹参18g，制半夏12g，陈皮10g，苍术10g，白术10g，茯苓12g，厚朴10g，枳壳8g，山楂10g，白蔻仁5g，干姜3g，吴茱萸3g。水煎，分3次服，每天1剂。

3. **痰瘀痹阻、肝肾亏虚型**

【症状】形体稍胖，头晕目眩，耳鸣健忘，胁痛不舒，时有头痛，手足心热，口干咽燥，夜眠梦多，舌红少苔，脉细数。

【治法】滋肾益肝，化痰祛瘀。

【处方】制何首乌15g，制黄精15g，枸杞子15g，丹参12g，淫羊藿10g，泽泻10g，茯苓10g，知母8g，黄柏8g，姜黄6g。水煎，分3次服，每天1剂。

4. **痰瘀互结、气滞血瘀型**

【症状】素有消渴病或慢性迁延性肝炎、胁下肝大，质中拒按，纳减乏力，舌质紫暗有瘀斑，苔薄白，脉细涩。

【治法】益气化痰，祛瘀散结。

【处方】党参15g，制何首乌15g，生蒲黄12g，延胡索10g，五灵脂10g，莪术10g，当归10g，青皮8g，海藻10g。水煎，分3次服，每天1剂。

 五、脂肪肝的预防调护

（一）节制饮食

日常膳食结构应搭配合理，做到粗粮与细粮混吃，荤素搭配。清淡饮食，饮酒者要彻底戒断，适当进食富含高蛋白的瘦肉、奶、蛋，每天至少进食500g新鲜蔬菜，进食含铁量高的水果，伴有血脂异常的脂肪肝患者，可选用燕麦、玉米、海带、冬瓜、胡萝卜、大蒜、洋葱、黑木耳、苹果、山楂等。对营养不良引起脂肪肝的患者，需增加各种营养素的摄取量，补充碳水化合物、优质蛋白质、多种维生素和矿物质。

（二）坚持锻炼

持之以恒地进行有氧运动，是防治脂肪肝最有效的方法。

（三）不乱服药物

轻度脂肪肝一般不需用药物治疗，中重度脂肪肝需在医生指导下用药治疗，坚决避免滥用药物所致的肝损害。

第四节　老年性便秘

便秘是老年人常见的复杂症状，而不是一种疾病，主要是指排便次数减少、粪便量减少、粪便干结、排便费力等，必须结合粪便的性状、个人平时排便习惯和排便有无困难作出有无便秘的判断，超过6个月即为慢性便秘。

一、老年性便秘的临床表现

便秘患者常有便意少，便次也少，排便艰难、费力，排便不畅，大便干结，排便不尽感，常伴有腹痛或腹部不适，部分患者还伴有失眠、烦躁、多梦、抑郁、焦虑等精神心理障碍。

二、老年性便秘的病因

（一）器质性病变

（1）肠管器质性病变　肿瘤、炎症或其他原因引起的肠腔狭窄或梗阻。

（2）直肠、肛门病变　直肠内脱垂、痔疮、直肠前膨出、耻骨直肠肌肥厚、耻直分离、盆底病等。

（3）内分泌或代谢性疾病　糖尿病、甲状腺功能低下症、甲状旁腺疾病等。

（4）系统性疾病　硬皮病、红斑狼疮等。

（5）神经系统疾病　中枢性脑部疾病、脑卒中、多发硬化、脊髓损伤及周围神经病变等。

（6）肠管平滑肌或神经源性病变。

（7）结肠神经肌肉病变　假性肠梗阻、先天性巨结肠等。

（8）神经心理障碍。

（9）药物性因素 铁剂、阿片类药、抗抑郁药、抗帕金森病药、钙通道阻滞剂、利尿剂及抗组胺药等。

（二）功能性原因

（1）进食量少，或食物缺乏纤维素，或水分不足，对结肠运动的刺激减少。

（2）工作紧张、生活节奏过快、工作性质和时间变化、精神因素等干扰了正常的排便习惯。

（3）肠易激综合征等引起的结肠运动功能紊乱所致，常伴有腹痛或腹胀，部分患者可表现为便秘与腹泻交替。

（4）腹肌及盆腔肌张力不足，排便推动力不足，难于将粪便排出体外。

（5）滥用泻药，形成药物依赖，造成便秘。

（6）老年体弱，活动过少，肠痉挛导致排便困难，或者由结肠冗长所致。

 ## 三、老年性便秘的临床分型

（一）慢传输型便秘

这是由于肠道收缩运动减弱，使粪便从盲肠到直肠的移动减慢，或由左半结肠的不协调运动引起。直肠指检时无粪便或触及坚硬粪便，而肛门外括约肌的缩肛和用力排便功能正常，全胃肠或结肠传输时间延长，增加膳食纤维摄入与渗透性通便药无效。糖尿病、硬皮病合并的便秘及药物引起的便秘多是慢传输型。

（二）出口梗阻型便秘

这是由于腹部、肛门直肠及骨盆底部的肌肉不协调导致粪便排出障碍，在老年患者中尤其常见，常规内科治疗多无效，主要表现为排便费力、排便不尽感或下坠感，排便量少，有便意或缺乏便意。直肠指检时直肠内存有不少泥样粪便，肛门直肠测压显示用力排便时肛门外括约肌呈矛盾性收缩或直肠壁的感觉阈值异常等，全胃肠或结肠传输时间显示正常，多数标记物可潴留在直肠。

四、老年性便秘的临床诊断

详细询问患者的饮食与生活习惯，以及工作情况，既往的患病史、手术史，特别是有无痔核、肛瘘及肛裂史，近来有无服药史，尤其是有无长期服用泻剂史，通过相应的检查尽可能明确导致便秘的原因。中年以上患者发生大便习惯改变，大便由每天1次或每2天1次，逐渐改变为每3天或数天1次，应警惕有无左半结肠癌的可能。对50岁以上、有长期便秘史、短期内症状加重的患者应进行结肠镜检查以排除大肠肿瘤的可能。对于长期滥用泻剂者，结肠镜可确定是否存在泻剂性结肠或（和）结肠黑变病。钡剂灌肠造影有助于先天性巨结肠的诊断。

五、老年性便秘的危害

（1）影响人对食物的正常消化，造成胃肠神经功能紊乱，引起食欲不振、腹部胀满、嗳气、口苦、肛门排气多等。

（2）粪便在肠道停留时间过久，粪便中的有毒物质会被肠道吸收回血液，容易产生头昏、头痛、恶心等不适。

（3）便秘与结肠癌、心脑血管病及阿尔茨海默病等疾病的发生有关。

（4）一些妇女脸上的色素黄斑也与慢性便秘有关。长期便秘的人，面色昏暗、臃肿，呈现出一种异常的病态面容。

（5）长期便秘可使肠道细菌发酵产生致癌物质，刺激肠黏膜上皮细胞，导致异型增生，易诱发癌变。

（6）便秘可引起直肠炎、肛裂、痔疮等肛周疾病，也可引起结肠憩室、肠梗阻等，还可形成粪性溃疡，严重者可引起肠穿孔。

六、老年性便秘的治疗

（一）一般治疗

便秘患者首先需要排除器质性疾病所导致的便秘，然后根据便秘轻重、病因和类型，采用综合治疗，包括一般生活治疗、药物治疗、生物反馈训练和手术治疗，以恢复正常排便。重视生活治疗，加强对患者的教育，采取合理的饮食习惯，如增加膳食纤维含量、饮水量以加强对结肠的刺激，并养成良好的排便习惯，如晨起排便、有便意及时排便，避免用力排便，同时应增加活动量。治疗时应注意清除远端直肠内过多的积粪，积极调整心态，这些对获得有效治疗极为重要。

（二）药物治疗

1. 容积性泻剂

主要包括可溶性纤维素（果胶、车前草、燕麦麸等）和不可溶性纤维素（植物纤维、木质素等）。容积性泻剂起效慢且副作用小、安全，故对妊娠期便秘或轻症便秘有较好疗效，但不适于作为暂时性便秘的迅速通便治疗。

2. 润滑性泻剂

润滑性泻剂能润滑肠壁，软化大便，使粪便易于排出，使用方便，如开塞露、矿物油或液状石蜡。

3. 盐类泻剂

盐类泻剂有硫酸镁、镁乳等，这类药可引起严重不良反应，临床应慎用。

4. 渗透性泻剂

常用的药物有乳果糖、山梨醇、聚乙二醇4000等。适用于粪块嵌塞或作为慢性便秘患者的临时治疗措施，是对使用容积性泻剂疗效差的便秘患者的较好选择。

5. 刺激性泻剂

刺激性泻剂包括含蒽醌类的植物性泻药（大黄、弗朗鼠李皮、番泻叶、芦荟）、酚酞、蓖麻油、双酯酚汀等。刺激性泻剂应在容积性泻剂和盐类泻剂无效时才使用，有的较为强烈，不适于长期使用。蒽醌类泻剂长期应用可造成结肠黑便病或泻药结肠，引起平滑肌的萎缩，损伤肠肌间神经丛，加重便秘，停药后可逆。

6. 促动力剂

莫沙必利、伊托必利有促进胃肠动力的作用，普卢卡比利可选择性作用于结肠，可根据情况选用。

（三）器械辅助

如果粪便硬结，停滞在直肠内近肛门口处，或患者年老体弱、排便动力较差，或排便动力缺乏者，可用结肠水疗或清洁灌肠的方法。

（四）生物反馈疗法

可用于直肠肛门、盆底肌功能紊乱的便秘患者，其长期疗效较好。生物反馈治疗可训练患者在排便时松弛盆底肌肉，使排便时腹肌、盆底肌群活动协调。对于便意阈值异常的患者，应重视对排便反射的重建，调整对便意感知的训练。对于盆底功能障碍患者，应优先选择生物反馈治疗，而不是手术。

（五）认知疗法

重度便秘患者常有焦虑甚至抑郁等心理因素或心理障碍等表现，应予以认知疗法进行治疗，使患者消除紧张情绪，必要时给予抗抑郁、抗焦虑治疗，并请心理专科医生协助诊治。

（六）手术治疗

对严重顽固性便秘上述所有治疗均无效，或为结肠传输功能障碍型便秘、病情严重者可考虑手术治疗，但手术的远期效果尚存在争议，病例选择一定要慎重。在便秘这个庞大的病症群中，真正需要手术治疗的还是极少数。

 七、中医辨证治疗

1. 实秘

（1）热秘　治宜清热通腑润肠。代表方为麻子仁丸（火麻仁、白芍、枳实、厚朴、杏仁、大黄）。大便秘结、粪块坚硬加玄明粉软坚通便，属胆、胰疾病加柴胡、黄芩、金铃子，属阑尾炎加牡丹皮、红藤、败酱草。

（2）气秘　治宜顺气导滞。代表方为大柴胡汤加减（柴胡、黄芩、芍药、半夏、枳实、大黄、栀子、郁李仁、厚朴、莱菔子、槟榔）。

2. 虚秘

（1）气虚型便秘　治宜益气润肠。代表方为黄芪汤（黄芪、火麻仁、陈皮、白蜜）。大便干结加柏子仁、郁李仁，肺虚甚加生脉散，气虚下陷脱肛用补中益气汤。

（2）血虚便秘　治宜养血润燥。代表方为四物汤合增液汤加味（当归、生地黄、熟地黄、赤芍、白芍、川芎、玄参、麦冬、何首乌、枳实）。脘腹胀加厚朴，心烦、舌红少津加知母、石斛，年老气血虚衰加黑芝麻、肉苁蓉。

（3）阳虚寒凝便秘　治宜温通开秘。代表方为济川煎（当归、牛膝、肉苁蓉、泽泻、升麻、枳壳）加肉桂、核桃仁、何首乌等。

八、老年性便秘的预防调护

（1）避免进食过少或食品过于精细、缺乏残渣而对结肠运动的刺激减少。

（2）避免排便习惯受到干扰。由于精神因素、生活规律改变、过度疲劳等未能及时排便的情况下，易引起便秘。

（3）避免滥用泻药。滥用泻药会使肠道的敏感性减弱，形成对某些泻药的依赖性，引起便秘。

（4）合理安排生活和工作，做到劳逸结合。适当的文体活动，特别是腹肌的锻炼有利于胃肠功能的改善，对于久坐少动和精神高度集中的脑力劳动者更为重要。

（5）养成良好的排便习惯，每天定时排便，形成条件反射，建立良好的排便规律。有便意时不要忽视，及时排便。排便的环境和姿势尽量方便，免得抑制便意、破坏排便习惯。

（6）建议患者每天至少喝1 500mL的水，进行中等强度的锻炼，并养成定时排便的习惯（每天2次，每次15分钟）。睡醒及餐后结肠的动作电位活动增强，将粪便向结肠远端推进，故晨起及餐后是排便的最佳时间。

（7）及时治疗肛裂、肛周感染、盆腔炎等疾病，应用泻药要谨慎，不要使用洗肠等强烈刺激的方法。

（8）饮食中必须有适量的纤维素（如火龙果、猕猴桃等），主食不要过于精细，要适当吃些粗粮。晨起空腹饮一杯淡盐水或蜂蜜水，配合腹部按摩或转腰，让水在肠胃振动，加强通便作用。全天都应多饮温开水以助润肠通便。

（9）进行适当的体力活动，加强体育锻炼，比如仰卧屈腿、深蹲起立、骑自行车等都能加强腹部的运动，促进胃肠蠕动，有助于促进排便。

（10）保持心情舒畅，生活要有规律。

（11）预防便秘的注意事项还包括每晚睡前按摩腹部，养成定时排便的习惯。

06

第六章

老年呼吸系统常见病

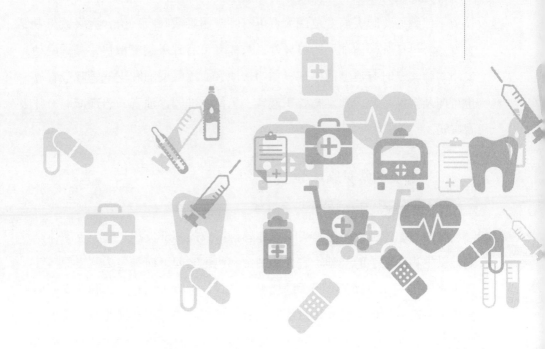

第一节　肺炎

肺炎是指终末气道、肺泡和肺间质的炎症，可由病原微生物、理化因素、免疫损伤、过敏及药物导致。细菌性肺炎是最常见的肺炎，也是最常见的感染性疾病之一。在抗菌药物应用以前，细菌性肺炎对儿童及老年人的健康威胁极大，抗菌药物的出现及发展曾一度使肺炎病死率明显下降。但近年来，尽管应用强力的抗菌药物和有效的疫苗，肺炎总的病死率亦不再降低，甚至有所上升。

 一、肺炎的临床表现

常见症状为咳嗽、咳痰或原有呼吸道症状加重，并出现脓性痰或血痰，伴或不伴胸痛，肺炎病变范围大者可有呼吸困难或呼吸窘迫，大多数患者伴有发热。早期肺部体征无明显异常，重症者可有呼吸频率增快，鼻翼扇动，发绀。肺实变时有典型的体征，如叩诊浊音、语颤增强和支气管呼吸音等，也可闻及湿性啰音。并发胸腔积液者，患侧胸部叩诊浊音，语颤减弱，呼吸音减弱。

 二、肺炎的常见临床分型

（一）肺炎支原体肺炎

肺炎支原体肺炎是由肺炎支原体感染所致的肺部炎症。肺炎支原体是致病性微生物中最小的一种，它介于细菌和病毒之间，而称之为"支原体"。肺炎支原体一般通过飞沫和手的接触，经口、鼻吸入而感染，肺炎支原体肺炎以秋冬季节发病率最高。患有肺病者、免疫功能低下者及儿童、青少年均为易感者，尤以老年人慢性阻塞性肺疾病患者最易感染和发生肺炎支原体肺炎。一般表现为头痛，咽痛，畏寒，发热，体温多在38℃以上，并出现刺激性咳嗽，乏力，肌肉酸痛，恶心，呕吐，胸痛，鼻衄，关节游走性疼痛，咳出的痰液质黏量少。

（二）肺炎衣原体肺炎（属"非典型肺炎"）

肺炎衣原体肺炎有两种，分别为鹦鹉热衣原体肺炎和肺炎衣原体肺炎。它是由两种不同的衣原体引起的肺部炎症。鹦鹉热衣原体肺炎的症状表现为乏力、食欲不振，并有畏寒、发热，体温在39.5～40.5℃，伴恶心、呕吐，剧烈头痛，周身关节肌肉酸痛，咳嗽、咳少量黏痰，甚则出现心动过速，呼吸窘迫，谵妄，发绀，黄疸，昏迷等。肺炎衣原体肺炎的症状表现为寒战，发热，咳嗽，周身或身体某一肌群酸痛。肺炎衣原体肺炎极易引起脑炎及格林-巴利综合征。

（三）肺炎链球菌肺炎

肺炎链球菌肺炎是临床较为常见的一种细菌性肺炎，为肺炎链球菌感染所致。常见发病急骤，突然寒战、高热，体温在数小时内高达40℃以上（需警惕部分老年患者体温不升反降至36℃以下，此多预后极差），并有头痛，周身肌肉酸痛，软弱无力，颜面潮红，出汗，心率增快，胸痛，呼吸急促，鼻翼扇动，发绀，嗜睡，谵妄，咳嗽较剧，多为刺激性干咳，开始为少量黏痰，继之咳铁锈样痰，有的老年患者还伴有恶心、呕吐、腹泻、肺部闻及湿啰音等。

（四）葡萄球菌肺炎

葡萄球菌肺炎以金黄色葡萄球菌感染为多，占葡萄球菌肺炎的80%以上。病起急骤，寒战，高热（有的高龄患者可不出现高热，必须警惕"中毒性肺炎"），大汗，咳嗽，咳黏液痰、黏黄痰，继之咳脓血痰，胸痛，进行性呼吸困难，精神萎靡，神志模糊，发绀等。血行播散感染者起病相对较缓。

（五）流感嗜血杆菌肺炎

流感嗜血杆菌肺炎是一种革兰阴性需氧小的杆菌，老年人尤其是慢性阻塞性肺疾病患者和嗜酒者易感。患流感嗜血杆菌肺炎，容易并发脑膜炎。一般情况下发病较缓慢，中度发热，原有的慢性咳嗽加剧，咳黄色脓性痰，甚或痰中带血，严重者出现气急、口唇发绀、呼吸衰竭，肺呼吸音及湿啰音明显。

（六）肺炎克雷伯菌肺炎（又名肺炎杆菌肺炎）

肺炎克雷伯菌是一种常见的需氧性杆菌，中老年人慢性肺部疾病患者、糖尿病患者、嗜酒者为高危易感人群。常发病急剧，恶寒、高热，体温在39～40℃，咳嗽、胸痛，咳黄绿色黏痰或砖红色黏痰，由于痰液黏稠，多难以咳出，甚至咳血丝痰，呼吸多困难，发绀，呼吸衰竭。有的还伴有恶心、呕吐、腹泻、黄疸等消化道症状。

（七）铜绿假单胞菌肺炎

铜绿假单胞菌肺炎是由铜绿假单胞菌感染肺部导致的炎症，是一种严重而又常见的医院内获得性感染，慢性心肺疾病患者和年老体弱者易感染。常表现为高热（尤以清晨是发热的高峰），气短，乏力，嗜睡，神志模糊，发绀，相对心搏徐缓，咳嗽，咳翠绿色脓痰或黄绿色脓性痰液，高龄患者常可致呼吸衰竭。实验室检查时，白细胞总数大多正常（若白细胞总数低于正常且呈下降之势，则提示预后较差）。

（八）厌氧菌性肺炎

厌氧菌性肺炎有厌氧性球菌、革兰芽孢厌氧杆菌、革兰阴性厌氧杆菌三大类型，以老年人发病为高。常见症状为起病较缓，发热，咳嗽，胸痛，周身肌肉酸痛，乏力，嗜睡，贫血，消瘦，进行性呼吸困难，杵状指（趾），咳恶臭味脓痰或脓血痰，甚至咳血。厌氧菌性肺炎是一种坏死性肺炎，易形成肺脓肿和脓胸。

（九）立克次体肺炎

立克次体肺炎是吸入患有立克次体病的病兽的排泄物，或吸入遭病兽血液污染的尘埃而导致肺部感染性病变，主要原因是去疫区接触疫禽畜排泄物，或者被节肢动物蜱、螨、虱、蚤等叮咬而感染。该病有较长的潜伏期，一般为2～5周。斑疹伤寒立克次体肺炎的常见症状有：高热（稽留热型），体温常在40℃以上；出现剧烈头痛、恶心、呕吐、腹胀、黄疸，身发斑疹；神志迟钝、谵妄；干咳、咳痰少质黏，呼吸由浅速变急促，发绀；严重者出现周围循环衰竭、肾功能衰竭、中毒性心肌炎、肺水肿和心力衰竭。Q热立克次体肺炎的常见症状有：高热（弛张热型），寒战，头痛，咽痛，周身酸痛；恶心、呕吐、腹痛；4～5天后出现干咳，胸痛，咳少量黏痰；肝脾肿大，并出现相对缓脉。

（十）吸入性肺炎

一般吸入时出现呛咳，或初始（尤其是高龄患者）无明显症状，经1～2小时后出现以频繁咳嗽为主的症状和呼吸困难，患者在剧烈咳嗽时常面部充血和发绀，咳出浆液性泡沫痰。老年人呼吸系统老化易感染，吸入性肺炎约占80岁以上高龄患者肺炎的30%。若吸入呕吐物时（多见于卧床老人）常突发喉反射性痉挛、剧烈频繁咳嗽、喘鸣及肺炎症状。听诊有明显啰音和哮鸣音。

（十一）中毒性肺炎

中毒性肺炎又称重症肺炎、暴发性肺炎、休克性肺炎，是以患者周围循环衰竭为主要临床表现的一种重症肺炎，老年人发病率颇高，占70%以上。中毒性肺炎起病急骤，一般在起病72小时内发生休克，约50%的患者第一表现为休克。老年患者发热差别很大，体温超过40℃以上者仅占10%，约50%的患者体温在38℃以下，30%的患者体温低于37℃，约10%的患者体温低于36℃。患者四肢厥冷、汗出淋漓、唇甲发绀、少尿或无尿，血压常低于80/50mmHg，部分患者可能测不出血压。原有高血压病史者，血压可能高于80/50mmHg。患者常情绪低沉、烦躁、神志模糊、谵妄、嗜睡、昏迷。

（十二）病毒性肺炎

病毒性肺炎是经上呼吸道病毒感染侵入下呼吸道，引起支气管上皮细胞受损，纤毛运动发生障碍，呼吸道防御功能遭到破坏而致的肺部炎性病变。在老年人急性呼吸道感染中，病毒感染约占60%。常见的病毒有流感病毒、副流感病毒、呼吸道合胞病毒、腺病毒、埃可病毒、柯萨奇病毒和肠道病毒等。流感病毒性肺炎，病初有典型流感症状，1～2天后病情加重，头痛、畏寒、持续高热，体温高达40℃，咳嗽加剧，咳血痰，并出现呼吸困难、心率增快、发绀等；其他病毒所致肺炎症状相对较轻，病势亦缓，头痛、乏力、周身酸痛，发热，体温低于39℃，咳嗽、少痰。

三、老年人易患肺炎的高危因素

（一）呼吸道防御功能降低

首先，老年人由于呼吸道黏膜萎缩，吞咽及咳嗽反射减弱，导致上呼吸道保护性作用降低，病原体容易进入下呼吸道。其次，老年人咳痰能力减退，上呼吸道黏膜和腺体萎缩，黏液纤毛系统的防御功能下降，病原体易于定植肺部。

（二）合并多种慢性基础疾病

有99%的老年肺炎患者患有一种或多种基础疾病，其中，以慢性阻塞性肺疾病、糖尿病、心脏病、神经系统疾病、恶性肿瘤、肝肾功能不全对肺炎的影响较大。在医院获得性肺炎的众多基础疾病中，以脑血管疾病所占比例最大，约占41%，而基础疾病为肾功能不全患者病死率较高的首要原因。

（三）全身免疫力下降

随着年龄增长，可出现中性粒细胞功能受损，其吞噬和杀灭病原微生物的能力逐渐下降，这是老年呼吸道感染防御能力降低的原因之一。老年人的免疫缺陷表现为T淋巴细胞、细胞因子产物及细胞表面受体数量减少，由炎症因子引起的T细胞反应受到抑制，增加了感染的风险。

（四）入侵性操作

气管插管或机械通气、气管切开、呼吸机管道更换不及时、吸痰操作、留置鼻胃管、大型手术、腔镜手术（如纤维支气管镜检查）、血液或腹膜透析、介入性手术（深静脉穿刺等）等侵入性操作，均为老年医源性肺部感染的危险因素，这些因素直接破坏了人体的天然免疫屏障，尤其易于导致老年人肺炎的发生。

（五）易吸入病原体

吞咽反射是防止异物进入下呼吸道的重要防御机制，老年人由于脑功能的衰退，遇有异物时出现吞咽运动的时间比年轻人明显延长。因此，上呼吸道病原体吸入的发生率明显高于年轻人。

（六）气管、支气管异物和分泌物排出困难

随着年龄的增长，老年人的胸廓向桶状转化，致使通气不足，小气道周围弹力纤维减少，管壁弹性牵引力减弱，致使小气道变窄与塌陷，气道阻力增加，影响异物和分泌物的排出，导致感染。

（七）药物副作用多

老年人不合理应用镇静催眠药物、抗精神病药物、免疫抑制剂、抗生素、激素、H受体阻滞剂、预防性制酸剂等，均可增加肺部感染的发病率，而抗精神病药物与镇静安眠药物，可以通过不同途径影响中枢神经系统或拮抗左旋多巴的作用，使患者咳嗽及吞咽反射减弱，导致吸入性肺炎发病率增加。

 ## 四、肺炎的治疗

（一）及时诊断和评估病情

对老年肺炎患者须详细询问病史及进行体格检查，结合辅助检查、痰培养及药敏试验，作出早期诊断和病情评估，尤其是出现神经系统功能紊乱或原基础疾病不明原因恶化时，要考虑到老年肺炎，并行胸片或胸部CT检查进行鉴别诊断。老年人留取痰液易受污染，故建议规范留痰，即在抗生素应用前采集标本，以生理盐水漱口3次，而后咳出支气管深部痰液，尽量留取脓性痰送检，检查真菌和分枝杆菌应送检3次清晨痰，连续2次培养结果为同一优势菌，则可确认为致病菌。

（二）应用抗生素

1. 宜早期足量使用抗生素

抗生素是治疗感染性疾病的关键，治疗的起始时间与重症肺炎的预后密切相关。一些研究提示，在急诊室或住院最初48小时开始抗生素治疗，可降低死亡率，而延迟抗生素起始治疗时间，则可增加死亡率。老年肺炎绝大多数是感染性的，主要是细菌感染，病原菌大多是革兰阴性杆菌，一部分是革

兰阳性球菌，肺炎链球菌、流感嗜血杆菌亦为常见致病菌，非典型致病菌如肺炎支原体、肺炎衣原体、军团菌占一定比例，且有逐渐增高趋势。治疗时尽早足量应用抗生素，必要时联合用药，并适当延长疗程。开始时可进行经验性治疗，在明确肺炎致病原以后，再根据药物敏感试验结果和经验性治疗的初始反应来决定是否更换或调整抗生素。

2. 正确选用抗生素

一般大剂量使用青霉素、阿莫西林、头孢唑啉（单用或加红霉素），而在重症肺炎治疗上，初期宜采用"重拳出击"，抗菌谱尽可能覆盖所有致病菌，可优先选择亚胺培南、环丙沙星、第3代头孢菌素（如头孢哌酮、头孢噻肟、头孢曲松）等，与舒巴坦联合用药。氨基糖苷类药物虽然抗菌活性良好，但由于老年人肾功能减退，应谨慎使用。老年人合并脑血管疾病较多，使用亚胺培南时，应注意其对精神与神经系统的影响，适当减量，且疗程不宜过长。军团菌肺炎主要给予红霉素治疗。

（三）加强气道保护

鼓励患者咳嗽，如无力咳嗽或痰液黏稠，应定时翻身叩背与吸痰，及时应用祛痰药或雾化治疗，必要时进行纤维支气管镜吸痰。对有明显延髓性麻痹或意识障碍者，应留置胃管予以鼻饲，少量多次，鼻饲前后应采取半卧位，以减少吸入性肺炎的发生。对采用人工气道的患者，应严格执行无菌操作技术，加强病室环境卫生，减少探视，避免交叉感染。

（四）积极治疗基础疾病

积极防治伪膜性肠炎、水电解质紊乱、心律失常、心力衰竭、感染性休克、应激性消化道出血、弥散性血管内凝血、多脏器功能衰竭等并发症，同时加强营养支持，给予高热量、高蛋白、高维生素饮食，必要时静脉补充氨基酸、白蛋白、新鲜血浆等肠外营养。针对免疫功能减退的患者，酌情应用免疫增强药物，以增强抗生素对病原体的杀灭作用。

（五）一般治疗

发热、呼吸急促和入量不足者，应予以积极补液，并维持水、电解质和酸碱平衡，以减少并发症，如伴胸痛可用少量镇痛剂。体温过高者应予以降温，以免诱发或加剧心律失常、心力衰竭或急性冠状动脉供血不足，但要避免使用大量解热镇痛剂，以免致患者大汗淋漓而虚脱。

应用镇咳平喘和祛痰剂，有利于解除支气管痉挛和痰液的稀释排出，但应避免应用强效镇咳剂，以防止咳嗽中枢受抑制，痰液不能有效咳出，导致气道阻塞和感染加重。痰液黏稠与咳痰困难者可给予湿化治疗、翻身叩背和体位引流，保持呼吸道通畅。低氧血症者给予氧疗，同时改善患者的营养，鼓励患者进行适当的活动。卧床不起的衰弱者予以肢体按摩和被动活动，可减少肢体静脉血栓形成或肺栓塞的发生。

五、肺炎的预防

（一）一般性预防

1. 增强营养

低蛋白血症是老年患者患肺炎的危险因素，加强营养，积极纠正低蛋白血症，能降低老年患者发生肺炎的风险。

2. 从生活起居入手

①生活规律，劳逸结合，保证充足的睡眠，坚持锻炼身体，但要防止过度疲劳。②室内保持清洁，定期通风，室内温度和湿度适宜。③尽量少去人群拥挤的公共场所。④合理营养，要以高蛋白质、高维生素及易于消化的食物为主。⑤他人患有感冒，要注意隔离，自己得了感冒，应及时治疗。⑥如果患有其他慢性病，要积极治疗。⑦有烟酒嗜好的人，一定要戒除烟酒。

（二）接种疫苗

疫苗接种是预防老年肺炎的有效方法，多价肺炎球菌疫苗可预防侵入性肺炎球菌感染，保护期为5~6年，对老年人安全有效。联合使用流感疫苗，可减少老年人因流感、肺炎、侵入性肺炎球菌感染而住院的风险，从而降低老年人的住院率和死亡率。

第二节　慢性阻塞性肺疾病

慢性阻塞性肺疾病（简称慢阻肺）是一种以持续气流受限为特征的呼吸系统疾病，与气道和肺组织对烟草烟雾等有害气体或有害颗粒的慢性炎症反应增强有关，主要累及肺脏，但也可引起全身（或称肺外）的不良反应，可存在多种合并症。肺功能检查对确定气流受限有重要意义，在吸入支气管舒张剂后，FEV1/FVC<70%表明存在持续气流受限。慢性咳嗽、咳痰常比气流受限早许多年存在，但不是所有具有咳嗽、咳痰症状的患者均是慢阻肺。

 一、慢性阻塞性肺疾病与慢性支气管炎、肺气肿的区别

慢性支气管炎是指患者每年咳嗽、咳痰3个月以上，并连续2年以上者，而肺气肿则是指肺部终末细支气管远端气腔出现异常持久的扩张，并伴有肺泡壁和细支气管破坏而无明显的肺纤维化，当慢性支气管炎和肺气肿患者的肺功能检查出现持续气流受限时，才能诊断为慢阻肺。

 二、慢性阻塞性肺疾病与哮喘的区别

支气管哮喘（简称哮喘）与慢阻肺都是慢性气道炎症性疾病，但二者的发病机制不同，临床表现及治疗也有明显差别，大多数哮喘患者的气流受限具有显著的可逆性，这是其不同于慢阻肺的一个关键特征。但是，部分哮喘患者随着病程延长，可出现较明显的气道重塑，导致气流受限的可逆性明显减小，临床很难与慢阻肺相区别。慢阻肺和哮喘是常见病、多发病，二者可以发生于同一位患者，且这种概率并不低。

三、慢性阻塞性肺疾病的常见致病因素

（一）个体因素

1. 遗传因素

某些遗传因素可增加慢阻肺发病的危险性，即慢阻肺有遗传易感性。已知的遗传因素为c1-抗胰蛋白酶缺乏与重度a1-抗胰蛋白酶缺乏，与非吸烟者的肺气肿形成有关。

2. 气道炎症

气道炎症是由于细菌、烟雾和其他有害颗粒的刺激发生的。在慢性炎症反复侵袭下，气道壁结构被破坏，肺泡弹性减弱，导致呼吸气流受限。

3. 合并其他疾病，且控制不良

慢阻肺多发于中老年人，这类人群常合并多种疾病，这是导致慢阻肺病情加重的常见因素。哮喘和气道高反应性是慢阻肺的危险因素，气道高反应性可能与机体某些基因及环境因素有关。

4. 过度疲劳，精神紧张

此时人体自主神经功能紊乱，抵抗力下降，免疫功能减退，从而诱发慢阻肺加重。

（二）环境因素

1. 吸烟

吸烟是慢阻肺最重要的环境发病因素，吸烟者死于慢阻肺的人数多于非吸烟者，且被动吸烟也可能导致呼吸道症状及慢阻肺的发生，而孕妇吸烟可能影响胎儿肺脏的生长及其在子宫内的发育，并对胎儿的免疫系统功能有一定影响。

2. 空气污染

化学气体（氯气、一氧化氮和二氧化硫等）对支气管黏膜有刺激作用和细胞毒性作用，可损害气道清除功能，为细菌入侵创造条件。

3. 职业性粉尘和化学物质

当职业性粉尘（二氧化硅、煤尘、棉尘和蔗尘等）及化学物质（烟雾、过敏原、工业废气和室内空气污染等）的浓度过大或接触时间过久，均可导致慢阻肺的发生。

4. 生物燃料烟雾

使用生物燃料（柴草、木头、木炭、庄稼秆和动物粪便等）烹饪时产生的大量烟雾，可能是不吸烟者发生慢阻肺的重要原因。

5. 寒冷、气候变化及受凉

均可导致人体免疫力降低，诱发肺部炎症。

6. 社会经济地位

这是由于社会经济地位与室内外空气污染程度、营养状况等存在一定的内在联系。

四、慢性阻塞性肺疾病的临床表现

1. 呼吸困难

这是慢阻肺最常见的症状，常表现为气短、气喘和呼吸费力等，早期仅在劳力时出现，之后逐渐加重，以致日常活动甚至休息时也感到气短。

2. 慢性咳嗽

初起咳嗽呈间歇性，早晨较重，严重时早晚或整日均可有咳嗽，少数病例咳嗽不伴有咳痰，也有少数病例虽有明显气流受限但无咳嗽症状。

3. 咳痰

咳嗽后通常咳少量黏液性痰，部分患者在清晨较多，合并感染时痰量增多，常有脓性痰。

4. 喘息和胸闷

喘息和胸闷不是慢阻肺的特异性症状，部分患者伴有喘息，听诊有哮鸣音。

5. 其他症状

体重下降、食欲减退、外周肌肉萎缩和功能障碍、精神抑郁及焦虑等，且长期剧烈咳嗽可导致咳嗽性晕厥，合并感染时可咳血痰。

五、慢性阻塞性肺疾病的临床诊断方法

（一）筛查

考虑诊断慢阻肺的关键线索。如存在以下任何一种情况，应想到慢阻肺，并进一步进行肺功能检查。

（1）呼吸困难　随时间逐渐加重，活动时加重。

（2）慢性咳嗽　有痰或无痰。

（3）慢性咳痰。

（4）危险因素暴露史　吸烟、烹调的油烟或燃料的烟尘、职业粉尘、化学物质、空气污染等。

（5）家族史。

（二）辅助诊断方法

1. 肺功能检查

肺功能检查是判断气流受限的客观指标，对慢阻肺的诊断、严重程度评价、疾病进展、预后及治疗反应等均有重要意义，患者吸入支气管舒张剂后的FEV1/FVC<70%，提示存在持续气流受限。

2. 胸部X线检查

胸部X线检查对确定肺部并发症及与其他疾病（如肺间质纤维化、肺结核等）鉴别具有重要意义。慢阻肺早期胸部X线片可无明显变化，以后出现肺纹理增多和紊乱等非特征性改变。主要X线征象为肺过度充气，肺容积增大，胸腔前后径增长，肋骨走向变平，肺野透亮度增高，横膈位置低平，心脏悬垂狭长，有时可见肺大疱形成。并发肺动脉高压和肺源性心脏病时，除右心增大的X线特征外，还可有肺动脉圆锥膨隆、肺门血管影扩大及右下肺动脉增宽等。

 六、慢性阻塞性肺疾病的合并症

（一）合并心血管疾病

常见缺血性心脏病、心力衰竭、心房颤动和高血压病4种类型。在肺功能正常的人群中心血管疾病发病率为4%，而在慢阻肺人群中的发病率为13%。重度和极重度慢阻肺患者的心血管疾病危险性是其他人群的2倍以上，高血压发病率是其他人群的16倍。因此，慢阻肺的患者需筛查是否同时合并心血管疾病，而存在心血管疾病的患者需明确是否合并气流受限。

（二）合并骨质疏松

骨质疏松是慢阻肺的主要合并症之一，慢阻肺患者的骨质疏松发病率高。骨密度低，在慢阻肺早期即可存在，临床上更多见于合并肺气肿的慢阻肺患者。在体重指数下降的慢阻肺患者中，骨质疏松也较多见。慢阻肺患者发生骨质疏松的危险因素有年老、活动减少、营养不良、骨密度低、应用大量激素等。

（三）合并焦虑和抑郁

焦虑和抑郁也是慢阻肺的常见合并症，两者多见于女性、吸烟、FEV1较低、咳嗽及合并心血管病患者。

（四）合并肺癌

吸烟是肺癌和慢阻肺的主要共同危险因素，吸烟者合并慢阻肺时，其肺癌发生风险高于未患慢阻肺的吸烟者，提示慢阻肺与肺癌存在一定的关系。

（五）合并感染

重症感染，尤其是呼吸道感染在慢阻肺患者中常见，反复发生的急性细菌性及病毒性感染与慢阻肺急性加重显著相关，反复发生的肺炎与吸入糖皮质激素有关，反复应用抗生素治疗可能增加抗生素耐药的风险。

（六）合并代谢综合征和糖尿病

慢阻肺患者中合并代谢综合征和糖尿病较为常见，其发病机制尚不清楚，慢阻肺患者合并代谢综合征很常见，气流受限后容易合并糖尿病。

七、慢性阻塞性肺疾病的管理和治疗

（一）慢性阻塞性肺疾病的一般管理和治疗

1. 健康教育与管理

健康教育与管理可以提高患者及相关人员对慢阻肺的认识和自身处理疾

病的能力，更好地配合治疗以避免病情反复加重，维持病情稳定。其主要内容包括以下几方面。

（1）教育并督促患者戒烟。

（2）帮助患者了解慢阻肺的基础知识。

（3）掌握雾化吸入装置的使用方法。

（4）学会自我控制病情的技巧，如腹式呼吸及缩唇呼吸锻炼等。

（5）了解何时需到医院就诊。

2. 药物治疗

（1）支气管扩张剂　支气管扩张剂是缓解慢阻肺症状的主要药物，可按需或规律使用。首选吸入剂型，主要的支气管扩张剂有 β2受体激动剂、抗胆碱能药及甲基黄嘌呤类，可单独使用或联合使用，联合使用比增加一种支气管扩张剂的剂量更有效，且能降低药物的不良反应，长效支气管扩张剂更加有效、方便。

（2）糖皮质激素

1）口服糖皮质激素　有证据显示大剂量使用口服糖皮质激素（每天30mg泼尼松龙）在短时间内可以改善肺功能，但是长期大剂量使用可带来糖尿病、高血压及骨质疏松症等不良反应，应限制其使用。因此，不推荐长期口服糖皮质激素治疗慢阻肺稳定期患者。

2）吸入性糖皮质激素　建议对于FEV1<50%（严重度为Ⅲ级和Ⅳ级患者），或伴有频繁急性加重的患者在规律支气管扩张剂治疗的基础上增加吸入性糖皮质激素治疗，可以减少慢阻肺急性加重的次数，而对于重度慢阻肺患者，吸入性糖皮质激素与长效 β2受体激动剂联合治疗可取得更佳效果。使用吸入性糖皮质激素可能出现口咽部念珠菌感染、上呼吸道刺激导致咳嗽、声音嘶哑、反常性支气管痉挛等不良反应，局部不良反应可通过使用储雾罐、吸药后用清水反复漱口或用制霉菌素溶液漱口减轻。

3. 其他

（1）戒烟　由于慢阻肺患者中80%以上的发病与吸烟有关，所以戒烟是治疗慢阻肺的首要措施，戒烟可以减慢慢阻肺的发展速度，减少急性发作次数。

（2）防寒与适度锻炼　慢阻肺患者急性加重常与着凉、感冒有关。冬季要防寒保暖，减少外出，避免吸入刺激性气体，且适度锻炼同样可以减少慢阻肺的急性发作，但要量力而行，可以在天晴、气温合适时去室外活动，如步行、登楼梯和骑自行车等。

（3）预防呼吸道感染　病毒、细菌、支原体等病原体引起的呼吸道感染，都能引起肺功能恶化，加剧慢阻肺的发生发展。注射流感疫苗、肺炎疫苗等，对体弱者预防肺部感染有一定意义。一旦发生感染，强调早期、足量使用抗菌药物，疗程也需要适当延长，以彻底消除炎症。

（4）避免或减少接触有害气体　慢性支气管炎与肺气肿患者，应避免或减少有害气体、粉尘、烟雾吸入。

（5）氧疗　具有进行性低氧血症的慢阻肺患者，应当进行氧疗，对减轻病情的发展有重要作用，尤其是家庭氧疗，可改善慢阻肺患者的病情，提高生活质量。

（6）外科治疗　可用于上叶肺气肿及治疗前已经存在低活动能力的患者，肺移植术也可以改善患者的生活质量和肺功能。

（7）其他　呼吸康复训练等。

（二）急性加重期管理与治疗

1. 控制性氧疗

控制性氧疗是慢性阻塞性肺疾病急性加重期（acute exacerbation of chronic obstructive pulmonar disease，AECOPD）住院患者的基础治疗，指限制吸入氧流量，使吸入氧浓度（FiO_2）低于33%，可以采用鼻导管或Venturi面罩，后者可以更精确地控制FiO_2，开始氧疗后30分钟再进行血气分析，确保氧合的同时未引起二氧化碳潴留或酸中毒。

2. 药物治疗

（1）抗生素　细菌感染是诱发慢阻肺最常见的原因，最常见的致病菌为肺炎链球菌、流感嗜血菌和卡他莫拉菌，因此对于痰色变黄或呈脓性，伴或不伴有白细胞数升高、发热的患者，均有必要使用抗生素治疗。频繁住院或近期使用大量广谱抗生素（激素）的患者，还应考虑耐药菌或真菌感染的可能性。临床医生在使用抗生素之前，应该对患者进行痰微生物学培养，以便为将来使用或更换抗生素提供依据。同时，应根据临床经验及时给予抗生素治疗，待有病原微生物药敏结果后再选用敏感的抗生素。

（2）支气管扩张剂　在慢阻肺的急性加重期，通常选用短效β2受体激动剂治疗，如果应用这类药物患者症状无快速的改善，可加用抗胆碱能药物。茶碱类药物虽被广泛地应用于急性加重期患者，可有少许改善肺容量的作用，但同时也使气体交换和低氧血症恶化，现有证据不支持茶碱类药物常规用于治疗AECOPD。

（3）糖皮质激素　糖皮质激素口服或静脉用药治疗AECOPD可以加速患者的恢复，改善肺功能和低氧血症，还可能减少疾病早期复发，降低治疗失败率，缩短住院时间，但延长激素治疗时间不会增加疗效，且发生不良反应的危险会增加。

（4）呼吸兴奋剂　当AECOPD合并呼吸衰竭时，理论上使用呼吸兴奋剂（如尼可刹米、多沙普仑等）可以减少二氧化碳潴留，但同时可能增加呼吸肌做功，反而加重呼吸衰竭，尤其是在呼吸道不通畅的情况下。

3. 无创正压通气

无创正压通气（non-invasive positive pressure ventilation，NIPPV）越来越多地被用于AECOPD伴呼吸衰竭的患者。系统评价显示，NIPPV可以降低AECOPD的死亡率，减少气管插管和治疗失败的概率，迅速改善pH、$PaCO_2$和呼吸频率，降低住院时间和治疗并发症。其适应证包括：中度和重度呼吸困难伴辅助呼吸肌参与呼吸和腹部矛盾运动，中度和重度酸中毒（pH≤7.35）或高碳酸血症（$PaCO_2$＞45 mmHg）及呼吸频率大于25次/分。NIPPV的相对禁忌证有：呼吸暂停、心血管疾病（低血压、心律失常、心肌梗死）、精神状态改变而不能合作、易误吸者、分泌物黏稠或量大、近期面部或胃管手术、颅面部外伤、固定的鼻咽部异常、烧伤和过度肥胖。

4. 有创机械通气

AECOPD进行有创机械通气的指征包括：不能耐受NIPPV或NIPPV治疗失败，严重呼吸困难伴辅助呼吸肌参与呼吸和腹部矛盾运动，呼吸频率>35次/分，威胁生命的低氧血症，严重酸中毒（pH<7.25）和（或）高碳酸血症（$PaCO_2$>60mmHg），呼吸暂停，嗜睡或精神障碍，心血管并发症（低血压、休克），以及其他并发症（如代谢异常、败血症、肺炎、肺栓塞、气压伤及大量胸膜腔积液等）。

5. 其他措施

祛痰、通畅呼吸道、维持液体平衡、营养监测及营养支持、完善的呼吸支持，呼吸道全面护理对治疗AECOPD也起着重要的作用。对卧床、红细胞增多和脱水的患者还推荐使用低分子肝素抗凝治疗。此外，还应积极发现和处理合并症和并发症。

6. 疫苗接种

推荐慢阻肺患者接种流感疫苗和肺炎疫苗来预防急性发作，基础疾病较多的老年患者可能获益更多。

八、慢性阻塞性肺疾病的预防

（1）戒烟　吸烟是引起慢性支气管炎的主要原因，而非吸烟者则很少发生。吸烟者患慢阻肺的危险性是非吸烟者的30倍，慢性支气管炎患者吸烟量与气流的下降率成正比。研究表明，戒烟可以防止慢阻肺的进展，可采取以下步骤：①询问患者的吸烟情况。②劝告患者戒烟。③帮助建立戒烟资料。④考虑药物辅助戒烟。⑤安排随访。

（2）避免吸入有害物质及气体　改善环境，保持室内空气清新，避免或减少有害粉尘、烟雾或气体吸入。

（3）预防呼吸道感染　要预防病毒、细菌、支原体感染，避免受凉感冒，可以预防接种流感疫苗和肺炎疫苗，减少慢阻肺的急性发作次数。

（4）肺功能检测　对于慢性支气管炎患者进行肺通气功能监测，尽早发现慢性支气管炎气流阻塞的情况，以便及时采取措施。

（5）氧疗　长期家庭氧疗，每天吸氧持续时间＞15小时，维持指脉氧＞90％，可以保持脏器供氧，提高生存率，尤其适用于极重度慢阻肺患者。

（6）适度运动　运动锻炼可以防止体力下降和肌肉（尤其是呼吸肌）萎缩，包括步行、登楼梯、踏车、游泳、园艺、家务劳动、太极拳、广播体操等全身肌肉和体质训练。

（7）呼吸康复锻炼　为了提高潮气量，减少呼吸频率，将浅速呼吸变为深慢呼吸，慢阻肺患者应进行自我康复治疗，包括缩唇呼吸、深慢呼吸和腹式呼吸，这样可延缓呼气流速，提高内压力，防止呼气时小气道过早闭合。

（8）营养支持　慢阻肺患者应重视营养治疗，饮食结构以高蛋白、高纤维素和低盐、低糖类易消化的食物为宜，加强营养，增强抵抗力，争取达到理想体重。同时，要减少含糖量高的食物和饮料，以减少二氧化碳产生。

（9）以乐观精神对待疾病　以积极乐观的情绪对待慢阻肺，有益于本病的治疗，如果患者能正确对待疾病，树立战胜疾病的信心，克服悲观情绪，积极配合医生进行治疗，则可以长期维护肺功能，改善生活质量，延长寿命。

九、慢性阻塞性肺疾病的中医食疗方

（1）潞党灵芝猪肺汤　潞党参15g，紫灵芝15g，生姜2g，小枣6枚，猪肺1个，食盐少许。先将猪肺洗净切块，放入沸水中煮5分钟左右，捞起备用，锅内加入适量清水，先用猛火煲滚，然后放入以上全部材料，改用中火继续煲3小时左右，即可饮汤吃猪肺。此汤有益气补肺之功，适用于年老体质素虚、易患感冒者。

（2）黄芪阿胶粥　黄芪15g，阿胶10g，粳米30g。黄芪水煎取汁，煮粳米为粥，烊化阿胶，兑入粥中。此粥可补气养肺，适用于慢性支气管炎、肺气虚弱的久咳不愈者。

（3）猪肺止咳汤　猪肺1个，桔梗10g，紫菀10g，麻黄10g，油、盐酌量。将猪肺洗净切成小块，将猪肺与药材放入煲内加水煮，先用猛火煮沸，再改用慢火煮约2小时，调味即可。此汤可温肺止咳，化痰散寒，适用于肺气虚寒而致的咳嗽咳痰、痰液稀薄、畏寒怕冷等症。

（4）杏仁肉丸汤　杏仁10g，川贝母10g，猪瘦肉20g，绍酒6g。将杏仁去皮尖，川贝母洗净，一同焙干，研为细末，混入豆粉内；将猪肉洗净，剁成肉馅，与所有佐料一并放入盆内，加水适量，拌匀制丸；汤锅置旺火上烧沸，投入成形丸子，煮3~5分钟即可。此汤有补肺化痰、温阳止咳之功，适用于秋冬体弱、外感后咳嗽迁延不愈者。

（5）天冬萝卜汤　天冬15g，萝卜300g，香菇20g，火腿150g。天冬洗净，切成薄片，加水煎取汁；萝卜、香菇洗净，切成丝；将火腿片、香菇放锅内，加水煮至香气大出，放入萝卜丝，并加入药汁，煮至萝卜熟，加入精盐、胡椒粉、味精等。此汤可滋阴润肺，适用于咳嗽少痰、咽干口燥、舌干红等肺阴虚表现者。

（6）川贝雪梨粥　雪梨2个，川贝母10g，粳米50g，冰糖适量。先将雪梨洗净捣碎取汁，川贝母研细末，粳米煮稀粥。粥将熟时加入梨汁与川贝母末，稍煮即成。此粥可润肺、除痰，适用于有咽干口燥等肺阴虚特点的咳嗽、口干不欲饮等症。

（7）洋参乌鸡汤　乌鸡1只，生姜30g，西洋参10g，大枣8枚。乌鸡去毛、内脏，大枣去核，加生姜、西洋参，加水6~8碗，共煲2小时即成。此汤有温补气血、滋润肺胃之功，适用于肺气虚的咳嗽气喘、气不接续、面色不华等症。血压高者用党参代替西洋参。

（8）人参百合粥　人参6g，百合15g，粳米30g。先煎人参与百合，后下粳米同煮为粥。此粥可补气养阴，适用于肺气阴两虚所致咳声无力、口淡口干等症。高血压者用党参30g代替人参。

第七章

老年泌尿系统常见病

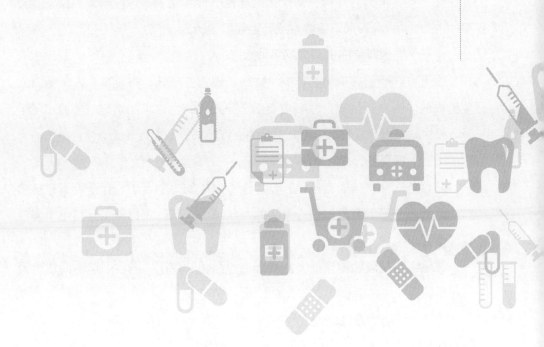

第一节 急性肾损伤

急性肾损伤是一组临床综合征，是指48小时内或假定肾功能损害在7天内，血清肌酐至少上升27μmol/L，或血清肌酐上升超过基础值的1.5倍，表现为氮质血症、水电解质和酸碱平衡紊乱及全身各系统症状，可伴有少尿或无尿。药物、急性感染、呕吐、腹泻、创伤、大手术等都可以引起急性肾损伤，而慢性肾脏病、心脑血管疾病和糖尿病等慢性疾病患者更容易发生。

一、急性肾损伤的常见原因

急性肾损伤有广义和狭义之分，广义急性肾损伤可分为肾前性、肾性和肾后性三类。狭义急性肾损伤仅指急性肾小管坏死，是急性肾损伤最常见类型，占75%～80%，通常由缺血或肾毒性因素所致。

（一）导致肾脏血供减少的各种因素

大出血、严重感染引起休克，烧伤、腹泻、呕吐、进食减少、大量腹水等造成的体内血容量减少，心功能不全等造成的供血不足引起的心输出量下降，恶性高血压、肾脏血管栓塞引起的血管闭塞等，均可导致急性肾损伤。

（二）毒素的作用

导致急性肾损伤的毒素包括外源性毒素（如生物毒素、化学毒素、抗菌药物、造影剂等）和内源性毒素（如血红蛋白、肌红蛋白等），均可引起急性肾小管坏死。

其他还包括急性间质性肾炎、肾毒性药物的使用、药物引起的间质性肾炎和血管炎、恶性高血压等造成的损伤。

（三）肾脏原发性或继发性疾病

如急性肾小球肾炎、血管炎、狼疮性肾炎、过敏性间质性肾炎等。

（四）尿路梗阻

如前列腺肥大、泌尿系统结石、肿瘤、尿潴留等。

二、老年性急性肾损伤病因

（一）高血压性肾血管改变

高血压可导致肾脏小动脉，尤其是肾小球动脉和肾小球毛细血管损害，加速肾小球硬化。

（二）糖尿病肾病

患糖尿病10~20年的患者约有50%发生临床糖尿病肾病，有5%~10%死于尿毒症。若患糖尿病的同时伴有高血压者则更容易引起糖尿病肾病。

（三）动脉硬化性肾血管改变

肾动脉粥样硬化是全身动脉硬化的一部分，肾动脉管腔阻塞不足50%，肾功能可无变化，随着阻塞程度增大，肾血流减少，肾脏释放肾素增加，可致血压增高。高胆固醇饮食可加速肾小球硬化。

（四）与年龄有关的下尿道变化

男性易发生前列腺肥大，严重者能引起梗阻性肾病。女性易出现骨盆松弛、尿失禁、尿路感染，影响肾功能。

（五）长期高蛋白饮食

食用食物蛋白超过每天推荐的补给量0.8g/kg，可导致肾小球高滤过和肾血流量增加，进入肾并沉积，最终出现肾小球硬化。限制蛋白饮食可减缓肾小球硬化的进程。

（六）药物性肾损害

药物引起的肾脏损害在老年患者中十分突出。随着年龄增长，药物的吸收、分布、代谢及排泄等均发生很大变化，使药物作用增强，作用时间延长，甚至在血药浓度较低的情况下也可出现毒副作用。滥用药物将通过以下途径损伤肾功能：①直接毒性作用。与药物浓度、剂量直接相关，如氨基糖苷类、镇痛剂等。②免疫反应。如青霉素类、福利平等引起的急性间质性肾炎、青霉胺致膜性肾病等。③梗阻性病变。如磺胺药的结晶尿、抗肿瘤药产生的尿酸结晶、过量维生素D引起的尿路结石等。④缺血性损害。如非类固醇抗炎药。

（七）其他因素

细菌或病毒引起的尿路感染均可加重中老年人肾的损害。心力衰竭、心肌梗死、大出血、呕吐、腹泻等所致低血压，滥用利尿剂导致肾灌注不足、肾缺血损伤，均会加剧中老年人肾功能的恶化。

 ## 三、造成肾功能损害的常见西药

（一）抗生素类

四环素族（四环素、土霉素、金霉素等）、呋喃类（呋喃旦丁、呋喃西林等）、磺胺类、头孢噻啶（先锋Ⅱ号）、萘啶酸、吡哌酸、诺氟沙星、链霉素、妥布霉素、头孢噻吩（先锋Ⅰ号）、头孢唑啉（先锋Ⅴ号）、羧苄西林、多黏菌素、青霉素G、氨苄西林、头孢氨苄（先锋Ⅳ）、头孢拉定（先锋Ⅵ）、林可霉素、立克菌星、两性霉素B等。

（二）非类固醇抗炎镇痛药

吲哚美辛、布洛芬、保泰松、吡罗昔康、阿司匹林、复方阿司匹林（APC）、非那西汀、安替比林、氨基比林、对乙酰氨基酚及甲氧萘酸等。

（三）肿瘤化疗药

顺铂、甲氨蝶呤、普卡霉素、丝裂霉素C、亚硝基脲类、5-氟尿嘧啶等。

（四）抗癫痫药

三甲双酮、苯妥英钠等。

（五）麻醉剂

乙醚、甲氧氟烷等。

（六）金属及络合剂

青霉胺、依他酸盐等。

（七）各种血管造影剂及其他药物

血管造影剂的使用会造成肾功能损害。其他药物如环孢霉素A、西咪替丁、别嘌呤醇、甘露醇等。由于药物种类繁多，加之商品名不断更新，因此在用药前必须认真阅读说明书。第一看其主要成分；第二看其排泄途径，如果主要由肾排泄，其肾毒性就大；第三看其禁忌证，如标有肾功能不全者禁用或慎用，用药前必须检查肾功能或咨询医生。

四、引起肾功能损害的常见中药

（一）植物类中药

1. 含生物碱类

近年发现雷公藤、草乌、蓖麻子、北豆根等及含上述中药的制剂有导致急性肾衰竭的风险，比如雷公藤片、昆明山海棠片等。

2. 含其他成分类

马兜铃、天仙藤、寻骨风、关木通等均含马兜铃酸，中毒可使肾小管坏死。含蛋白类的巴豆、苦楝子，含挥发油类的土荆芥，含皂苷类的土牛膝均可导致急性肾衰竭。

（二）动物类中药

最常见的是斑蝥。

（三）其他类

蜈蚣、蜂毒等。牛黄解毒片、安宫牛黄丸、蚂蚁丸、蛔虫丹等应慎用。

（四）矿物类中药

1. 含砷类

砒石、砒霜、雄黄、红矾，以及安宫牛黄丸、牛黄解毒片、牛黄清心丸、六神丸、砒枣散等含砷元素药物。

2. 含汞类

朱砂、辰砂、氯化汞、轻粉、红粉、银珠、水银等，以及安宫牛黄丸、牛黄清心丸、朱砂安神丸、天王补心丸、安神补脑丸、苏合香丸、人参再造丸、大活络丹等，均含有汞元素，包括红升丹、白降丹、左江丹等。

五、急性肾损伤的临床表现

（一）起始期

此期患者常遭受一些已知的病因，如低血压、缺血、脓毒血症和肾毒素等，但尚未发生明显的肾实质损伤，在此阶段是可预防的。

（二）维持期

又称少尿期。多数患者为7~14天，但也可短至几天，长至4~6周。肾小球滤过率保持在低水平。许多患者可出现少尿（每天尿量少于400mL）。但有些患者也可没有少尿，每天尿量在400mL以上，称为非少尿型急性肾衰竭，其病情大多较轻，预后较好。然而，不论尿量是否减少，随着肾功能减退，临床上均可出现尿毒症表现。

1. 急性肾衰竭的全身并发症

（1）消化系统症状　食欲减退、恶心、呕吐、腹胀、腹泻等，严重者可发生消化道出血。

（2）呼吸系统症状　除感染的并发症外，因过度容量负荷，还可出现呼吸困难、咳嗽、憋气、胸痛等症状。

（3）循环系统症状　多因尿少和未控制饮水，以致体液过多，出现高血压及心力衰竭、肺水肿表现；因毒素滞留、电解质紊乱、贫血及酸中毒引起各种心律失常及心肌病变。

（4）神经系统症状　出现意识障碍、躁动、谵妄、抽搐、昏迷等尿毒症脑病症状。

（5）血液系统症状　可有出血倾向及轻度贫血现象。

（6）感染　是急性肾衰竭另一个常见而严重的并发症。在急性肾衰竭同时或在疾病发展过程中还可合并多个脏器衰竭，此类患者病死率可高达70%。

2. 水、电解质和酸碱平衡紊乱

（1）代谢性酸中毒　主要因为肾排酸能力减低，常合并高分解代谢状态，使酸性产物明显增多。

（2）高钾血症　除肾排泄钾减少外，酸中毒、组织分解过快也是主要原因。严重创伤、烧伤等所致横纹肌溶解引起的急性肾衰竭，有时每天血钾可上升1.0mmol/L以上。

（3）低钠血症　主要由水潴留引起的稀释性低钠。此外，还可有低钙、高磷血症，但远不如慢性肾衰竭时明显。

（三）恢复期

肾小管细胞再生、修复，肾小管完整性恢复。肾小球滤过率逐渐恢复正常或接近正常范围。少尿型患者开始出现多尿表现，在不使用利尿剂的情况下，每天尿量可为3 000～5 000mL，通常持续1～3周，继而逐渐恢复。与肾小球滤过率相比，肾小管上皮细胞功能（溶质和水的重吸收）的恢复相对延迟，常需数月后才能恢复。少数患者可最终遗留不同程度的肾脏结构和功能缺陷。

 ## 六、急性肾损伤常用检查方法

（一）血液检查

可有轻度贫血、血肌酐和尿素氮进行性上升，血肌酐每天平均增加≥44.2μmol/L，高分解代谢者上升速度更快，每天平均增加≥176.8μmol/L。血清钾浓度升高，常高于5.5mmol/L。血pH常低于7.35。HCO_3^-浓度多低于20mmol/L。血清钠浓度正常或偏低。血钙降低，血磷升高。

血浆尿素氮（BUN）与肌酐（SCr）的比值正常为（10～15）：1（该比值因食物和检测方法而异）。肾前性少尿时由于肾小管功能未受损，低尿流速率导致肾小管重吸收尿素增加，使肾前性少尿时血浆BUN/SCr不成比例增加，可达20：1或更高。BUN/SCr比值增加应注意排除消化道出血及其他应激伴有的尿素氮产生增多的情况。急性肾小管坏死患者因肾小管重吸收尿素氮的能力下降，该比值小于（10～15）：1。

（二）尿液检查

尿蛋白多为±～+，常以小分子蛋白为主。尿沉渣检查：可见肾小管上皮细胞、上皮细胞管型和颗粒管型及少许红、白细胞等；尿比重降低且较固定，多在1.015以下，因肾小管重吸收功能损害，尿液不能浓缩所致；尿渗透浓度低于350mmol/L，尿与血渗透浓度之比低于1.1；尿钠含量增高，多在20～60mmol/L。应注意尿液指标检查须在输液、使用利尿药和高渗药物前进行，否则会影响检查结果。

（三）影像学检查

尿路超声显像对排除尿路梗阻很有帮助。必要时行CT等检查是否存在与压力相关的扩张，如有足够的理由怀疑由梗阻所致，可做逆行性或下行性肾盂造影。CT血管造影、MRI或放射性核素检查对检查血管有无阻塞有帮助，但要明确诊断仍需行肾血管造影。

（四）肾活检

在排除了肾前性及肾后性原因后，没有明确致病原因（肾缺血或肾毒素）的急性肾衰竭都有肾活检指征。活检结果可确定包括急性肾小球肾炎、系统性血管炎、急进性肾炎及急性过敏性间质性肾炎等肾脏疾病。

七、急性肾损伤的治疗

（一）纠正可逆的病因

早期干预治疗急性肾损伤首先要纠正可逆的病因。对于各种严重外伤、心力衰竭、急性失血等都应进行相关治疗，包括输血、等渗盐水扩容、处理血容量不足、休克和感染等，停用影响肾灌注或肾毒性的药物。

（二）维持体液平衡

每天补液量应为显性失液量加非显性失液量减内生水量。由于非显性失液量和内生水量估计常有困难，因此每天大致的进液量，可按前一天尿量加500mL计算。发热患者只要体重不增加可增加进液量。

在容量控制治疗中应用袢利尿剂可能会增加尿量，从而有助于清除体内过多的液体，但对已发生的、需透析的急性肾损伤患者的生存率和肾功能恢复无效。因此，当使用袢利尿剂后尿量不增加时，应停止使用以防止不良反应发生。

（三）饮食和营养

补充营养以维持机体的营养状况和正常代谢，有助于损伤细胞的修复和再生，提高存活率。急性肾损伤患者每天所需能量应为每千克体重147kJ（35kcal），主要由碳水化合物和脂肪供应；蛋白质的摄入量应限制为0.8g/（kg·d），对于有高分解代谢或营养不良以及接受透析的患者蛋白质摄入量可放宽。尽可能地减少钠、钾、氯的摄入量。不能自主进食的患者需静脉营养补充必需氨基酸及葡萄糖。

（四）高钾血症

血钾超过6.5mmol/L，心电图表现为QRS波增宽等明显变化时，应予以紧急处理，包括以下几方面。

（1）钙剂（10%葡萄糖酸钙10~20mL）稀释后静脉缓慢（5分钟）注射。

（2）11.2%乳酸钠或5%碳酸氢钠100~200mL静脉滴注，以纠正酸中毒并同时促进钾离子向细胞内流动。

（3）50%葡萄糖溶液50~100mL加普通胰岛素6~12U缓慢地静脉注射，可促进糖原合成，使钾离子向细胞内移动。

（4）口服离子交换（降钾）树脂。

以上措施无效或为高分解代谢型肾小管损伤的高钾血症患者，透析是最有效的治疗方法。

（五）代谢性酸中毒

应及时治疗，如HCO_3^-低于15mmol/L，可选用5%碳酸氢钠100~250mL静脉滴注。对于严重酸中毒患者，应立即开始透析。

（六）感染

感染是常见并发症，也是死亡的主要原因之一。应尽早使用抗生素。根据细菌培养和药物敏感试验选用对肾无毒性或毒性低的药物，并按肌酐清除率调整用药剂量。

（七）对脓毒血症合并急性肾衰竭患者的一些干预性治疗

包括针对存在血管内皮细胞损伤的治疗，肾小球内微血栓的抗凝；维持平均动脉血压≥65mmHg；维持血细胞比容≥30%；严格控制血糖；对脓毒血症难治性休克患者适度应用糖皮质激素及尽可能缩短机械通气时间，均为降低脓毒血症急性肾损伤死亡率的治疗措施。

（八）透析疗法

明显的尿毒症综合征，包括心包炎和严重脑病、高钾血症、严重代谢性酸中毒、容量负荷过重对利尿药治疗无效者都是透析治疗指征。对非高分解型、尿量不少的患者，可试行内科综合治疗。重症患者倾向于早期进行透析，其优点是：①对容量负荷过重者可清除体内过多的水分。②清除尿毒症毒素。③纠正高钾血症和代谢性酸中毒以稳定机体的内环境。④有助于液体、热量、蛋白质及其他营养物质的摄入。⑤有利于肾损伤细胞的修复和再生。

急性肾损伤的透析治疗可选择腹膜透析（peritoneal dialysis，PD）、间歇性血液透析（intermittent hemodialysis，IHD）或连续性肾脏替代治疗（continuous renal replacement therapy，CRRT）。

腹膜透析无须抗凝，也很少发生心血管并发症，适合于血流动力学不稳定的患者，但其透析效率较低，且有发生腹膜炎的危险，重症急性肾损伤已少采用。

间歇性血液透析的优点是代谢废物的清除率高、治疗时间短，但易有心血管功能不稳定和症状性低血压，且需要应用抗凝药，对有出血倾向的患者有增加治疗的风险。

连续性肾脏替代治疗包括连续性动静脉血液滤过和连续性静静脉血液滤过等一系列方法，适用于多器官功能衰竭患者，促进血流动力学稳定，每天可清除10～14L水或更多，保证了静脉内高营养。但要注意监护，注意肝素用量。血流动力学不稳定的患者使用CRRT较为安全。

（九）多尿的治疗

多尿开始时，由于肾小球滤过率尚未恢复，肾小管的浓缩功能仍较差，治疗仍应维持水、电解质和酸碱平衡，控制氮质血症和防止各种并发症。已施行透析的患者，仍应继续透析。多尿期1周左右可见血肌酐和尿素氮水平逐渐降至正常范围，饮食中蛋白质摄入量可逐渐增加，并逐渐减少透析频率直至停止透析。

（十）恢复期的治疗

一般无须特殊处理，定期随访肾功能，避免使用对肾有损害的药物。

八、老年人用药注意事项

对于同一药物、同样剂量，60岁以上老年人的药物不良反应是青年人的2～3倍，80岁以上的老年人有1/4出现药物不良反应。由于老年人肾小球滤过率下降，使肾小管更易受到药毒性的急性损害，合理用药对保护老年人的肾功能极为重要。

首先，肾功能不全者在用药方面更要注意，要详细阅读药物说明书，药物说明书上注明的慎用或禁用的药物，一定要严格执行。60%的药物是经过肾脏排泄的，肾功能不全者要选择主要通过肝脏代谢的药物，某些情况下必须应用时，要在医生指导下应用。

其次，20%以上的药物副作用都与合并应用多种药而发生相互作用有关。因此，要针对主要疾病用药，将用药种类减少到最低水平，仅开具必需的药。研究表明，同时应用1～5种药物的患者，其不良反应发生率为18.6%，5种以上药物并用者，不良反应发生率增至81.4%。

最后，老年人用药应细致观察，及时发现药物的副作用。如用利尿剂的老年人易发生低钠血症或低钾血症，表现为头晕乏力、直立性低血压，利尿剂还可加重高尿酸血症，引起痛风发作。因此，老年人使用利尿剂时，要定期监测电解质和肾功能。又如许多药物（磺胺类、青霉素类，尤其是半合成青霉素等）可致急性过敏性间质性肾炎，在用药过程中，应密切注意患者有无发热、皮疹、尿血和血中有无嗜酸粒细胞增多等表现，一旦发现，应立即停药，给予相应的处理。药物过敏出现皮疹的患者，以及因皮疹而到皮肤科就诊的患者，一定要警惕继发性肾病。

总之，要充分认识老年人肾脏的特点，积极保护肾功能，不断提高用药的有效性、安全性，以延长生命。

 ## 九、急性肾损伤的预防

（一）有病勿乱吃药

老年人有感冒、发热、头痛、呕吐、腹痛、腹泻等症状时，应当到正规医院就诊，在医生指导下进行治疗。

（二）服药后出现不适尽快求医

如用药后出现全身皮疹、发热、皮肤发痒、尿色发红等症状时，要立即停用该药，并及时就诊。

（三）慎用伤肾药

因治疗疾病的需要使用可能对肾脏有损害的药物时（如庆大霉素、阿米卡星、万古霉素等），要定时复查肾功能，监测尿量的变化。

（四）出现少尿必查因

当出现少尿时要查明原因，并适当限制水分和盐的摄入，避免出现心力衰竭、肺水肿等严重并发症。

（五）健康体检应查肾

无论高危人群或普通人群，每年定期接受尿常规、肾功能和肾超声等肾脏检查。一旦诊断患有肾脏疾病，应该在医护人员的指导下积极、合理地治疗，力争治疗达标，避免滥用药物。

（六）坚持健康的生活方式

每天适当饮水；饮食清淡、少盐；戒烟，避免酗酒；适当锻炼，维持合适体重；积极防治各种感染；保持乐观的生活态度，坚信肾病可防可治。

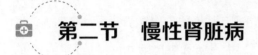 第二节　慢性肾脏病

各种原因引起的慢性肾脏结构和功能障碍（肾脏损伤病史＞3个月），包括肾小球滤过率（GFR）正常和不正常的病理损伤、血液或尿液成分异常，以及影像学检查异常，或不明原因的肾小球滤过率下降（GFR＜60mL/min）超过3个月，称为慢性肾脏病（chronic kidney diseases，CKD）。而广义的慢性肾衰竭（chronic renal failure，CRF）则是指慢性肾脏病引起的肾小球滤过率下降及与此相关的代谢紊乱和临床症状组成的综合征，简称慢性肾衰竭。正常人的GFR为125mL/min。按照肾小球滤过率的水平，慢性肾脏病可分为5期（表3）。

表3　分期描述肾小球滤过率

分期	表现
1期	肾脏损伤，GFR正常或增加≥90mL/min
2期	肾脏损伤，GFR轻度下降60～89mL/min
3期	GFR中度下降30～59mL/min
4期	GFR重度下降15～29mL/min
5期	肾衰竭，GFR＜15mL/min

该分期方法将GFR正常（≥90mL/min）的肾病视为1期CKD，其目的是加强对早期CKD的认知和CRF的早期防治；同时将终末期肾脏病（end stage renal disease，ESRD）的诊断放宽到GFR＜15mL/min，对晚期CRF的及时诊治有所帮助。显然，CKD和CRF的含义上有相当大的重叠，前者范围更广，而后者则主要代表CKD患者中GFR下降的那一部分群体。

慢性肾脏病的防治已经成为世界各国所面临的重要公共卫生问题之一。

据有关发达国家统计，近30年来慢性肾病的患病率有上升趋势。据有关统计，美国成年人（总数约2亿）慢性肾脏病的患病率高达10.9%。据我国部分报告，慢性肾脏病的患病率为8%～10%，其确切患病率尚待进一步调查。近20年来慢性肾衰竭在人类主要死亡原因中占第五位至第九位，是人类生存的重要威胁之一。

 一、慢性肾脏病的病因

慢性肾脏病的病因主要有糖尿病、高血压病、肾小动脉硬化、原发性与继发性肾小球肾炎、肾小管间质病变（慢性肾盂肾炎、慢性尿酸性肾病、梗阻性肾病、药物性肾病等）、肾血管病变、遗传性肾病（如多囊肾、遗传性肾炎）等。

在一些发达国家，慢性肾脏病的主要病因是糖尿病和高血压病，约为2/3。在我国，糖尿病和高血压病所导致的慢性肾脏病也在逐年增加，目前最常见的病因还是各种原发性肾小球疾病。

 二、慢性肾脏病的常见发病人群

（1）老年人　随着年龄的增加，肾单位数目减少、体积缩小，肾小球和肾小管细胞均出现退行性变，肾皮质和肾髓质萎缩，使老年人肾脏的抗病能力大大下降，对药物也更加敏感。同时，动脉硬化也是肾功能损害改变的重要原因。

（2）高血压病患者　肾脏是血压调节的重要脏器，长期高血压也会造成肾脏损害，会逐渐出现夜尿增多和尿微量蛋白逐渐增加等肾功能减退的症状；同时，肾脏对血压的调节失灵，血压更高，出现"恶性循环"。

反过来肾脏疾病可导致高血压病，即继发性高血压，也称为肾性高血压。糖尿病性肾病、慢性肾盂肾炎、多囊肾和肾移植后等多种肾脏病变引起的高血压，是最常见的继发性高血压。

（3）高脂血症患者　高血脂不仅造成心血管（冠状动脉）的硬化，引起冠心病，同样也会影响肾血管（肾动脉），使肾动脉硬化，造成供血不足引起肾病。

（4）糖尿病患者 患糖尿病10年以上者，有半数患者会发展为慢性肾脏疾病，称为糖尿病肾病，是糖尿病患者主要慢性并发症之一。早期糖尿病肾病多无症状，如能积极控制高血压及高血糖，结合多种药物联合治疗，配合运动、健康饮食，可以阻断病情的进展，病变有望好转。

（5）高尿酸血症患者 尿酸是人体内嘌呤代谢的最终产物，主要通过肾脏排泄。尿酸排泄障碍引起高尿酸血症，则首先损伤肾脏，导致肾实质性病变和尿酸石形成，出现腰痛、少量蛋白尿、轻度浮肿、高血压、多尿等；病情常缓慢发展而导致肾功能不全。此外，尿酸结晶若沉积在肾脏，则导致痛风性肾炎和尿酸性结石病等。

（6）自行乱吃药者。

（7）亲属中有慢性肾脏病的人 有调查发现，家庭成员中有肾脏病史者，患肾脏病的概率要升高5～8倍。

（8）自身免疫性疾病患者 自身免疫性疾病主要是系统性红斑狼疮、类风湿性关节炎、强直性脊柱炎和血管炎等，都会引起肾脏病，多见于年轻女性。

（9）患特定疾病的人

1）病毒性肝炎患者 肝炎病毒除引起病毒性肝炎外，还可引起肾脏病，医学称为"肝炎病毒相关性肾炎"。

2）心脏病和肾脏病相互影响 肾病会使心脏疾病恶化，而心脏隐患也会以肾病发作表现出来。

3）感冒 感冒病毒侵入人体后，人体免疫机制识别这些外来物（医学上称为抗原或半抗原），动员防御体系（免疫系统）产生抗体，当抗体与抗原结合则形成免疫复合物。这时虽然可以消灭外来抗原（病毒或细菌），但形成的免疫复合物也会随着血液到达肾脏，沉积于肾组织，诱发炎症反应，引起肾炎。当然不仅感冒可以引起肾炎，其他如扁桃体炎、腹泻、皮肤脓肿等各种感染，皆可通过上述机制引起肾炎。

4）尿路感染　病原菌经由尿道上行至膀胱，甚至输尿管、肾盂引起感染。中老年人由于基础病较多，肾功能更易受损。典型尿路感染表现是尿频、尿急、尿痛，小便混浊有腐败气味。全身症状有寒战、发热、头痛、恶心或急性腹痛。

三、慢性肾脏病的常见症状及合并症

（一）水、电解质代谢紊乱

1. 代谢性酸中毒

部分患者由于肾小管分泌氢离子障碍或肾小管HCO_3^-的重吸收能力下降，或因肾衰竭时代谢产物（如磷酸、硫酸等酸性物质）因肾的排泄障碍而潴留导致酸中毒。多数患者能耐受轻度慢性酸中毒，但若动脉血HCO_3^-<15mmol/L，则可有较明显症状，如食欲不振、呕吐、虚弱无力、呼吸深长等。上述症状可能与酸中毒时体内多种酶的活性受抑制有关。

2. 水钠代谢紊乱

主要表现为水钠潴留，有时也可表现为低血容量和低钠血症。肾功能不全时，肾脏对钠负荷过多或容量过多的适应能力逐渐下降。水钠潴留可表现为不同程度的皮下水肿和（或）体腔积液，此时易出现血压升高、左心室功能不全和脑水肿。低血容量主要表现为低血压和脱水。低钠血症的原因，既可因缺钠引起（真性低钠血症），也可因水过多或其他因素引起（假性低钠血症），而以后者更为多见，两者临床情况与处理完全不同，故应注意鉴别。

3. 钾代谢紊乱

当GFR降至20mL/min或更低时，肾脏排钾能力逐渐下降，此时易于出现高钾血症；尤其当钾摄入过多、酸中毒、感染、创伤、消化道出血等情况发生时，更易出现高钾血症。严重高钾血症（血清钾>6.5mmol/L）有一定危险，需及时治疗抢救。有时由于钾摄入不足、胃肠道丢失过多、应用排钾利尿剂等因素，也可出现低钾血症。

4. 钙磷代谢紊乱

主要表现为钙缺乏和磷过多。钙缺乏主要与钙摄入不足、活性维生素D缺乏、高磷血症、代谢性酸中毒等多种因素有关，明显钙缺乏时可出现低钙血症。血磷浓度由肠道对磷的吸收及肾的排泄来调节。当肾小球滤过率下降、尿内排出减少，血磷浓度逐渐升高。血磷浓度高会与血钙结合成磷酸钙沉积于软组织，使血钙降低，并抑制近曲小管产生1, 25-二羟维生素D_3骨化三醇，刺激甲状旁腺激素（PTH）升高。在肾衰竭的早期，血钙、磷仍能维持在正常范围，且通常不引起临床症状。低钙血症、高磷血症、活性维生素D缺乏等可诱发继发性甲状旁腺功能亢进和肾性骨营养不良。

5. 镁代谢紊乱

当GFR＜20mL/min时，由于肾排镁减少，常有轻度高镁血症。患者常无任何症状。然而，仍不宜使用含镁的药物，如含镁的抗酸药、泻药等。低镁血症偶尔也会出现，与镁摄入不足或过多应用利尿剂有关。

（二）蛋白质、糖类、脂肪和维生素的代谢紊乱

慢性肾衰竭患者蛋白质代谢紊乱一般表现为蛋白质代谢产物蓄积（氮质血症），也可有血清白蛋白水平下降、血浆和组织必需氨基酸水平下降等。上述代谢紊乱主要与蛋白质分解增多和（或）合成减少、负氮平衡、肾脏排出障碍等因素有关。

糖代谢异常主要表现为糖耐量降低和低血糖症两种情况，前者多见，后者少见。糖耐量降低主要与胰高血糖素升高、胰岛素受体障碍等因素有关，可表现为空腹血糖水平或餐后血糖水平升高，但一般较少出现自觉症状。

慢性肾衰竭患者中高脂血症很常见。其中多数患者表现为轻到中度高甘油三酯血症，少数患者表现为轻度高胆固醇血症，或二者兼有；有些患者血浆极低密度脂蛋白、脂蛋白a水平升高，高密度脂蛋白水平降低。

慢性肾衰竭患者维生素代谢紊乱相当常见，如血清维生素A水平增高、维生素B_6及叶酸缺失等，常与饮食摄入不足或某些酶活性下降有关。

（三）心血管系统表现

心血管病变是慢性肾脏病患者的主要并发症之一，也是最常见的死因。尤其是进入终末期肾病阶段，死亡率则进一步增高（占尿毒症死因的45%~60%）。

1. **高血压和左心室肥厚**

水钠潴留、肾素-血管紧张素增高和/或某些舒张血管的因子不足可引起高血压。高血压可引起动脉粥样硬化、左心室肥厚和心力衰竭。肾性贫血和长期血液透析用的动静脉内瘘，会引起心高搏出量状态，加重左心室负荷和左心室肥厚。

2. **心力衰竭**

心力衰竭是尿毒症患者最常见的死亡原因。随着肾功能的不断恶化，心力衰竭的患病率明显增加，至尿毒症期可达70%。其原因大多与水钠潴留、高血压及尿毒症心肌病变有关。急性左心衰竭时可出现阵发性呼吸困难、端坐呼吸、肺水肿等肺循环淤血症状，但一般无明显发绀存在。

3. **尿毒症性心肌病**

尿毒症性心肌病可能与代谢废物的潴留和贫血等因素有关。各种心律失常的出现，与心肌损伤、缺氧、电解质紊乱、尿毒症毒素蓄积等因素有关。

4. **心包病变**

心包积液在慢性肾衰竭患者中相当常见，其多与尿毒症毒素蓄积、低蛋白血症、心力衰竭等因素有关，少数情况下也可能与感染、出血等因素有关。轻者可无症状，重者则可有心音低钝、遥远，少数情况下还可有心包填塞。心包炎可分为尿毒症性和透析相关性，前者已较少见，后者的临床表现与一般心包炎相似，唯心包积液多为血性。

5. **动脉粥样硬化**

由于高磷血症、钙分布异常和血管保护性蛋白（如胎球蛋白A）缺乏而引起的血管钙化，在心血管病变中亦起着重要作用。动脉粥样硬化往往进展迅速，血液透析患者的病变程度比透析前为重。除冠状动脉外，脑动脉和全身周围动脉亦同样发生动脉粥样硬化和钙化。

（四）呼吸系统症状

体液过多或酸中毒时均可出现气短、气促，严重酸中毒可致呼吸深长。体液过多、心功能不全可引起肺水肿或胸腔积液。由尿毒症毒素诱发的肺泡毛细血管渗透性增加，肺充血可引起"尿毒症肺水肿"，此时肺部X线检查可出现"蝴蝶翼"征，及时利尿或透析可迅速改善上述症状。

（五）胃肠道症状

主要表现为食欲不振、恶心、呕吐、口腔有尿味。消化道出血也较常见，其发生率比正常人明显增高，多是由于胃黏膜糜烂或消化性溃疡，尤以前者最常见。

（六）血液系统表现

慢性肾衰竭患者血液系统异常主要表现为肾性贫血和出血倾向。大多数患者一般均有轻中度贫血，其原因主要是红细胞生成素缺乏，故称为肾性贫血；如同时伴有缺铁、营养不良、出血等因素，可加重贫血程度。晚期慢性肾衰竭患者有出血倾向，其原因多与血小板功能降低有关，部分晚期慢性肾衰竭患者也可有凝血因子Ⅷ缺乏。有轻度出血倾向者可出现皮下或黏膜出血点、瘀斑，重者则可发生消化道出血、脑出血等。

（七）神经肌肉系统症状

早期症状可有疲乏、失眠、注意力不集中等。其后会出现性格改变、抑郁、记忆力减退、判断力降低。尿毒症时常有反应淡漠、谵妄、惊厥、幻觉、昏迷、精神异常等。周围神经病变也很常见，感觉神经障碍更为显著，最常见的是肢端袜套样分布的感觉丧失，也可有肢体麻木、烧灼感或疼痛感、深反射迟钝或消失，并可有神经肌肉兴奋性增加，如肌肉震颤、痉挛、不宁腿综合征，以及肌萎缩、肌无力等。初次透析患者可发生透析失衡综合征，主要是血尿素氮等物质降低过快，导致细胞内液与外液间渗透压失衡，引起颅内压增加和脑水肿所致，出现恶心、呕吐、头痛，重者可出现惊厥。长期血液透析患者有时会发生"透析性痴呆"，与透析用水铝含量过多而致铝中毒有关。

（八）内分泌功能紊乱

主要表现有：①肾脏本身内分泌功能紊乱，如1，25-二羟维生素D_3、红细胞生成素不足和肾内肾素-血管紧张素Ⅱ过多。②下丘脑-垂体内分泌功能紊乱，如泌乳素、促黑色素激素（MSH）、促黄体生成激素（FSH）、促卵泡激素（LH）、促肾上腺皮质激素（ACTH）等水平增高。③外周内分泌腺功能紊乱。大多数患者均有继发性甲状旁腺功能亢进症（血PTH升高），部分患者（约25%）有轻度甲状腺素水平降低。④其他，如胰岛素受体障碍、性腺功能减退等也相当常见。

（九）骨骼病变

肾性骨营养不良（即肾性骨病）相当常见，包括纤维囊性骨炎（高转化性骨病）、骨生成不良、骨软化症（低转化性骨病）及骨质疏松症。在透析前患者中骨骼X线发现异常者约35%，而出现骨痛、行走不便和自发性骨折相当少见（低于10%）。而骨活体组织检查（骨活检）约90%可发现异常，故早期诊断要靠骨活检。

四、慢性肾衰竭的临床诊断

当疑诊为CKD时，应注意询问有无高血压病、糖尿病、高尿酸血症、异常脂质血症等病史，尿检异常史，可能影响肾脏功能的药物应用史，有无肾脏、肾结石、尿道手术史，以及CKD的家族史。体格检查包括卧立位双上肢血压的测定，寻找可能提示CKD相关的表现，如外周水肿等。

（一）分期

根据GFR下降的程度可将CKD分为5期。GFR与白蛋白尿为评估肾脏功能损伤所必需。通常情况下GFR受血清肌酐水平、年龄、体重、性别、种族等因素影响，血清肌酐则与肾脏排泄及体内产生情况密切相关，后者往往由肌肉成分及肉类摄入情况决定。目前通行采用各种eGFR公式，用以评估不同种族、人群的肾功能，MDRD改良及CKD-EPI公式用得较多。由于血清肌酐评估肾功能的不足，检测血清胱抑素C单用或联合血清肌酐用于eGFR的评估在临床上越来越多。

（二）其他实验室检查

血液生化检查包括钠、钾、氯、碳酸盐、钙、磷、尿酸、PTH、碱性磷酸酶等，评估水电解质酸碱状况、CKD相关的骨病；糖尿病患者需监测血糖及糖化血红蛋白水平等。随着CKD进展加重，需注意评估及监测红细胞比容（Hct）和/或血红蛋白（Hb）水平。当血清铁水平偏低，血清铁蛋白浓度低于200ng/mL，以及转铁蛋白饱和度（TSAT）低于20%时提示铁缺乏。

尿液镜检很重要，红细胞管型往往提示肾小球肾炎，尿白细胞及细颗粒或粗颗粒管型多提示间质性肾炎，尿嗜酸性细胞阳性多提示药物反应导致的肾脏间质损伤。微量白蛋白尿定义为24小时尿白蛋白30~300mg，或一次性尿白蛋白/肌酐为2.5~25mg/mmol（男性）和3.5~35mg/mmol（女性）。尿白蛋白排泄率超过微量白蛋白尿水平称为白蛋白尿，反映早期肾脏病变的存在，是糖尿病肾脏病变最早期的临床证据及筛选早期糖尿病肾病的指标之一。

（三）影像学检查

早期影像学评估应包括肾脏及膀胱的超声检查以排除尿路梗阻。彩超对肾病诊断的价值在于肾脏彩超直观性好，再现性强，记录方便，无损伤，在肾功能不好时也无禁忌。主要用于：①确定肾脏的大小。可帮助鉴别疾病是急性还是慢性。肾脏体积增大常见于多囊肾、巨大肾囊肿、梗阻性肾病伴发肾盂积水及各种急性和亚急性肾小球疾病。肾脏体积缩小则常见于慢性肾炎所致的慢性肾功能不全。②测定肾脏的位置。有助于发现下垂及游走肾、异位肾。③区分肾肿块性质。区分肾肿块是囊性还是实性。肾脏体积增大提示糖尿病、HIV相关肾病或浸润性疾病（如淀粉样变性）可能；肾脏体积缩小，尤其是肾皮质萎缩，提示慢性肾小球或间质性肾炎；若双侧肾脏大小不一，尤其是高血压患者，应考虑肾动脉硬化可能。

腹部X线检查对肾病诊断价值在于：①了解肾脏的大小。正常成人腹部X

线片显示肾脏的长径为11~12cm，左肾略长于右肾。肾脏的宽度约为长度的1/2。观察双侧肾影时，要注意是否对称，如果双肾长度相差＞15cm，则为异常。②观察肾脏的轮廓。肾脏外形一般是平滑的，外形不正常时，应考虑肾肿瘤、多囊肾的可能。③发现尿路结石。90%以上的尿路结石在腹部X线片上能显示。有些X线片上显示的肾小盏小结石，或过薄小的磷酸酶结石，用断层照片可得到证实。④发现血管钙化。这可能是腹主动瘤或肾动脉瘤的象征。⑤发现肾钙质沉着症。见于肾小管性酸中毒、海绵肾、肾结核等。

五、慢性肾脏病的临床治疗

（一）营养治疗

1. 高热量、优质低蛋白饮食

有水肿、高血压者，应控制水和钠摄入量，如无肾衰或氮质血症，要摄入适量蛋白［0.6~0.8g/（kg·d）］和足够热量［30~35kcal/（kg·d）］；尽可能供应优质低蛋白（总蛋白量少，提供热量高）。患者每天磷摄入量一般应小于800mg；对严重高磷血症患者，还应同时给予磷结合剂。患者饮食中动物蛋白与植物蛋白（包括大豆蛋白）应保持合理比例，一般两者各占50%；对蛋白摄入量限制较严格［0.4~0.6g/（kg·d）］的患者，动物蛋白可占50%~60%，以增加必需氨基酸的摄入比例，以使低蛋白饮食的氮得到充分的利用，减少蛋白分解和体内蛋白库的消耗。

2. 补充对肾脏有益的营养物质

如维生素A、维生素E、维生素B和锌、硒、钙等微量元素及膳食纤维，这些维生素及微量元素对肾脏黏膜有保护作用，可以促进脂类代谢和毒素排泄，减轻肾脏的负担，间接保护肾脏。

（二）原发病和诱因的治疗

对于初次诊断的CKD患者，必须积极重视原发病的诊断和治疗，同时应积极寻找肾功能不全加重的各种诱发因素，予以合理纠正。如：高血压、糖尿病肾病患者应及时控制血压、血糖，延缓肾脏病变的进展；动脉粥样硬化引起的肾动脉狭窄，通过介入等方法解除狭窄，可以稳定肾脏功能；对于梗阻性肾病，及时解除泌尿系梗阻是防止肾功能恶化的关键。

（三）药物治疗

1. 纠正酸中毒和水、电解质紊乱

（1）纠正代谢性酸中毒　代谢性酸中毒的处理，主要为口服或静脉滴注碳酸氢钠（$NaHCO_3$）。对有明显心力衰竭的患者，要防止$NaHCO_3$输入量过多，输入速度宜慢，以免加重心脏负荷。也可根据患者情况同时口服或注射呋塞米，每天20～200mg，以增加尿量，防止钠潴留。

（2）水钠紊乱的防治　为防止出现水钠潴留，需适当限制钠的摄入量，一般氯化钠（NaCl）每天摄入量应不超过6～8g。有明显水肿、高血压者，钠摄入量一般每天2～3g（NaCl每天的摄入量为5～7g），个别严重病例钠摄入量可限制为每天1～2g（NaCl 2.5～5g）。也可根据需要应用袢利尿剂（呋塞米、布美他尼等），呋塞米每次使用20～200mg，每天2～3次，噻嗪类利尿剂及潴钾利尿剂对CRF患者（Scr＞220μmol/L）不宜应用，因此时疗效甚差。对严重肺水肿急性左心衰竭者，需及时给予血液透析或持续性血液滤过，以免延误治疗时机。慢性肾衰竭患者出现轻中度低钠血症时，应分析其不同原因，只对真性缺钠者谨慎地补充钠盐。对严重缺钠的低钠血症者，也应有步骤地逐渐纠正低钠状态。

（3）高钾血症的防治　首先应积极预防高钾血症的发生。当GFR＜25mL/min（或Scr＞353.6μmol/L）时，即应适当限制钾的摄入。当GFR＜10mL/min或血清钾水平＞5.5mmol/L时，则应更严格地限制钾的摄入。对已有高钾血症的患者，还应采取更积极的措施：①积极纠正酸中毒，除口服碳酸氢钠外，必要时（血钾＞6mmol/L）可静脉给予（静脉滴注或静脉注射）碳酸氢钠10～25g，根据病情需要4～6小时后还可重复给予。②给予袢利尿剂，静脉或肌内注射呋塞米40～80mg（或布美他尼2～4mg），必要时将剂量增至100～200mg/次，静脉注射。③应用葡萄糖–胰岛素溶液输入（葡萄糖4～6g中，加胰岛素1U）。④口服聚磺苯乙烯，一般5～20g/次，每天3次，增加肠道钾排出。其中以聚苯乙烯磺酸钙更为适用，因为其在离子交换过程中只释放出钙，不释放出钠，不致增加钠负荷。⑤对严重高钾血症（血钾＞6.5mmol/L），且伴有少尿、利尿效果欠佳者，应及时给予血液透析治疗。

2. 高血压病的治疗

对高血压病进行及时、合理的治疗，不仅是为了控制高血压的某些症状，而且是为了积极主动地保护靶器官（心、肾、脑等）。血管紧张素转化酶抑制剂（ACEI）、血管紧张素Ⅱ受体阻滞剂（ARB）、钙通道阻滞剂（CCB）、袢利尿剂、β受体阻滞剂、血管扩张剂等均可应用，以ACEI、ARB、CCB的应用较为广泛。ACEI及ARB有使钾升高及一过性血肌酐升高的作用，在选用和应用过程中，应注意检测相关指标。透析前慢性肾衰竭患者的血压应低于130/80mmHg，但维持透析患者血压一般不超过140/90mmHg。

3. 贫血的治疗

如排除失血等因素，Hb＜100g/L或Hct＜30％，即可开始应用重组人红细胞生成素治疗。一般开始用量为每周80～120U/kg，分2～3次注射（或2 000～3 000U/次，每周2～3次），皮下或静脉注射，以皮下注射更为理想，既可达到较好疗效，又可节约1/4～1/3用量。对透析前慢性肾衰竭患者来说，目前趋向于小剂量疗法（2 000～3 000U/次，每周1～2次），疗效佳，副作用小。直至Hb上升至120g/L（女）或130g/L（男）或Hct上升至33％，视为达标，如Hb＞130g/L，宜谨慎观察。在维持达标的前提下，每个月调整用量1次，适当减少红细胞生成素（EPO）的用量。个别透析患者使用重组人红细胞生成素的剂量可能需有所增加（3 000～4 000U/次，每周3次），但不应盲目单纯加大剂量，而应当首先分析影响重组人红细胞生成素疗效的原因，有针对性地调整治疗方案。影响重组人红细胞生成素疗效的主要原因是功能性缺铁。因此，在应用重组人红细胞生成素时，应同时重视补充铁剂。口服铁剂主要有琥珀酸亚铁、硫酸亚铁等。部分透析患者口服铁剂吸收较差，故常需要经静脉途径补充铁，其中氢氧化铁蔗糖复合物（蔗糖铁）的安全性、有效性较好。

4. 低钙血症、高磷血症和肾性骨病的治疗

当GFR低于30mL/min时，除限制磷摄入外，可应用磷结合剂口服，以碳酸钙较好。碳酸钙口服一般0.5～2g/次，每天3次，餐中服用。对明显高磷血症［血磷＞7mg/dL（2.26mmol/L）］或血清钙、磷乘积＞65mg/dL者，则应暂停应用钙剂，以防转移性钙化的加重。此时可短期服用氢氧化铝制剂（10～30mL/次，每天3次），待钙、磷乘积＜65mg/dL时，再服用钙剂。对明显低钙血症患者，可口服1,25-二羟维生素D_3（骨化三醇），0.25μg/d，连服2～4周；如血钙和症状无改善，可将用量增加至0.5μg/d，对血钙不低者，则宜隔日口服0.25μg。凡口服骨化三醇患者，治疗中均需要监测血钙、磷、PTH浓度，使透析前患者血全段甲状旁腺激素保持在35～110pg/mL（正常参考值为10～65pg/mL）；使透析患者血钙、磷乘积尽量接近目标值的低限（＜55mg/dL或＜4.52mmol/L），血PTH保持在150～300pg/mL，以防止生成不良性骨病。对已生成不良性骨病的患者，不宜应用骨化三醇或其类似物。

5. 防治感染

平时应注意防止感冒，预防各种病原体的感染。抗生素的选择和应用原则，与一般感染相同，唯剂量要调整。在疗效相近的情况下，应选用肾毒性最小的药物。

6. 高脂血症的治疗

透析前慢性肾衰竭患者与一般高脂血症患者治疗原则相同，应积极治疗。但对维持透析患者，高脂血症的标准宜放宽，血胆固醇水平保持在6.5～7.8mmol/L（250～300mg/dL），血甘油三酯水平保持在1.7～2.3mmol/L（150～200mg/dL）为好。

7. 口服吸附疗法和导泻疗法

口服氧化淀粉或活性炭制剂、口服大黄制剂或甘露醇（导泻疗法）等，均是应用胃肠道途径增加尿毒症毒素的排出。这些疗法主要应用于透析前慢性肾衰竭患者，对减轻患者氮质血症起到一定的辅助作用，但不能依赖这些疗法作为治疗的主要手段。

8. 其他

（1）控制血糖　对于糖尿病肾病而言，高血糖是引起肾衰竭发生和进展的根本原因，所以有效控制血糖是预防糖尿病肾衰竭的首要措施。患者空腹血糖、餐后血糖及糖化血红蛋白的目标值应分别控制在6mmol/L、8mmol/L及7%以下。但对于肾功能已出现明显损害的糖尿病患者，应注意选用对肾脏无损害或不经肾脏排泄的降糖药（如胰岛素、阿卡波糖、格列喹酮等）。糖尿病肾衰竭患者随着GFR不断下降，必须相应调整胰岛素用量，一般应逐渐减少。

（2）高尿酸血症　通常不需药物治疗，如有痛风，则予以别嘌醇0.1g/次，每天口服1～2次。

（3）控制皮肤瘙痒　口服抗组胺药物，控制高磷血症及强化透析，对部分患者有效。

（4）控制蛋白尿　尿中出现蛋白不仅是肾脏损伤的标志，还是肾衰竭进展的独立危险因素。持续存在的中等量以上蛋白尿，可加重肾脏损伤，而降低蛋白尿则可减缓肾衰竭进展。目前降低尿蛋白最有效的药物也是ACEI及ARB两大类药，这两类药降蛋白尿的作用优于其他药，而且用药越久，则护肾效果越好。当患者有明显呕吐、腹泻、脱水、过度利尿等血容量不足的症状时，应暂停用药。

9. 并发症治疗

疾病进程中可出现血液、心血管、内分泌、呼吸、骨骼等多系统并发症，需要及时治疗。需要指出的是，慢性肾脏病患者只要治疗得当，常可在发病数年乃至数十年仍保持较稳定的肾功能，其关键是要做好生活起居饮食的调节，重视对残余肾功能的保护。

（四）尿毒症的替代治疗

包括透析治疗与肾移植。透析包括血液透析（简称血透）和腹膜透析（简称腹透），两者的疗效相近，但各有其优缺点，在临床应用上可互为补充。

1. 透析的指征

当血清肌酐＞707μmol/L，或血清尿素氮接近30mmol/L，或血钾＞

6.5mmol/L就应开始透析治疗。即使血清肌酐、尿素氮或血钾未达到上述水平，若有肾脏以外的脏器功能不良或存在各种尿毒症合并症较重或合并高血压、糖尿病等基础疾病，则应尽早开始透析治疗，以提高后期生活质量。而如果肾功能恶化速度缓慢、饮食控制良好、尿毒症症状不明显、血压控制稳定、没有明显心血管并发症和贫血、甲状旁腺功能亢进症经药物治疗能得以控制，则可以继续非透析治疗，不必急于开始透析。因此，透析治疗的时机并没有绝对标准，应由临床医生依据患者的个体情况提出建议，与患者和家属共同决定。

2. 血液透析

（1）血液透析的原理 其原理是利用半透膜原理，将患者血液与透析液同时引进透析器（即人工肾）内，通过扩散、对流及吸附清除体内积聚的毒性代谢产物，清除体内潴留的水分，纠正酸中毒，起到排泄代谢废物和水分、调节电解质和酸碱紊乱的作用。

（2）血液透析的过程 血液透析前3~4周，应预先给患者做动静脉内瘘（位置一般在前臂），以形成血流通道，便于穿刺。血液透析治疗一般每周做3次，每次4~6小时。在开始血液透析4~8周内，尿毒症症状逐渐好转；如能长期坚持合理的透析，不少患者能存活15~20年，甚至更久。但透析治疗间断地清除溶质的方式使血容量、溶质浓度的波动较大，不符合生理状态，甚至产生一些不良反应。

（3）血液透析的适应证 急慢性肾衰竭；药物过量或者毒物中毒；严重的水潴留，如慢性心功能不全，肾病综合征；严重电解质紊乱；其他。

（4）血液透析的禁忌证 相对禁忌证包括老年高危患者，胃肠道严重出血，肺水肿和左心衰竭，恶性肿瘤和严重营养不良晚期导致的肾衰竭。严重禁忌证有颅内出血和严重颅内压增高，严重休克和心脏病导致的难治性心力衰竭。对于终末期肾病患者来说，血液透析要将血液引出体外经过人工肾（透析器）进行物质交换，在此过程中，血容量急剧变化，常引起血压大幅波动，这种剧烈的血流动力学变化，会增加发生并发症的风险。因此终末期

"糖肾"替代治疗方案应综合考虑，强调个体化，不能限于某一种透析方式。同时，应控制好血糖、血压，改善营养状况，积极治疗并发症，提高患者生存质量。

（5）不良反应　①失衡综合征。多见于透析初期阶段及使用高效透析器时。主要症状是头痛、嗜睡、烦躁、肌肉痉挛、恶心呕吐等，重者可见扑翼样震颤、嗜睡，甚至惊厥、昏迷。②发热。与体内有感染灶及血液中消毒不严、透析液中的热原反应有关。③低血压。多见于饮食控制不好，透析期间体重增加2kg以上者。透析中血压下降超过40mmHg时，轻者可有头晕、眼花、出汗、面色苍白、肌肉痉挛，重则烦躁不安、精神淡漠，甚至一过性意识丧失。④出血。透析过程中须全身肝素化，加上慢性肾衰竭患者本身有凝血功能障碍，故容易导致出血。常见的出血部位为胃肠道等。还可以出现心律失常、心绞痛、高血压等不良反应。

3. 腹膜透析

（1）腹膜透析原理　腹膜透析是利用腹膜作为透析膜的血液净化方法。长期腹膜透析的优点与缺点见表4。

表4　长期腹膜透析的优点与缺点

优点	缺点
良好的生活状态 易于饮食管理 活动自由 生化内环境稳定，中分子物质清除较好 改善贫血 更适合儿童和糖尿病儿童，利于生长 费用较少 易培训患者进行家庭透析 不依赖机器 无须血管通路 对心血管影响小，安全	腹膜炎 透析管和连接器的机械问题 疝气 肥胖和高脂血症 超滤和清除率的丧失 营养不良 操作相对复杂

（2）腹膜透析的适应证　主要适用于有血液透析禁忌证或无条件进行血液透析的中毒患者，慢性肝脏疾病并发肾脏损害甚至慢性肾功能不全者。与血液透析相比，下列情况更适宜进行腹膜透析：①年龄大于65岁的老年人。②原有心血管疾病或心血管不稳定的患者，如心绞痛、陈旧性心肌梗死、心肌病、心律失常、曾有脑血管意外者、各种原因导致的充血性心力衰竭及血压降低或顽固性高血压等。③糖尿病患者。④儿童。⑤反复造瘘失败者。⑥有明显出血倾向者。

（3）腹膜透析的禁忌证　腹腔内脏外伤者，结肠造瘘或粪瘘者，疝未修补者，严重肾功能不全者，患有严重肺部疾病并有严重肺功能不全者。

（4）腹膜透析患者的日常护理

1）保持良好的个人卫生习惯。沐浴时宜保持透析袋、透析管干燥。沐浴完毕，宜检查出口处，保持出口处清洁和干净。

2）保持腹膜透析液温度在37℃左右，忌冷或过热。家庭腹膜透析时可采用微波炉、恒温箱、热水袋加热。采用微波炉加热时，宜搅动透析液，使袋中透析液的温度保持均匀，忌透析液局部温度过高。

3）保持乐观态度，积极参加社交活动，忌情绪悲观、沮丧。

4）鼓励参加跳舞、跑步、家务劳动，但要量力而行。禁止参加举重等引起腹内压增高的运动。

5）定期门诊复查。腹膜透析患者每2～4周应常规复查血肌酐、血尿素氮、血钾等，并做透析液细菌培养。根据患者情况，每1～3个月常规复查血钙、血磷、尿酸、血脂等。病情不稳定者，应随时复查相应的项目。

4. 肾移植

成功的肾移植会恢复正常的肾功能（包括内分泌和代谢功能），可使患者几乎完全康复。移植肾可由尸体供肾或亲属供肾（由兄弟姐妹或父母供肾），以后者肾移植的效果更好。要在ABO血型配型和HLA配型合适的基础上选择供肾者。肾移植需长期使用免疫抑制剂，以防排斥反应，常用的药物为糖皮质激素、环孢素（或他克莫司）、硫唑嘌呤（或麦考酚吗乙酯）等。

近年肾移植的疗效已明显改善，尸体供肾移植肾的存活率有较大提高，其1年存活率约为90%，5年存活率约为70%。由于移植后长期使用免疫抑制剂，故并发感染者增加，恶性肿瘤的患病率也有增高。

 ## 六、慢性肾脏病的日常保健方法

（一）脚心按摩法

中医认为，涌泉穴直通肾经，经常按摩涌泉穴，可益精补肾，防止早衰，并能疏肝明目，促进睡眠。具体方法：每天临睡前用温水泡脚，再将双手互相擦热后，用左手心按摩右脚心，右手心按摩左脚心，每次100下以上，以搓热双脚为宜。此法有强肾滋阴降火之功效，对肾虚发热症效果甚佳。

（二）强肾健身操

（1）一式　端坐，两腿自然分开，与肩同宽，双手屈肘侧举，手指伸向上，与两耳平。然后，双手上举，以两肋部感觉有所牵动为度，随后复原。可连续做3～5次为1遍，每天可酌情做3～5遍。做动作前，全身宜放松。双手上举时吸气，复原时呼气，且力不宜过大、过猛。这种动作可活动筋骨、畅达经脉，同时使气归于丹田，对年老、体弱、气短者有缓解作用。

（2）二式　端坐，左臂屈肘放两腿上，右臂屈肘，手掌向上，做抛物动作3～5遍。做抛物动作时，手向上空抛，动作可略快，手上抛时吸气，复原时呼气。此动作的作用与第一动作相同。

（3）三式　端坐，两腿自然下垂，先缓缓左右转动身体3～5次。然后，两脚向前摆动10余次，可根据个人体力，酌情增减。做动作时全身放松，动作要自然、缓和，转动身体时，躯干要保持正直，不宜俯仰。此动作可活动腰膝，益肾强腰，常练此动作，腰、膝得以锻炼，对肾有益。

（4）四式　端坐，松开腰带，宽衣，将双手搓热，置于腰间，上下搓磨，直至腰部感觉发热为止。此法可温肾健腰，腰部有督脉之命门穴，以及足太阳膀胱经的肾俞、气海俞、大肠俞等穴，搓后感觉全身发热，具有温肾强腰、舒筋活血等作用。

（5）五式　双脚并拢，两手交叉上举过头，然后弯腰，双手触地。继而下蹲，双手抱膝，默念"吹"但不发出声音。如此，可连续做10余遍。

（三）小动作助养肾

（1）握固　将大拇指扣在手心，指尖位于无名指（第四指）的根部，然后屈曲四指，稍稍用力，将大拇指握牢。握固可以固守精气神在体内，平时走路、坐车、闲聊、看电视都可以握固。

（2）提踵颠足　提踵时五趾抓地，两腿并拢，提肛收腹，肩向下沉，立项竖脊，百会上领；向下颠足时身体放松，轻轻咬牙，先缓缓下落一半，而后轻震地面。提踵可以牵拉腰背腿部的膀胱经、肾经，轻震地面还可以按摩五脏六腑。

（3）深呼吸　做深呼吸时要选择空气清新的环境，尽量用鼻子吸气。呼吸保持柔和、缓慢、均匀、深长。以6次深呼吸为一组，然后平息调整，可以再做。

（4）意提睾丸　吸气时上提睾丸，呼吸时放松，使睾丸下落，归至原位。第一次吸气时要轻要慢，睾丸提得不要太高。第二次吸气要深匀细长，把气提足，睾丸提得越高越好。把吸和呼结合起来，一松一紧，一升一降，相互协调。意提睾丸活动是练精化气的基础功。通过有意识地运动睾丸，可以练精、巩精、化气。

（5）叩齿、搅海、吞津　每天早上醒来以后，叩齿36次，上下齿要轻轻叩。舌在齿内、唇内左右转动36圈，称搅海。然后鼓漱吞咽。津液满口时，分三次咽下，意念送津液到小腹内，即为吞津。可补肾壮阳，温脾养胃。脾胃为后天之本，通过叩齿、吞津，使胃液增多。同时可召神集气。通过叩齿达到体内散失的元神和气重新聚集的目的，此所谓"其所以叩齿者，击动天门而神气应"。

（6）提耳功　每天早晨起床，以右手从头上引左耳14下（即用右手绕过头顶，向上拉左耳14次），再以左手从头上引右耳14下（即左手绕过头顶，向上拉右耳14次），晚上睡前再做1次。

（7）鸣天鼓　用两掌心紧贴两耳，十指按抱后脑，将食指贴在中指上，然后有节奏地用食指尖弹向枕骨凹陷处。每次左右手各弹50下，早晚各1次。对肾亏引起的眩晕、耳鸣、健忘、思维能力减退等症有一定的疗效。

第三节　前列腺炎

前列腺炎是一组表现为尿频、尿急、尿痛、排尿困难、尿不尽感等排尿异常及会阴部、下腹部、腰骶等部位不适的临床症候群，可分为急性前列腺炎和慢性前列腺炎。

一、前列腺炎的临床分型

1995年美国国立卫生研究院（NIH）根据当时对前列腺炎的基础和临床研究情况，制定了前列腺炎的分类方法。

Ⅰ型：急性细菌性前列腺炎（ABP）。

Ⅱ型：慢性细菌性前列腺炎（CBP）。

Ⅲ型：慢性前列腺炎/慢性盆腔疼痛综合征。根据前列腺液（EPS）或精液或第三份膀胱中段尿标本（VB3）常规显微镜检查中WBC是否升高，又可将Ⅲ型分为ⅢA（炎症性CPPS）和ⅢB型（非炎症性CPPS）两种亚型。

Ⅳ型：无症状性前列腺炎。本型无主观症状，仅在有关前列腺方面的检查时发现炎症证据。

二、前列腺炎病因

（1）性生活不正常，如频繁性生活、手淫、性生活过度抑制等，均可引起前列腺充血而诱发前列腺炎。

（2）尿液反流、前列腺结石或前列腺增生可使前列腺组织充血，造成非特异性感染。

（3）过度饮酒，长时间久坐，骑自行车或骑马，均可引起前列腺充血，与发病密切相关。

（4）受凉引起前列腺交感神经兴奋，导致尿道内压增加，妨碍排泄，产生淤积而充血。

（5）直肠、结肠和尿道等邻近器官炎症，通过淋巴管引起前列腺炎。

（6）全身部位的感染，细菌通过血液流动到前列腺使其发病，如皮肤、扁桃体、呼吸道感染。

（7）老年前列腺增生。前列腺增生对膀胱颈出口产生进行性压迫，膀胱逼尿肌即使过度收缩也不能将尿液完全排空，出现残余尿导致细菌滋生，加之此时膀胱黏膜防御功能受损，一旦机体抵抗力下降，就很容易感染，诱发前列腺炎。

三、前列腺炎诊断

（一）症状

患者常表现为不同程度的下尿路感染症状，如：尿频、尿急、尿痛、尿不尽、尿道灼热；于晨起、非尿末或排便时尿道有少量白色分泌物流出；会阴部、外生殖器区、下腹部、耻骨区、腰骶及肛周坠胀疼痛不适；还可有排尿等待、排尿无力、尿线变细、尿分叉或中断，以及排尿时间延长等。部分患者还可出现头晕、乏力、记忆力减退、性功能异常、射精不适或疼痛和精神抑郁、焦虑等。

（二）体格检查

1. 局部检查

检查患者下腹部、腰骶部、会阴部、阴茎、阴囊、尿道外口、睾丸、附睾、精索等有无异常，有助于进行鉴别诊断。

2. 前列腺指检

包括大小、边界、质地、中央沟、前列腺局部温度、压痛、盆底肌肉的压痛和触发点，以及肛门直肠本身的病变。建议在进行前列腺指检前先留取尿液做尿液分析。

3. 实验室检查

（1）尿常规分析及尿沉渣检查　前列腺按摩前留取尿液进行尿液分析是排除尿路感染和诊断前列腺炎的辅助方法，可发现或排除部分相关疾病如细菌感染、泌尿生殖系统恶性肿瘤等。

（2）前列腺按摩液检查　一般认为在Ⅱ型、ⅢA型前列腺炎患者前列腺液中WBC数目增加，而ⅢB型WBC不增加。WBC计数与症状严重程度相关性尚不明确。前列腺液中巨噬细胞的胞质内含有被吞噬的卵磷脂小体或细胞碎片等成分，为前列腺炎的特有表现。

（3）病原学定位检查　推荐使用两杯法或按摩前后试验（PPMT）。对于慢性前列腺炎/慢性盆腔疼痛综合征的诊断价值有限，并非必须。

4. 辅助检查

主要有B超检查、尿流率检测、尿动力学检查、膀胱尿道镜检查、血清前列腺特异性抗原检测、CT和MRI检查、前列腺穿刺等。B超检查可见前列腺回声不均匀、钙化、结石、腺管扩张、精囊改变、盆腔静脉充血改变等，但不推荐只根据B超检查结果作为诊断依据。上述各项辅助检查主要用于排除泌尿生殖系统及盆腔脏器可能存在的其他疾病。

四、前列腺炎的鉴别诊断

前列腺炎需要与良性前列腺增生、睾丸附睾和精索疾病、膀胱过度活动症、神经源性膀胱、间质性膀胱炎、腺性膀胱炎、泌尿生殖系统结核、泌尿生殖系统结石、性传播疾病、膀胱肿瘤、前列腺癌、肛门直肠疾病、腰椎疾病、中枢和外周神经病变等可能导致盆腔区域疼痛和排尿异常的疾病进行鉴别。

五、前列腺炎的基础治疗

（一）物理治疗

1. 热疗

利用多种物理方法所产生的热力作用，促进前列腺腺体内温度均匀升高、血管扩张、血流加快、血液循环改善，使白细胞吞噬功能增强，加快局部代谢产物和毒素的排出，增强抗生素的杀菌作用，促进炎症消退，消除组织水肿，缓解盆底肌肉痉挛，缓解症状。

2. 前列腺按摩

前列腺按摩可促进前列腺血液循环、腺体排空、促进引流，并增加局部药物浓度，进而缓解前列腺炎患者的症状，故推荐为Ⅱ型和Ⅲ型前列腺炎的辅助疗法，联合其他治疗可有效缩短病程。对不能耐受前列腺按摩的患者，定期排精亦可获得与前列腺按摩同等的疗效。

3. 生物反馈和电刺激治疗

生物反馈和电刺激联合治疗慢性前列腺炎/慢性盆腔疼痛综合征具有协同作用，能明显改善慢性前列腺炎/慢性盆腔疼痛综合征患者疼痛与不适症状，提高生活质量及提高最大尿流率。

（二）药物治疗

最常用的3种药物是α受体阻滞剂、抗生素、非甾体抗炎药，其他药物如M-受体阻滞剂、植物制剂、抗抑郁药、抗焦虑药和改善局部微循环药物对缓解症状也有不同程度的疗效。

1. α受体阻滞剂

可通过拮抗膀胱颈和前列腺的α受体，或直接作用于中枢神经系统的α1A/1D受体，降低膀胱、后尿道、前列腺内张力，松弛膀胱颈、后尿道，改善排尿功能。常用的α受体阻滞剂有特拉唑嗪、阿夫唑嗪、多沙唑嗪和坦索罗辛。要注意眩晕和直立性低血压等不良反应。

2. 抗生素

Ⅱ型前列腺炎应根据细菌培养结果选择前列腺腺体内药物浓度较高的敏感抗生素，常用氟喹诺酮类药物，至少维持治疗4～6周，治疗期间应对患者进行阶段性疗效评价，疗效不满意者可改用其他敏感抗生素。ⅢA型前列腺炎可根据经验使用抗生素2～4周，经验性抗菌药物治疗慢性前列腺炎/慢性盆腔疼痛综合征可改善一些患者的症状。至少推荐使用4～6周的单一抗菌药物

（喹诺酮类或四环素类）治疗病程小于1年且治疗经历简单的慢性前列腺炎/慢性盆腔疼痛综合征患者。若治疗超过6周无效，应选择其他药物治疗。对于明确存在沙眼衣原体、溶脲脲原体或人型支原体等特异感染，可以口服大环内酯类、四环素类等抗生素治疗。

3. 非甾体抗炎药

慢性前列腺炎/慢性盆腔疼痛综合征患者的疼痛症状对生活质量的影响更大，缓解疼痛的治疗应得到充分重视。非甾体抗炎药是治疗慢性前列腺炎/慢性盆腔疼痛综合征相关症状的经验性用药，主要目的是缓解疼痛和不适。塞来昔布具有一定疗效，但使用该类药物必须考虑其长期使用带来的不良反应。

4. 其他药物

可根据临床情况选用植物药（普适泰、槲皮素、锯叶棕提取物）、M-受体阻滞剂、抗抑郁药及抗焦虑药等。

六、老年前列腺炎的预防调护

老年人预防前列腺炎，重在保持正常的日常生活，加强营养、提高机体免疫力、保持身体的卫生状况、建立正常的生理和心理功能，可以有效地抵抗病原体感染和盆底组织脏器功能障碍，降低前列腺炎发病的可能性。对于某些预防性药物治疗有效，但屡次停药后复发者，需要在医生指导下长期间断服药预防。

同时应告知患者忌酒及辛辣刺激食物。避免憋尿、久坐，注意保暖，加强体育锻炼。应杜绝不洁性行为和避免频繁性兴奋。保持适度规律的性活动，但不宜忍精不射。热水坐浴或局部热敷有助于缓解疼痛症状，但未生育者要注意长期热水坐浴对睾丸生精功能的不良影响。患者也应调整心情，消除因身心障碍引起的恶性循环。

第四节　前列腺增生

前列腺增生（BPH）是指中老年男性（50岁以上）组织学上前列腺间质、腺体成分的增生和解剖学上前列腺的增大，以尿动力学上的膀胱出口梗阻和临床上主要表现的下尿路症状为特征的一种疾病。

一、前列腺增生的病因

前列腺增生是中老年男性的多发病，其发病率随年龄的增长而增加，体内激素水平失衡被认为是前列腺增生的重要原因。但不良的生活习惯和长期饮酒、下尿路感染和梗阻、生殖器官炎症，也会促进前列腺增生的发生和发展。

（一）血液淤积

既往有性交不射精、饮酒后性交、手淫等不良行为致前列腺内血液淤积引起前列腺增生。

（二）炎症

未及时治愈的后尿道炎、膀胱炎，炎症渗出物中的纤维成分会形成结缔组织，导致前列腺增大、变硬，压迫膀胱颈口和后尿道，造成排尿困难。

（三）睾酮代谢障碍

进入中年以后，睾酮在前列腺内转化成双氢睾酮后，不能继续进行分解代谢，刺激腺体内平滑肌和结缔组织增生，并随年龄增长而进行性加重，排尿困难症状和相关并发症随之增多、加重。

（四）下尿路梗阻

（1）包皮过长，若不注意局部卫生，就会发生包皮炎、阴茎头炎、尿道口炎症，进而引起包茎、尿道口狭窄，影响排尿通畅。

（2）由于行走和下坐不稳，容易发生尿道骑跨伤，造成尿道挫裂伤。轻度的黏膜挫裂伤症状轻微，可逐渐发生局部感染和尿道狭窄，导致尿急和尿流细。

（3）体力活动少，卧床休息时间多，如不注意经常补充水分，容易发生尿盐过饱和沉淀形成尿路结石，其中以膀胱结石发病率最高。小便时，膀胱结石在腹肌和膀胱收缩时下移，堵塞膀胱颈口，发生排尿中断。

（4）膀胱小结石掉入尿道内可造成梗阻。

 ## 二、前列腺增生的诊断

（一）临床症状

1. 尿频、尿急症状

由于前列腺位于尿道的膀胱开口处，前列腺增生后会压迫膀胱开口和后尿道，主要表现为膀胱、尿道的激惹症状，如尿频、尿急，尤其是夜间尿频。

2. 排尿困难

尿急，但不能迅速排出，需要等待几分钟，尿线变细，射程变短，排尿断断续续，尿后淋漓不尽。

3. 尿失禁

膀胱内残余尿量不断增加，当有大量残余尿时，常有充盈性尿失禁，经常有尿液滴沥。

4. 血尿

由于前列腺黏膜上的小静脉和毛细血管充血，当膀胱收缩时，因血管破裂出血，可引起肉眼或显微镜下血尿。

5. 排尿疼痛

前列腺增生的患者排尿时，发生阴茎部尿道疼痛，这种症状在膀胱过度充盈，前列腺增生并发膀胱结石时常见。

6. 急性尿潴留

因饮酒、受凉、劳累、房事等使前列腺突然充血、水肿，造成急性梗阻不能自行排尿。

7. 肾积水

前列腺增生引起下尿路梗阻，致使膀胱内压力增高，尿液反流到肾脏而引起肾积水。

（二）检查

1. 直肠指检

患者排空膀胱内的尿液后，医生将手指插入患者直肠内，触摸前列腺的界限、大小、质地、有无硬结和触痛等，以此可判断前列腺增生情况。

2. B超检查

B超检查是诊断前列腺增生的常用方法之一。可以观察前列腺的大小、形态、测量其体积和推算其重量，并可以测量膀胱内的残余尿量。

3. 尿动力学检查

尿动力学检查可以了解膀胱的功能，同时可以明确下尿路的梗阻程度，也可评估膀胱逼尿肌的功能。

4. 血清前列腺特异性抗原检测

血清前列腺特异性抗原可以帮助筛查有无同时合并有前列腺癌的可能。

三、前列腺增生的并发症

前列腺增生是一种缓慢进展的前列腺良性疾病，其症状随年龄增加而进行性加重，并出现相应并发症。反复发作的尿路感染、尿潴留和膀胱尿液反流等，以及肾损害导致患者生活质量下降。因此，前列腺增生的患者要积极预防和治疗各种并发症。

1. 下尿道感染

前列腺增生肿大，压迫尿道，常引起尿路感染。尿路感染早期只是膀胱三角区轻度炎症，仅表现为夜间小便次数稍多。随着前列腺增生的发展，对尿道压迫逐渐加重，膀胱残余尿随之增多，导致下尿道和膀胱感染，如不及时治疗，炎症可向上蔓延，引起肾盂肾炎，损害肾脏功能。

2. 输尿管炎和肾盂肾炎

输尿管炎和肾盂肾炎症状更重，应及时诊治。主要表现为排尿不利，伴有腰部肾区持续性胀痛，多有不同程度的发热，精神状态和食欲均差。

3. 膀胱结石

前列腺增生造成的残余尿和慢性膀胱炎，并发膀胱结石率很高，结石增大可加重尿路感染和排尿困难，一旦确诊要尽早采取手术治疗。

4. 膀胱憩室

前列腺增生排尿困难严重者，膀胱壁薄弱处可向外凸出，形成底大、口小的憩室，进入憩室的尿液很难再排出来，尿液越积越多，憩室随之增大，对此经尿道口注药造影可立即确诊，要及早进行有效治疗。

5. 肾积水

重度前列腺增生反复发生膀胱尿潴留的患者，容易发生膀胱中的尿经输尿管反流引起肾积水（尿），易加速肾功能损伤和肾功能衰竭，一定要尽早治愈，改变肾积水状况。

四、前列腺增生的鉴别诊断

前列腺增生与前列腺炎均发生在前列腺，两者都有尿频、尿急、尿等待、尿流变细等症状。但前列腺增生是老年男性体内激素平衡失调所致的腺体增生，而前列腺炎是炎症性疾病，两者可同时存在，又可互为因果。若要明确诊断二者，前列腺增生需要完善直肠指检、超声检查和尿动力学检查，必要时可进行尿道膀胱镜检查。前列腺炎除尿常规检查外，还需要进行前列腺液常规化验检查，若发现白细胞计数增多，卵磷脂小体减少，再结合病史和症状即可诊断。

五、前列腺增生的临床治疗

（一）药物治疗

短期目标是缓解患者下尿路症状，长期目标是延缓疾病进程，预防并发症的发生。在减少药物治疗的不良反应的同时，保持患者较高生活质量。药物治疗包括以下3种方式。

1. 还原酶抑制剂

5α还原酶抑制剂的作用机制主要是阻止睾酮转变成双氢睾酮，抑制前列腺腺体的增生，达到缩小前列腺体积，改善排尿困难的治疗目的。该类药物的代表有非那雄胺、依立雄胺。非那雄胺适用于前列腺体积增大伴下尿路症状的患者，使前列腺体积缩小和增加最大尿流率，可减少尿潴留或手术治疗，改善临床症状。常见不良反应包括勃起功能障碍、射精异常、性欲低下、男性乳房女性化等。依立雄胺能增加尿流率、缩小前列腺体积和减少残余尿量。

2. α受体阻滞剂

通过阻滞分布在前列腺和膀胱平滑肌表面的肾上腺素受体，松弛平滑肌，达到缓解膀胱出口梗阻的目的，适用于下尿路症状的前列腺增生患者，推荐使用多沙唑嗪、阿夫唑嗪、特拉唑嗪等，长期使用能维持稳定疗效。常见不良反应包括头晕、头痛、无力、困倦、直立性低血压。

3. 联合用药

5α还原酶抑制剂和α受体阻滞剂联合使用，联合两种药物的不同效应以产生协同作用，主要适用于临床进展风险较大患者。联合用药的目的是短期内缓解患者下尿路症状，长期使用以延缓进展，预防合并症发生，并保持较高生活质量，尽可能减少药物不良反应。

4. 植物制剂

植物制剂指从植物中提取的有关治疗前列腺增生成分的药物。国内主要有普乐安片、金利油软胶囊等，国外进口的主要有普适泰片、通尿灵胶囊等，能够改善一部分前列腺增生患者的症状，而且副作用少。

（二）外科治疗

前列腺增生是一种进展性疾病，中重度前列腺增生患者下尿路症状已明显影响生活质量时可选择手术治疗，尤其是药物治疗不佳或拒绝药物治疗者可以考虑外科治疗。外科治疗包括常规手术治疗、激光治疗及微创治疗。

1. 常规手术治疗及适应证

（1）经尿道前列腺的电切术　主要适用于前列腺体积在80mL以下的患者，是治疗前列腺的标准手术方式，尤其对高龄前列腺增生患者来说是一种安全有效的方法。该方法不开刀、创伤小、出血少、并发症少、恢复快。术后冲洗和留置尿管时间短，减少了患者住院时间，降低了医疗费用。但是会出现出血、经尿道切除综合征、再次手术、泌尿系统感染等不良影响。

（2）经尿道前列腺切开术　适用于前列腺体积<30mL且无中叶增生的患者。治疗后下尿路症状改善程度与电切术相似。与电切术相比，并发症更少，出血和需要输血危险性降低，逆行射精发生率低，手术时间及住院时间缩短。但远期复发率较电切术高。

（3）开放性前列腺摘除术　主要适用于前列腺体积>80mL的患者，特别是合并膀胱结石或合并膀胱憩室需一并手术的患者。属于传统手术，术后并发症主要为逆行射精。

2. 微创治疗

经尿道前列腺电切术是手术治疗前列腺增生的"金标准"，但也存在很多不足，当下已研究出多项能替代电切术的微创技术，其优点能达到同等的或更好的长期疗效，且能降低手术后短期和长期的并发症，无须麻醉或住院。

（1）经尿道微波热疗　经尿道微波热疗是采用微波的能量使前列腺组织凝固坏死的一种治疗方法。对于无并发症、前列腺体积在30～100mL的前列腺增生患者，经尿道微波热疗是替代不适合行经尿道前列腺电切术的前列腺增生患者的有效治疗方法。经尿道微波热疗具有无须麻醉，门诊手术即可，较少有输血、血尿、尿道切除综合征等优点。但在改善症状、提高最大尿流率、降低再手术率等方面不如电切术手术。仅能作为轻症患者的替代疗法或不愿长期服药的门诊患者的治疗选择。

（2）经尿道针刺消融　利用射频热量来加热前列腺组织，造成前列腺增生组织明显凝固坏死，疗效优于其他前列腺热疗方法。具有手术风险小、术后恢复时间短的优点，缺点是治疗失败的发生率较高。无法代替标准的手术治疗，只能作为药物效果不佳时的替代疗法。目前，这种热疗法尚未被推荐作为一线治疗方法。

（3）前列腺双极电切术　前列腺双极电切术采用前列腺双极电流，是一种改良的电切术，可以作为代替前列腺电切术的候选方法之一。

3. 前列腺选择性绿激光汽化术

前列腺选择性绿激光汽化术，即利用侧面发光的绿激光行前列腺汽化术。因绿激光汽化术手术出血量少，适用于同时口服抗凝剂的轻型患者。

4. 前列腺等离子汽化术

前列腺等离子（血浆）汽化术采用小纽扣样的等离子血浆汽化电极，使前列腺组织高速汽化。在手术时间，术中出血、术后血尿和输血率，术后前列腺穿孔率，留置尿管时间和住院时间等方面显著下降。

 六、前列腺增生的调护

（一）食疗药膳推荐

1. 日常茶饮

（1）枸杞子15g，洗净放入杯中，用沸水冲泡，代茶频饮。

（2）黑豆浆1碗，煮熟后调入蜂蜜，每天2剂。

（3）柿饼2个、灯芯草6g，洗净后水煮，每天1剂。

（4）无花果30g，洗净后水煮，加入冰糖适量，每天1剂。

（5）芥菜500g、荸荠200g，洗净，加水煮汤，代茶频饮。

（6）党参30g、赤小豆60g、大枣6枚，洗净后放入锅中，用文火煮1小时，每天服用。

（7）玉米须50g、车前草50g、赤小豆50g、西瓜皮50g、冬瓜皮50g，水煮，代茶频饮。

（8）山药10g、生地黄10g、肉苁蓉10g，洗净后研成粗末，放入杯中，用沸水冲泡，加盖焖20分钟，代茶频饮，每天1次。

2. 调理粥品

（1）海参30g，洗净后切碎，与粳米50g共煮粥。每天1剂。

（2）芡实20g、薏苡仁15g，洗净后与糯米50g共煮粥。每天1剂。

（3）核桃仁200g、黑芝麻200g，洗净后研成细末，调入蜂蜜适量。每天2次，每次15g。

（4）山药25g、薏苡仁15g、枸杞子10g，洗净后与粳米50g共煮粥。每天1剂。

（5）丹参20g、桃仁12g、芥菜50g，分别洗净，牛肚200g洗净后切成小块，一同放入锅内，用文火煮烂，加入调味品后食用。每天1剂。

（二）中医保健方法

1. 行气健肾保健操

（1）双脚分立，与肩同宽。左手握拳，轻轻地敲打背后腰部中央命门穴50次，接着，双手掌心在命门穴两侧肾俞穴上下搓擦50次。

（2）坐在地上。双腿伸直，上体前俯，双手指尖接触脚尖，然后复原，反复10次。

（3）跪在地上。双脚拇趾靠拢，脚跟朝向外侧，臀部坐在脚掌上，背部挺直。首先肛门缩紧上提，同时吸气，然后肛门放松复原，同时呼气，反复10次。

（4）仰卧。双手放在头部下面，双脚分开，膝盖弯曲。首先腰部向上挺起，同时吸气，然后腰部下落，同时呼气，反复10次。

（5）俯卧。双臂放在体侧，首先左脚弯曲，抬起左手拉住左脚，头部向上抬起，然后复原，左右脚各练习10次。

2. 自我穴位按摩

（1）按摩关元穴、中极穴

【方法】用右手手指一齐压在关元穴（脐下3寸）、中极穴（脐下4寸）上；适当用力按顺时针、逆时针各按摩100～200次。

【功效】通调小腹部经络，清利尿道周围湿热，培补元气，调和气血，调节生殖器官功能，加强利尿通淋和益肾固精的作用。

（2）按摩气海穴

【方法】拇指指腹放在气海穴（脐下1.5寸）上，适当用力按顺时针、逆时针各按摩100～200次。

【功效】活血化瘀、通络止痛，达到补肾气、培补元气、通利小腹气机而利尿通淋之效。对前列腺肥大有良好效果。

（3）推摩腹股沟

【方法】将双手十指并拢，分别放在腹股沟、耻骨两侧，稍用力来回推摩30～50次。

【功效】可疏通小腹气血，对前列腺及周围组织起到良好的保健作用。

（4）推揉三阴交穴

【方法】左小腿平放在右侧膝上，将右手拇指指腹放在三阴交穴（足内踝上3寸，胫骨内侧缘后方）上适当用力揉按，共揉100下。再换右小腿揉100下。

【功效】三阴交穴是脾经、肝经、肾经的交会穴，故称三阴交。具有补脾健胃、疏肝益肾、通调小腹经络气机、利小便的作用。

（5）自我按摩腰部

【方法】两手掌对搓至手心发热，分别放至腰部，手掌分别上下按摩腰部，至有热感为止。早晚各1次，每次约200下。

【功效】腰为肾之府，腰背上有肾俞穴、志室穴等太阳经穴位。具有温肾壮阳、通利膀胱、补益肾气、益肾固精的作用，对遗尿和排尿不畅均有效。

3. 提肛功

直立或者平卧，自然放松，深吸气时提肛缩肾（阴囊内外尿道），呼气时放松，一收一松为1次，共做30～50次，每天3～4次。提肛可以促进前列腺的血液循环，增强腹肌和肛周肌肉的血液循环，避免造成前列腺充血。

七、老年前列腺增生的预防

（一）定期检查身体

在体检中要认真检查前列腺。检查方法主要有：①直肠指检。②B超检查。③X线检查。④尿流率检测。⑤放射性肾图检查。⑥单光子发射计算机断层肾脏扫描检查。⑦前列腺液检查。⑧前列腺特异性抗原检测。⑨前列腺活体组织检查。由泌尿科医生根据实际情况选择几项进行检查。

（二）养成健康的生活方式

1. 避免久坐不动或骑车等

久坐或骑车使会阴部处于受压充血的状态，诱发前列腺增生。因此，中老年人要多运动，避免久坐，保持会阴部的血液畅通。

2. 不要熬夜

熬夜会使内分泌功能出现紊乱、前列腺组织细胞的增殖凋亡生理机制受到影响，出现前列腺病理性增生，所以老年人要建立有规律的作息。

3. 合理饮食

研究发现，吃肉多、吃蔬菜少的人，前列腺增生的发病人数比吃肉少吃蔬菜多的人高2倍。因此，50岁以上的男性，平时最好少吃肉类多吃蔬菜。某些植物性食物含有较多的抗前列腺增生物质，比如粗粮谷物、豆制品、苹果、洋葱、番茄、胡萝卜和绿茶等。

4. 保持泌尿系统健康

前列腺在炎症的刺激下，腺体很容易出现增生。防止泌尿系统感染，应注意以下几点：①保护好外尿道口的卫生。平时要留意个人卫生，注意对尿道口的保护。最好穿棉质内裤，勤换洗并保持干爽，不穿紧身不透气的内裤。不要用公共浴池、浴盆洗浴，不要坐在未经消毒的马桶上，不要与他人共用一条浴巾。②多喝水。尿液滞留膀胱越久，细菌滋生就越多。多喝水多排尿"冲洗"尿道。③不憋尿。经常憋尿会使膀胱充盈胀大，导致排尿无力，诱发或加重前列腺增生的症状，所以一旦有尿意，一定要及时排出。

④洗热水澡。洗热水澡有益于盆腔血液循环。⑤不要过度坐浴或冲浴时间太长。坐浴或冲浴时间过长可能使细菌进入尿道的机会增加，同时将正常的良性菌冲走，使尿道被大肠杆菌占据。⑥及时消除身体发生的如疖肿、龋齿、痔疮等炎症。

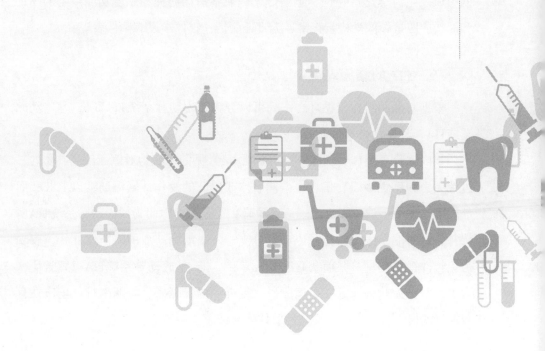

08

第八章

老年神经系统常见病

第一节　短暂性脑缺血发作

短暂性脑缺血发作（transient ischemic attacks，TIA），也称为一过性脑缺血发作，是指因脑血管病变引起的短暂性、局限性脑功能缺失或视网膜功能障碍，表现为局灶性神经功能缺损的症状与体征，可持续数分钟至数小时，多在1小时内缓解，最长24小时内完全恢复，无责任病灶，不留任何后遗症。

一、TIA的特点

关于TIA的特点，有以下4点：一是短暂性，TIA是突然出现的，持续时间短。二是反复性，TIA如果不积极治疗，它就会反复出现，最终导致一次真正的中风发生。三是可逆性，愈后好，一般不留任何神经系统功能障碍的体征和症状。四是影像学检查正常，无责任病灶，影像学没有阳性表现。

二、TIA的临床表现

根据脑部两组血管循环，本病可以分为颈内动脉系统TIA和椎-基底动脉系统TIA，其症状是不一样的。

颈内动脉系统TIA以肢体障碍为主，最常见的症状为对侧面部或肢体的一过性无力和感觉障碍、偏盲，偏侧肢体或单肢的发作性轻瘫通常以上肢和面部较重，优势半球受累可出现语言障碍。单眼视力障碍为颈内动脉系统TIA所特有，短暂的单眼黑蒙是颈内动脉分支——眼动脉缺血的特征性症状，表现为短暂性视物模糊、眼前灰暗感或云雾状。椎-基底动脉系统TIA以感觉症状为主，常见症状为眩晕、平衡障碍、复视、构音障碍、吞咽困难、皮质性盲和视野缺损、共济失调、交叉性肢体瘫痪或感觉障碍。

三、TIA的原因

（一）血管病变

由于血管壁的原因引起的TIA，大部分是因动脉硬化使血管内膜不光滑造成的。由于动脉粥样硬化造成大血管的严重狭窄，病变血管自身调节能力下降，当一些因素（如血压的急剧波动）引起灌注压降低时，病变血管支配区域的血流就会显著下降。同时又可能存在全血黏度增高、红细胞变形能力下降和血小板功能亢进等血液流变学改变，促进了微循环障碍的发生，而使局部血管无法保持血流量的恒定，导致相应供血区域TIA的发生。

（二）微栓塞

微栓子的形成也是TIA的发病因素，一个小的房颤栓子脱落，并随血流移动，阻塞远端动脉，随后栓子很快发生自溶，临床表现为一过性缺血发作，这也是TIA。

（三）其他

体内的一些炎症如风湿病、牙周炎、龋齿、鼻窦炎，以及一些妇科的炎症等，不停地刺激机体，可以诱发血管炎，也容易导致血管壁发生改变，甚至可以引起体内的一些脏器、腺体的病变，最终导致TIA的发生。

引起TIA的其他危险因素有肥胖、不健康饮食、体力活动过少、过度饮酒、口服避孕药或绝经后雌激素的应用、抗磷脂抗体综合征、蛋白C/蛋白S缺乏症、代谢综合征等。

四、TIA的治疗和预防

反复发作的TIA是进展成脑梗死的重要表现。TIA治疗的目的是消除病因，减少或预防复发，保护脑功能。

（一）药物治疗

1. 抗血小板治疗

非心源性栓塞性TIA推荐抗血小板治疗，主要为阿司匹林每天1次，每次

100mg；或者氯吡格雷每天1次，每次75mg。

2. 抗凝治疗

心源性栓塞性TIA多采用抗凝治疗。一般是短期使用肝素后，改口服华法林，华法林治疗目标是将INR控制在2～3。

（二）TIA的预防

TIA的预防要在整体治疗的前提下根据自身危险因素治疗。把血压、血糖、同型半胱氨酸等指标控制在合理范围，应戒烟、治疗心脏疾病、避免大量饮酒、有规律的体育锻炼、控制体重等。

第二节　脑卒中

脑卒中是以突然发病，病情进展迅速，脑功能缺损症状明显等为主要临床特征，可对脑组织造成永久性、器质性损伤的急性脑血管病。

一、脑卒中的分类和诊断

脑卒中分为出血性和缺血性两类，包括脑梗死、脑出血和蛛网膜下腔出血等。出血性脑卒中是脑内血管破裂，出血在脑内；缺血性脑卒中，可以是脑血管内血栓形成，阻滞血供，也可以是血液内存在栓子，在流动过程中阻塞相应管径的血管，造成局部缺血。

（一）脑梗死

脑梗死又称缺血性脑卒中，是指因脑部血液循环障碍，缺血、缺氧所致的局限性脑组织的缺血性坏死或软化。急性缺血性脑卒中诊断标准：①急性起病。②局灶神经功能缺损（一侧面部或肢体无力或麻木，语言障碍等），少数为全面神经功能缺损。③影像学出现责任病灶或症状（体征）持续24小时以上。④排除非血管性病因。⑤脑CT或脑MRI排除脑出血。当前国际上将缺血性脑卒中分为大动脉粥样硬化型、心源性栓塞型、小动脉闭塞型、其他明确病因型和不明原因型五型。

（二）脑出血

脑出血也称为脑溢血，占急性脑血管病的20%~30%，急性期病死率为30%~40%，是急性脑血管病死亡率最高的一种疾病。脑出血最常见的原因是高血压合并细小动脉硬化，其他原因包括脑动静脉畸形、动脉瘤、血液病、脑梗死后出血、脑淀粉样血管病、脑动脉炎、抗凝或溶栓治疗等。

（三）蛛网膜下腔出血

蛛网膜下腔出血是指脑底部或脑表面血管破裂后，血液流入蛛网膜下腔引起的相应临床症状，如剧烈头痛、恶心、呕吐、意识障碍等，属于原发性脑出血。继发性的是指脑实质出血、脑室出血、硬膜外或硬膜下血管破裂，血液流入蛛网膜下腔者。最常见的病因是颅内动脉瘤和脑血管畸形。

 ## 二、脑卒中的危险因素

脑卒中归根结底是脑血管病变，其危险因素很多，凡是影响血管壁和引起管腔内理化改变的因素都能对脑卒中的发生产生不同程度的影响。可分为可调控的因素和不可调控的因素两大类。

（一）可调控的因素

1. 高血压

高血压是脑血管病最重要的危险因素。流行病学调查发现，收缩压升高10mmHg，脑卒中的发生率增加50%；舒张压升高5mmHg，脑卒中的发生率增加46%，长期良好地控制血压，可以使脑卒中的发生率下降35%~40%。

2. 糖尿病

糖尿病患者患缺血性脑血管病的概率比普通人高4倍以上。糖尿病患者的血管损害与病程呈正相关，发生脑梗死的严重程度与平时血糖值呈正相关。

3. 高同型半胱氨酸血症

高同型半胱氨酸血症作为脑卒中的独立危险因素越来越得到重视，其引起脑卒中的机制可能涉及血管内皮受损、凝血机制异常、动脉粥样硬化等。

4. 心房颤动及其他心脏疾病

心房颤动、冠心病、心脏瓣膜病、心力衰竭等，都会使脑血管病发生率增高。

5. 无症状性颈动脉狭窄

颈动脉狭窄患者易发生脑梗死。尤其是存在大量失水、水分摄入不足、血压波动等诱因时，容易发生供血区低灌注性脑梗死。

6. 高脂血症

高脂血症是动脉粥样硬化最重要的致病因素，易引发脑血管病。

7. 饮食与营养

高盐、高脂、高糖及高热量饮食，是引发肥胖、高血压病、高脂血症、糖尿病、动脉硬化等脑血管病的危险因素，合理膳食是预防的基本措施。

8. 吸烟和被动吸烟

吸烟可影响全身血液及血管系统，加速动脉硬化、刺激血小板聚集和减少脑血流量，使脑梗死风险增高2倍，脑出血的风险增高2~4倍。被动吸烟的受害程度甚至大于主动吸烟者。

9. 其他

如绝经后激素疗法、缺乏体力活动、高尿酸血症、睡眠呼吸紊乱、高凝状态、炎症及感染等。

（二）不可调控的因素

1. 年龄与性别因素

2/3以上的脑血管病患者年龄在65岁以上。脑卒中的发病率男性高于女性。

2. 遗传因素

脑血管病属于基因遗传疾病，有资料显示，直系亲属中有脑血管病的人，脑血管病的发病率要比一般人高4倍。

3. 地域因素

脑血管病发病率北方比南方高，可能与北方温度较低，居民高盐、高脂饮食较多有关。

4. 气候因素

冬季和夏季为脑梗死高发季节。冬季天气寒冷，周围血管收缩，引起血压升高和血黏度增高，增加了脑出血和脑梗死的发病率。而夏季大量排汗、血容量下降，则易致脑灌注不足而发生脑梗死。

因此，定期查体、合理应用药物，采用健康科学的生活方式可以预防和减少脑血管病的发生。

三、脑卒中的临床表现

脑卒中的治疗，时间至关重要，所以把握脑卒中的典型临床表现，快速识别脑卒中非常关键。常用FSAT口诀快速识别脑卒中。

F，即Face，是指面瘫，表现为口角歪斜、说话漏风、喝水漏水、吃饭漏饭、鼓腮漏气、龇牙左右不对称等。

A，即Arm，是指肢体无力，表现为一侧的肢体无力、麻木，如手脚不灵活、拿不住碗筷、手脚提不起等，甚至肢体活动障碍。

S，即Speech，是指言语不清，出现说话断断续续，讲不清楚，或者语言含糊不清，或者语音语调发生变化等。

T，即Telephone，是指如果出现上述三项的一项或多项时，立刻拨打120急救电话，并记录出现症状的时间。

除了上述症状，头痛、头晕、视物模糊甚至昏迷也是脑卒中的常见表现，需要综合分析。

四、脑卒中的治疗

（一）缺血性脑卒中的初步处理

1. 院前处理

由于急性缺血性脑卒中治疗时间窗窄，及时评估病情和快速诊断至关重要，医院应建立脑卒中诊治快速通道，尽可能优先处理和收治脑卒中患者。目前多国临床指南倡导从急诊就诊到开始溶栓（door-to-drug）应争取在60分钟内完成，有条件应尽量缩短进院至溶栓治疗的时间。按诊断流程对疑似脑卒中患者进行快速诊断，尽可能在到达急诊室后60分钟内完成脑CT等基本评估并开始治疗，有条件应尽量缩短进院至溶栓治疗的时间。

2. 紧急处理

（1）病史采集　询问症状出现的时间最为重要，若于睡眠中起病，应以最后表现正常的时间作为起病时间。其他包括神经症状发生及进展特征、血管及心脏病危险因素、药物使用史等。

（2）一般体格检查与神经系统检查　评估气道、呼吸和循环功能后，完善一般神经系统检查，同时完善美国国立卫生研究院卒中量表（National Institute of Health Stoke Scale，NIHSS）。

3. 脑影像学检查

急诊行脑CT平扫可准确识别绝大多数颅内出血，并帮助鉴别非血管性病变（如脑肿瘤），是疑似脑卒中患者首选的影像学检查方法。灌注CT可区别可逆性与不可逆性缺血改变，因此可识别缺血半暗带。对指导急性脑梗死溶栓治疗有一定参考价值。常规磁共振及磁共振弥散成像（DWI）在识别急性小梗死灶及后循环缺血性脑卒中方面明显优于平扫CT，但由于检查时间较长等原因，在起病早期，应注意避免因此类检查而延误溶栓或血管内取栓的治疗时机。

4. 其他常规检查

对疑似卒中患者应进行常规实验室检查，以便排除类卒中或其他病因。所有患者都应做的检查：①血糖、肝功能、肾功能和电解质。②心电图和心肌缺血标志物。③全血计数，包括血小板计数。④凝血酶原时间（PT）/国际标准化比值（INR）和活化部分凝血活酶时间（APTT）。⑤血氧饱和度。

归纳起来，急性缺血性脑卒中诊断流程应包括以下5个步骤：

第一步：是否为卒中？排除非血管性疾病。

第二步：是否为缺血性脑卒中？进行脑CT或MRI检查排除出血性脑卒中。

第三步：卒中严重程度？采用神经功能评价量表评估神经功能缺损程度。

第四步：能否进行溶栓治疗？是否进行血管内机械取栓治疗？核对适应证和禁忌证。

第五步：结合病史、实验室、脑病变和血管病变等资料进行病因分型（多采用TOAST分型）。

（二）缺血性脑卒中急性期的治疗

1. 血压的管理

当脑梗死发生后，由于脑水肿的占位效应使颅内压升高，脑自动调节机制发挥作用，以及疼痛、焦虑、应激等原因，约70%的缺血性脑卒中患者急性期血压升高，血压代偿性升高来保证足够的血流量。多数患者在脑卒中后24小时内血压自发降低。病情稳定而无颅内高压或其他严重并发症的患者，24小时后血压水平基本可反映其病前水平。对高血压的治疗，目前尚无统一的标准。推荐对收缩压≥200mmHg或舒张压≥110mmHg、未接受静脉溶栓及血管内治疗、并无须紧急降压处理的严重合并症的患者，在发病后24小时内将血压降低15%。推荐对未接受静脉溶栓而计划进行动脉内治疗的患者，手术前应控制血压水平≤180/105mmHg。血管开通后对于高血压患者控制血压低于基础血压20~30mmHg，但不应低于90/60mmHg。

2. 血糖管理

约40%的患者存在卒中后高血糖，对预后不利。低血糖直接导致脑缺血损伤和水肿加重也对预后不利。推荐血糖超过10mmol/L时可给予胰岛素治疗。应加强血糖监测，可将高血糖患者血糖控制在7.8~10mmol/L。血糖低于3.3mmol/L时，可给予10%~20%葡萄糖口服或注射治疗。目标是达到正常血糖。

3. 静脉溶栓治疗

循证医学证实，发病4.5小时内采用重组组织型纤维蛋白溶酶原激活剂（rt-PA）静脉溶栓是治疗急性缺血性脑卒中的首选方法。时间窗内，诊断缺血性脑卒中，排除脑出血，严格按照相关适应证及禁忌证可进行静脉溶栓。

常用溶栓药物重组组织型纤维蛋白溶酶原激活剂，一次用量为0.9mg/kg，最大剂量<90mg，先予10%的剂量静脉注射，其余剂量持续静脉滴注，共60分钟。溶栓期间，必须严格按时间评估患者NIHSS评分，评估病情，预防脑出血等并发症。具体静脉溶栓的适应证、禁忌证及相对禁忌证如表5和表6所示。

表5　3小时内rt-PA静脉溶栓的适应证、禁忌证及相对禁忌证

适应证	禁忌证	相对禁忌证
有缺血性脑卒中导致的神经功能缺损症状 症状出现<3小时 年龄≥18岁 患者或家属签署知情同意书	颅内出血（包括脑实质出血、蛛网膜下腔出血、硬膜下/外血肿） 既往颅内出血史 近3个月有严重头颅外伤史或卒中史 颅内肿瘤、巨大颅内动脉瘤 近期（3个月内）有颅内或椎管内手术史 活动性内脏出血 主动脉弓夹层 近1周内有不易压迫止血部位的动脉穿刺史 血压升高：收缩压≥180mmHg，或舒张压≥100mmHg 急性出血倾向，包括血小板计数低于100×10⁹/L或其他情况 24小时内接受过低分子肝素治疗 口服抗凝剂且INR>1.7或PT>15秒	下列情况需谨慎考虑和权衡清栓的风险与获益（即虽然存在一项或多项相对禁忌证，但并非绝对不能溶栓）： 轻型非致残性卒中 症状迅速改善的卒中 癫痫发作后出现的神经功能损害（与此次卒中发生相关） 颅外段颈动脉夹层 近2周内有大型外科手术或严重外伤（未伤及头部）史 近3周内有胃肠或泌尿系统出血史 孕产妇 痴呆 既往疾病遗留较重神经功能残疾

（续表）

适应证	禁忌证	相对禁忌证
	48小时内使用凝血酶抑制剂或Ⅹa因子抑制剂，或各种敏感的实验室检查异常（如APTT，INR，血小板计数，ECT，TT或恰当的Ⅹa因子活性测定） 血糖<2.8mmol/L(50mg/L)或>22.22 mmol/L(400mg/L) CT或MRI提示大面积脑梗死（梗死面积>1/3大脑半球）	未破裂且未经治疗的动静脉畸形、颅内小动脉瘤（<10mm） 少量脑内微出血（1～10个） 使用违禁药物 类卒中

注：rt-PA，重组组织型纤溶酶原激活剂；INR，国际标准化比值；APTT，活化部分凝血酶时间；ECT，蛇静脉酶凝结时间；TT，凝血酶时间。

表6 3~4.5小时内rt-PA静脉溶栓的适应证、禁忌证和相对禁忌证

适应证	禁忌证	相对禁忌证
有缺血性脑卒中导致的神经功能缺损症状 症状持续3～4.5小时 年龄≥18岁 患者或家属签署知情同意书	颅内出血（包括脑实质出血、蛛网膜下腔出血、硬膜下/外血肿） 既往颅内出血史 近3个月有严重头颅外伤史或卒中史 颅内肿瘤、巨大颅内动脉瘤 近期（3个月内）有颅内或椎管内手术史 活动性内脏出血 主动脉弓夹层	下列情况需谨慎考虑和权衡清栓的风险与获益（即虽然存在一项或多项相对禁忌证，但并非绝对不能溶栓）： 轻型非致残性卒中 症状迅速改善的卒中 癫痫发作后出现的神经功能损害（与此次卒中发生相关） 颅外段颈动脉夹层

（续表）

适应证	禁忌证	相对禁忌证
	近1周内有不易压迫止血部位的动脉穿刺史	近2周内有大型外科手术或严重外伤（未伤及头部）史
	血压升高：收缩压≥180mmHg，或舒张压≥100mmHg	近3周内有胃肠或泌尿系统出血史
	急性出血倾向，包括血小板计数低于100×10^9/L或其他情况	孕产妇
		痴呆
	24小时内接受过低分子肝素治疗	既往疾病遗留较重神经功能残疾
	口服抗凝剂且INR＞1.7或PT＞15秒	未破裂且未经治疗的动静脉畸形、颅内小动脉瘤（＜10mm）
	48小时内使用凝血酶抑制剂或Ⅹa因子抑制剂，或各种敏感的实验室检查异常（如APTT，INR，血小板计数，ECT，TT或恰当的Ⅹa因子活性测定）	少量脑内微出血（1～10个）
		使用违禁药物
	血糖＜2.8mmol/L(50mg/L)或＞22.22 mmol/L(400mg/L)	类卒中
		使用抗凝药物　，INR＞1.7或PT＞15秒
	CT或MRI提示大面积脑梗死（梗死面积＞1/3大脑半球）	严重卒中（NIHSS评分＞25分）

注：NIHSS，美国国立卫生研究院卒中量表。

4．血管内介入治疗

虽然发病4.5小时内采用rt-PA静脉溶栓是治疗急性缺血性脑卒中的首选方法，然而能在时间窗内到达医院并具备溶栓适应证的患者非常有限。此外，大血管闭塞性脑卒中在静脉溶栓后实现血管再通率偏低，如大脑中动脉M1段再通率约为30%，颈内动脉末端再通率仅为6%。这些因素的存在很大程度上限制了rt-PA在临床实践中的广泛应用。近年来，血管内介入技术在急性缺血性脑卒中治疗方面的发展非常迅速，包括动脉溶栓、静脉-动脉序贯溶栓，机械取栓、碎栓，血管成形术及支架置入术。

急性缺血性脑卒中早期血管内介入治疗的适应证及禁忌证详见表7。

表7 急性缺血性脑卒中早期血管内介入治疗的适应证和禁忌证

适应证	禁忌证
年龄18岁以上 大血管闭塞重症患者尽早实施血管内介入治疗。前循环闭塞发病时间在6小时以内，后循环大血管闭塞发病时间在24小时内，建议动脉溶栓。前循环闭塞发病时间在8小时以内，后循环大血管闭塞发病时间在24小时以内，建议机械取栓 CT排除颅内出血、蛛网膜下腔出血 急性缺血性脑卒中，影像学检查证实为大血管闭塞 患者或法定代理人签署知情同意书	若进行动脉溶栓，参考静脉溶栓禁忌证标准： 活动性出血或已知有出血倾向者 CT显示早期明确的前循环提示大面积脑梗死（梗死面积>1/3大脑半球） 严重心、肝、肾功能不全或严重糖尿病患者 近2周内进行过大型外科手术 近3周内有胃肠或泌尿系统出血 血糖<2.8mmol/L或>22.22mmol/L 药物无法控制的严重高血压 血小板计数低于$100×10^9$/L 预期生存期<90天 妊娠

（1）动脉溶栓及静脉-动脉序贯溶栓 颅内大血管闭塞采用单一的动脉溶栓血管再通率低，而单一的动脉溶栓会延迟治疗时间。静脉-动脉序贯溶栓理论上可以解决上述单一方法的不足。据相关临床指南推荐：①动脉溶栓越早，效果越好，应尽早实施治疗。②动脉溶栓有益于经严格选择的患者，适用于发病6小时内的大脑中动脉供血区的急性缺血性脑卒中。③发病24小时

内、后循环大血管闭塞的重症脑卒中患者，经过严格评估可行动脉溶栓。④静脉-动脉序贯溶栓治疗是一种可供选择的方法。⑤动脉溶栓要求在有条件的医院进行。

（2）机械取栓、碎栓　机械取栓、碎栓是实现急性缺血性脑卒中血管再灌注的新方法，其主要是通过取栓、碎栓及加强溶栓药物在栓子局部的渗透作用实现血管再通，与药物溶栓协同发挥作用。相关指南推荐：①对于发病6小时内影像学检查明确为前循环大血管闭塞的急性缺血性脑卒中患者，可采用血管内介入治疗联合静脉溶栓。②对于静脉溶栓治疗失败的大动脉闭塞脑卒中患者，可采取血管内介入治疗，包括补救性动脉溶栓。③有静脉溶栓禁忌证的急性缺血性脑卒中患者，可选择血管内介入治疗或动脉溶栓。④在严格筛选的基础上，可单独使用取栓器或与药物溶栓联用以实现闭塞血管再通。

（3）血管成形术及支架置入术　相关临床指南推荐：①颅外段颈动脉或椎动脉血管成形术和/或支架置入术可用于急性缺血性脑卒中的血流重建，如治疗颈部动脉粥样硬化重度狭窄或夹层导致的急性缺血性脑卒中。②急性期颅内动脉成形术/支架置入术的有效性尚不确定，可根据患者个体情况选择使用。

（4）围手术期药物管理

1）溶栓药物　动脉溶栓可采用rt-PA或尿激酶。rt-PA的最佳剂量尚不确定，一般为静脉溶栓的1/3，可经微导管内给药，注射速度通常为每分钟1mg。尿激酶总剂量一般不超过60万U，注射速度为每分钟1万U至2万U。推荐每10分钟造影观察血管再通情况，以最小剂量达到血管再通。

2）抗血小板药物　机械取栓术后应常规给予抗血小板药物治疗。若是行急诊支架置入术，术前应予服用负荷剂量抗血小板药物（阿司匹林300mg及氯吡格雷300mg）；术后每天联合服用阿司匹林100mg及氯吡格雷75mg，至少使用1个月，之后，长期服用阿司匹林。对于静脉溶栓后联合急诊支架治疗，术后的抗栓药物使用尚缺乏循证医学依据。

3）血压管理　为防止过度灌注综合征的发生，对于血管再通的患者，要求术前血压控制在180/105mmHg以下；血管开通后对于高血压患者应将血压控制在比基础血压低20～30mmHg的水平，但不应低于90/60mmHg。

4）他汀类药物　围手术期他汀类药物的使用原则目前尚无统一标准。行急诊血管介入治疗的患者，需尽早服用他汀类药物。若急性脑梗死患者病前服用他汀类药物，围手术期需继续服用；若发生脑梗死之前未服用过他汀类药物，建议即刻启动他汀类药物治疗。对于严重动脉粥样硬化或拟行急诊支架置入术者，可以给予强化他汀类药物或联合治疗。

（三）出血性卒中（脑出血）的初步处理

1. 院前处理

院前处理的关键是迅速识别疑似脑卒中患者并尽快送往医院。脑出血症状突发，多在活动中起病，常表现为头痛、恶心、呕吐、不同程度的意识障碍及肢体瘫痪等。

2. 紧急处理

（1）病史采集　重点询问患者脑卒中发生的时间、症状、当时患者的活动情况、年龄，以及有无外伤史、用药史（是否服用阿司匹林、氯吡格雷、华法林等抗栓药）、是否存在凝血功能障碍等。

（2）一般体格检查与神经系统检查　评估气道、呼吸和循环功能后，完善一般神经系统检查，同时完善NIHSS评分等。常用的量表有格拉斯哥昏迷量表（glasgow coma scale，GCS）、NIHSS、脑出血评分量表。

3. 脑影像学检查

脑CT平扫可迅速、准确地显示血肿的部位、出血量、占位效应、是否破入脑室或蛛网膜下腔及周围脑组织受损情况等，是疑似卒中患者首选的影像学检查方法，是诊断早期脑出血的"金标准"。

4. 其他常规检查

常规检查通常包括血常规、血糖、肝功能、肾功能和电解质；心电图和心肌缺血标志物；凝血酶原时间、国际标准化比值和活化部分凝血活酶时间等。

归纳起来，急性出血性脑卒中诊断流程应包括如下4个步骤：

第一步：是否为脑卒中？

第二步：是否为脑出血？行脑CT或MRI检查以明确诊断。

第三步：脑出血的严重程度？可根据 GCS 或 NIHSS 等量表评估。

第四步：脑出血的分型。

（四）脑出血急性期的治疗

1. 血压的管理

脑出血患者常出现血压明显升高，多种因素（应激、疼痛、高颅压等）均可使血压升高，且血压升高（＞180mmHg）与血肿扩大和预后不良相关。应综合管理脑出血患者的血压，分析血压升高的原因，再根据血压情况决定是否进行降压治疗。

对于收缩压150～220mmHg的住院患者，在没有急性降压禁忌证的情况下，数小时内降压至130～140mmHg是安全的；对于收缩压＞220mmHg的脑出血患者，在密切监测血压的情况下，持续静脉输注药物控制血压可能是合理的，收缩压目标值为160mmHg。在降压治疗期间应严密观察血压水平的变化，避免血压波动，每隔5～15分钟进行1次血压监测。

2. 血糖管理

高血糖预示脑出血患者的死亡和不良转归风险增高，低血糖可导致脑缺血损伤及脑水肿，严重时导致不可逆损害。血糖可控制在7.8～10.0mmol/L。

应加强血糖监测并做相应处理：血糖超过10mmol/L时可给予胰岛素治疗；血糖低于3.3mmol/L时，可给予10%～20%葡萄糖口服或注射治疗。目标是达到正常血糖水平。

3. 外科手术治疗

外科手术以其快速清除血肿、缓解颅高压、解除机械压迫的优势成为高血压脑出血治疗的重要方法。是否选择外科手术治疗要根据出血量决定，临床上使用多田氏公式来粗略计算脑出血量［公式：V（出血量）＝ $a \times b \times c \times \pi/6$。a：最大血肿面积层面血肿的最长径；b：最大血肿面积层面上与最长径垂直的最长径；c：CT片出现出血的层面数。多田氏法的应用原理是将血肿体积理想化为一椭球体，从而公式表达为体积=π/6×a（长径）×b（最长径）×m（层厚）×c（层数），实际应用中脑组织层厚常设为1cm，故公式简化为a×b×c×π/6〕。

对于大多数原发性脑出血患者，外科开颅手术治疗的有效性尚不能充分确定，不主张无选择地常规使用外科开颅手术，微创治疗是安全的，有助于降低病死率。以下临床情况，可个体化考虑选择外科开颅手术或微创手术治疗：①出现神经功能恶化或脑干受压的小脑出血者，无论有无脑室梗阻致脑积水的表现，都应尽快手术清除血肿；不推荐单纯脑室引流而不进行血肿清除。②对于脑叶出血超过30mL且距皮质表面1cm内的患者，可考虑标准开颅术清除小脑幕上血肿或微创手术清除血肿。③发病72小时内、血肿体积为20～40mL、GCS≥9分的小脑幕上高血压脑出血患者，在有条件的医院，经严格选择后可应用微创手术联合或不联合溶栓药物液化引流清除血肿。④出血量在40mL以上的重症脑出血患者由于血肿占位效应导致意识障碍恶化者，可考虑微创手术清除血肿。⑤微创治疗应尽可能清除血肿，使治疗结束时残余血肿体积≤15mL。⑥病因未明确的脑出血患者行微创手术前应行血管相关检查排除血管病变，规避和降低再出血风险。

 五、脑卒中的并发症及其处理

（一）脑水肿与颅内压增高

严重脑水肿和颅内压增高是急性重症脑梗死的常见并发症，是死亡的主要原因之一。

处理：①卧床、抬高床头，避免引起颅内压增高的因素，如头颈部过度扭曲、激动、用力、发热、癫痫、呼吸道不通畅、咳嗽、便秘等。②可使用甘露醇静脉滴注，必要时也可用甘油果糖或呋塞米等静脉滴注。③对于发病48小时内，年龄在60岁以下的恶性大脑中动脉梗死伴严重颅内压增高者，应请脑外科会诊考虑是否行减压术。

（二）出血转化

脑梗死出血转化是指缺血性脑卒中梗死区内继发性出血，发生率为8.5%～30%。心源性脑栓塞、大面积脑梗死、占位效应、年龄大于70岁、应用抗栓药物（尤其是抗凝药物）或溶栓药物等会增加出血转化的风险。

处理：①症状性出血转化，停用抗栓治疗等致出血药物。②对需要抗栓治疗的患者，可于出血转化病情稳定后7～10天开始抗栓治疗；对于再发血栓风险相对较低或全身情况较差者，可用抗血小板药物代替华法林治疗。

（三）癫痫发作

不推荐预防性应用抗癫痫药物。有临床痫性发作者应进行抗癫痫药物治疗。

处理：早发痫性发作（＜7天）由脑出血所致的组织损伤所致，应给予3～6个月抗癫痫药物治疗。对于晚发痫性发作（＞7天），抗癫痫药物治疗原则与其他癫痫患者相同。

（四）深静脉血栓形成和肺栓塞

深静脉血栓的危险因素包括静脉血流淤滞、静脉系统内皮损伤和血液高凝状态。瘫痪重、年老及心房颤动者发生深静脉血栓的比例更高，深静脉血栓最重要的并发症为肺栓塞。

处理：①鼓励患者尽早活动、抬高下肢；尽量避免下肢（尤其是瘫痪侧）静脉输液。②瘫痪患者入院后即应用气压泵装置，可预防深静脉血栓及相关栓塞事件；不推荐用弹力袜预防深静脉血栓。③对易发生深静脉血栓的高危患者（排除凝血功能障碍所致的脑出血患者），血肿稳定后可考虑发病后1～4天皮下注射小剂量低分子肝素或普通肝素预防深静脉血栓形成，但应注意出血的风险。④当患者出现深静脉血栓或肺动脉栓塞症状时，可使用系统性抗凝治疗或下腔静脉滤器植入术。对于无抗凝和溶栓禁忌的深静脉血栓或肺栓塞患者，建议使用肝素抗凝治疗，症状无缓解的近端深静脉血栓或肺栓塞患者可给予溶栓治疗。

（五）吞咽困难

约50%的脑卒中患者入院时存在吞咽困难，治疗3个月后降为15%左右。为防治脑卒中后肺炎与营养不良，应重视吞咽困难的评估与处理。

处理：①建议于患者进食前采用饮水试验进行吞咽功能评估。②吞咽困难短期内不能恢复者，早期可插鼻胃管进食；吞咽困难长期不能恢复者通过胃镜下胃造瘘管进食。

（六）肺炎

肺炎是脑卒中患者死亡的主要原因之一，约5.6%脑卒中患者合并肺炎，误吸是主要原因，意识障碍、吞咽困难是导致误吸的主要危险因素，15%～25%的脑卒中患者死于细菌性肺炎。

处理：①对意识障碍患者应特别注意预防肺炎。②疑有肺炎的发热患者应给予抗生素治疗，但不推荐预防性使用抗生素。

（七）排尿障碍与尿路感染

排尿障碍在脑卒中早期很常见，主要包括尿失禁与尿潴留。尿路感染主要继发于因尿失禁或尿潴留留置导尿管的患者，约5%患者出现败血症，与脑卒中预后不良有关。

处理：①建议对排尿障碍者记录排尿日记。②尿失禁者应尽量避免留置尿管，可定时使用便盆或便壶，白天每2小时1次，晚上每4小时1次。③尿潴留者应测定膀胱残余尿，排尿时可在耻骨上施压加强排尿。必要时可间歇性导尿或留置导尿。④有尿路感染者应给予抗生素治疗，但不推荐预防性使用抗生素。

 ## 六、脑卒中的预防

（一）控制高血压

高血压病是脑卒中发作最重要的危险因素。在缺血性脑卒中的患者中，高血压病的诊断率高达70%。目前我国约有3.25亿高血压病患者，但高血压病的知晓率、治疗率和控制率均较低，分别为42.6%、34.1%和9.3%。研究表明，降压治疗可以显著降低脑卒中的再发风险，且收缩压降低越多，脑卒中复发风险的控制效果越显著，控制收缩压<130mmHg可能更为适宜。

（二）控制脂代谢异常

胆固醇水平过高是导致脑卒中复发的重要因素。降低胆固醇水平可以减少脑卒中发生、复发和死亡。研究结果显示，应用他汀类药物强化降低胆固醇5年，可使脑卒中的相对风险降低16%。应用他汀类药物是脑卒中二级预防的基础治疗方案之一。在实际治疗中，建议将低密度脂蛋白胆固醇（LDL-C）控制在1.8mmol/L以下。

总体上，长期使用他汀类药物调节脂代谢是安全的。研究显示，脑出血后使用他汀类药物治疗与未使用他汀类药物或脑出血后停用他汀类药物治疗的患者相比较，可以增加良好预后的比例。他汀类药物引起的肝酶异常通常为一过性的，停药或减量后多可恢复。对于有肾功能损害的患者，应恰当选择他汀类药物的剂量。老年人或合并严重脏器功能不全的患者，初始剂量不宜过大。

（三）抗血小板凝聚

抗血小板治疗能显著降低脑卒中的发生与复发。抗血小板药物主要包括：阿司匹林、氯吡格雷等。阿司匹林或氯吡格雷单药治疗均可作为首选抗血小板药物，阿司匹林的最佳剂量为每天100mg，氯吡格雷推荐剂量是每天75mg。非心源性栓塞性缺血性脑卒中或短暂性脑缺血发作患者，不推荐常规应用阿司匹林联合氯吡格雷抗血小板治疗。

（四）控制糖代谢异常和糖尿病

在脑卒中患者中，有60%～70%存在糖代谢异常或糖尿病。我国脑卒中住院患者糖尿病的患病率高达45.8%，糖尿病前期（包括空腹血糖受损和糖耐量受损）的患病率为23.9%，其中餐后高血糖是主要类型。糖尿病前期是脑卒中患者发病1年内死亡的独立危险因素，有鉴于此，糖尿病与糖尿病前期患者，都应加强对脑卒中的防范。因此，脑卒中患者发病后均应接受空腹血糖、糖化血红蛋白监测，对糖尿病或糖尿病前期患者进行生活方式干预和药物干预，减少缺血性脑卒中和短暂性脑缺血发作，推荐糖化血红蛋白的治疗目标为低于7.0%。

（五）控制睡眠呼吸暂停综合征

睡眠呼吸暂停综合征是脑卒中的危险因素之一。脑卒中患者合并睡眠呼吸暂停的比例为43%～93%，其中最常见的是阻塞性睡眠呼吸暂停综合征。因此，推荐对合并有睡眠呼吸事件的脑卒中或短暂性脑缺血发作患者进行多导睡眠图的监测。治疗睡眠呼吸暂停综合征，首选持续正压通气的方法，可以改善合并睡眠呼吸暂停综合征的脑卒中患者的预后。

（六）控制高同型半胱氨酸血症

高同型半胱氨酸血症可增加脑卒中的风险，使脑卒中的风险增加2倍左右。大样本荟萃分析发现，将同型半胱氨酸降低25%，可使脑卒中风险降低11%～16%。补充叶酸超过36个月，可将同型半胱氨酸降低20%，似乎可以预防脑卒中的发生。推荐对近期发生缺血性脑卒中或短暂性脑缺血发作且血同型半胱氨酸轻度到中度增高的患者，补充叶酸、维生素B_6及维生素B_{12}，可降低同型半胱氨酸水平，减少脑卒中复发风险。

（七）戒烟

吸烟和被动吸烟均为脑卒中的明确危险因素。研究已证实，戒烟有助于脑卒中风险的下降。关于戒烟方式的选择，劝告、行为干预、药物干预及联合干预对于吸烟者戒烟均可能有效。建议有吸烟史的脑卒中患者及早戒烟，并避免被动吸烟，远离吸烟场所。

（八）积极治疗引发心源性脑栓塞的原发病

1. 心房颤动的治疗

心房颤动的重要并发症是心源性脑栓塞。研究表明，心房颤动患者口服华法林抗凝治疗能有效预防缺血性脑卒中，使脑卒中发生风险至少下降60%。因此，若无禁忌证，理论上所有发生过脑卒中事件的心房颤动患者都需要长期口服抗凝药物治疗，但在临床实践中，心房颤动患者的华法林使用却存在严重不足，我国伴有心房颤动的缺血性脑卒中患者华法林治疗率仅为16.2%。

华法林在心房颤动患者脑卒中一级预防及二级预防中均有明确的治疗价值。对于合并心房颤动的短暂性脑缺血或轻型脑卒中患者，抗凝治疗优于抗血小板治疗。新型口服抗凝药物包括达比加群、利伐沙班、阿哌沙班及依度沙班，多项研究已验证了它们在心房颤动患者中预防脑卒中及栓塞事件的有效性和安全性，为预防心房颤动患者发生血管栓塞提供了新的选择，可作为华法林的替代药物。

2. 其他引起心源性脑栓塞的原发病治疗

急性心肌梗死后缺血性脑卒中为心肌梗死的心脏外并发症之一。伴有急性心肌梗死的缺血性脑卒中或短暂性脑缺血发作患者，影像学检查发现心脏左心室附壁血栓形成，推荐给予至少3个月的华法林口服抗凝治疗。对于已使用华法林抗凝治疗的风湿性二尖瓣疾病患者，发生脑卒中或短暂性脑缺血后，不应常规联用抗血小板治疗。

第三节　蛛网膜下腔出血

颅内血管破裂，血液流入蛛网膜下腔，称之为蛛网膜下腔出血（subarachnoid hemorrhage，SAH）。蛛网膜下腔出血分为外伤性和自发性，自发性又分为原发性和继发性。原发性蛛网膜下腔出血是脑底或脑表面血管病变破裂，血液流入蛛网膜下腔；继发性蛛网膜下腔出血是脑内血肿穿破脑组织，血液进入蛛网膜下腔。

一、蛛网膜下腔出血的病因

颅内动脉瘤是蛛网膜下腔出血最常见的病因，占50%～80%；血管畸形也是常见原因，约占10%。

二、蛛网膜下腔出血的临床表现

蛛网膜下腔出血的临床表现差异较大，轻者可无明显临床症状和体征，重者症状十分明显，甚至死亡。典型症状：①剧烈头痛。患者可描述成为"一生中最严重的头痛"。可伴有一过性意识丧失、恶心、呕吐等。②脑膜刺激征。颈强直、克尼格征、布鲁津斯基征等脑膜刺激征阳性。颈强直较常见。③眼部症状。约20%患者出现眼底玻璃体下片状出血。④精神症状。约25%患者出现精神症状，如谵妄、幻觉等，多在发病后2~3周自行恢复。

三、常见的并发症

（一）再出血

20%的动脉瘤患者病后10~14天可再发出血，此时死亡率增加约1倍。

（二）脑血管痉挛

其严重程度与出血量相关，是蛛网膜下腔出血死亡和致残的重要原因。

（三）急性或亚急性脑积水

1周内15%~20%患者发生急性脑积水，严重者可导致颅内压增高，发生脑疝。

四、蛛网膜下腔出血的诊断

辅助检查方面，颅脑CT平扫敏感度高，仍是首选检查。数字减影血管造影（digital substraction angiography，DSA）是临床明确有无动脉瘤的诊断"金标准"，可明确动脉瘤的大小、位置、与动脉的关系及有无血管痉挛等。CT血管成像（computer tomography angiography，CTA）比DSA更为快捷，逐渐成为诊断有无动脉瘤的首选方法。

五、蛛网膜下腔出血的防治

蛛网膜下腔出血的治疗目标是防治再出血，降低颅内压，防治继发性脑血管痉挛，减少并发症，寻找病因、治疗原发病和预防复发。

（一）一般治疗

保持生命体征平稳。降低高颅压，如使用甘露醇、呋塞米、甘油果糖等。避免用力和情绪波动，保持大便通畅。情绪不稳定者适当予镇静、镇痛药物。

（二）预防再出血

绝对卧床休息4～6周。调控血压，防止血压过高导致出血，也预防血压过低导致脑灌注不足。收缩压一般控制在低于160mmHg。动脉瘤夹闭和血管内治疗是预防再出血最有效的办法。

（三）预防脑血管痉挛

口服尼莫地平能有效减少脑血管痉挛的发生。

蛛网膜下腔出血的总体预后较差，死亡率较高，致残率也很高。其预后与出血的病因、出血量及有无并发症有很大关系。其属于急危重症，需要临床医生高度重视，谨慎处理。

第四节　帕金森病

帕金森病（Parkinson disease，PD）是一种多发于中老年的神经系统退行性疾病，以动作迟缓或运动减少（少动）、手脚不自主抖动（震颤）、肢体和躯干僵硬（肌强直）、姿势步态障碍为主要表现，可累及其他系统，表现出嗅觉障碍、焦虑抑郁情绪、睡眠障碍、便秘、认知功能下降甚至痴呆等非运动症状。该病主要影响中老年人，起病年龄平均为55岁，而且发病率随着年龄的增长而增加，病情随着时间推移而逐渐恶化。目前，全球帕金森病患者的人数已超过400万，在我国已经超过200万，每年有近10万人成为新发的帕金森病患者，我国是帕金森病患者最多的国家。

一、帕金森病的病因

（一）病因

帕金森病的病因及发病机制至今不明，目前普遍认为帕金森病可能由多种因素引起，最主要的是衰老、遗传因素和环境因素。

1. 衰老

国内外流行病学调查显示，65岁以上老年人群帕金森病的患病率约为2%，70～79岁年龄组达高峰。也有资料显示，患病率和发病率在80岁后随年龄增长而增加，提示年龄老化与发病有关。

2. 遗传因素

帕金森病的一些家族聚集现象和家族遗传性基因的发现，说明遗传因素可以使患病可能性增加。

3. 环境因素

环境中可能存在一些有毒物质，损伤了大脑神经元。现已知帕金森病发病的部分危险因素包括脑外伤，精神刺激，接触农药杀虫剂、除草剂及工业化学品等。

（二）病理机制

帕金森病的主要病理机制是由于中脑黑质多巴胺的神经元变性、死亡，引起多巴胺含量显著性减少而致病。多巴胺与乙酰胆碱是一对控制人体活动的神经递质，它们互相维持着平衡。病理学研究发现，帕金森病患者中脑黑质与大脑基底神经节的某些神经细胞死亡或失去正常功能，这些细胞正常时产生一种叫多巴胺的化学物质，通过多巴胺可以把信息在神经细胞中加以传递，当多巴胺分泌减少80%时，多巴胺能神经元与胆碱神经元之间失去功能平衡，就会引起典型的帕金森病的症状。因此，临床上通过补充外源性多巴胺来重建二者的平衡，达到缓解和治疗帕金森病的目的。由于此病目前尚缺乏有效的治疗手段，早期发现、早期治疗对阻断疾病的发展十分重要。

二、帕金森病的发病先兆

（一）嗅觉障碍

嗅觉减退或缺失是帕金森病前期最常见的表现之一，90%以上的患者存在嗅觉障碍，对诊断具有高度的敏感性（>80%）。研究表明，嗅觉缺失能预测帕金森病，其潜伏期为2～4年，如果发现帕金森病患者的嗅觉正常，则须重新考虑诊断，但嗅觉障碍对帕金森病的诊断不具有特异性。

（二）自主神经功能紊乱

自主神经功能紊乱是一个重要的前期症状，但症状一般都很轻微，容易被忽略。其中便秘与帕金森病的发展关系很密切，患者结肠活检可发现有 α 突触核蛋白的沉积，可在运动症状出现前10～20年或更早的时间出现，且与不断增加的帕金森病危险性有关。有研究表明，每天排便低于1次者的发生率是每天排便1次者的2.3倍。因此，便秘可能对诊断运动前期帕金森病有帮助。心血管自主神经功能异常也可能是帕金森病的前驱症状，因患者心脏交感神经纤维减少，故心率变异性减慢，这些现象同样见于睡眠行为障碍患者。

（三）睡眠行为异常

睡眠行为异常作为神经系统变性疾病的前驱症状，其特异性较高，是迄今神经退行性疾病最有力的临床预兆。一项前瞻性研究证明，40%以上的睡眠行为异常患者最终会发展为帕金森病，若睡眠行为异常患者合并嗅觉减退和色觉减退，则更容易发展为帕金森病，该过程可能需5年以上。一般睡眠行为异常症状开始到明确帕金森病诊断的中间潜伏期是12～14年。最近研究表明，单光子发射计算机体层摄影（single photon emission computed tomography，SPECT）检测睡眠行为异常患者纹状体多巴胺转运体结合衰减率高于对照组。总之，患者若还伴其他帕金森病运动症状前期症状，或者颅脑实质超声检查和多巴胺转运体SPECT扫描等结果异常，对预测帕金森病更有价值。

（四）抑郁

抑郁在帕金森病患者中很常见，被认为是导致患者生活质量下降与残疾的重要原因，帕金森病抑郁的发生与多种神经递质的改变有关，包括多巴胺（黑质致密部）、五羟色胺（脊核）和去甲肾上腺素（蓝斑），这提示抑郁可能是帕金森病的前驱症状之一。研究表明，约35%的帕金森病患者有显著的抑郁症状，30%的帕金森病患者抑郁症状先于运动症状出现，且有12%～22%的患者以其作为主诉症状，第一次抑郁发作到诊断帕金森病之间的时间平均为10年。但由于患者的抑郁诊断特异性较低，现暂不将单独的抑郁症状作为帕金森病前驱期的预测指标。

（五）认知障碍

帕金森病早期有轻度认知障碍，随后便逐渐出现痴呆表现。

 ## 三、帕金森病的临床症状

（一）静止性震颤

约70%的患者以震颤为首发症状，多始于一侧上肢远端，静止时出现或明显，随意运动时减轻或停止，精神紧张时加剧，入睡后消失。手部静止性震颤在行走时加重，典型表现是"搓丸样"震颤。患者典型的主诉："一只手经常抖动，越放着不动越抖得厉害，干活拿东西时反倒不抖，激动时也抖得厉害，睡着就不抖了。"

（二）肌肉强直

活动患者的肢体、颈部或躯干可觉察到明显阻力，称"铅管样强直"，患者合并肢体震颤时可在均匀阻力中出现断续停顿，称"齿轮样强直"。患者典型主诉为"肢体发僵、发硬"，疾病早期时肌强直不易察觉，可让患者主动活动一侧肢体，被动活动的患侧肢体肌张力会增加。

（三）动作迟缓

患者动作变慢，始动困难，运动幅度减小。根据受累部位的不同，运动迟缓可表现在多方面：面部表情动作减少，称为"面具脸"；说话声音低沉、吐字欠清；写字变慢变小，称为"小写征"；精细动作变笨拙；行走速度变慢，常曳行，手臂摆动幅度和步距变小；因不能主动吞咽而流涎。疾病早期患者常将运动迟缓误认为无力。早期患者的典型主诉："最近一侧手不得劲，不如以前利落，走路时同侧腿发沉，有点拖拉。"

（四）姿势步态障碍

姿势反射消失往往在疾病中晚期出现，患者不易维持身体平衡，易跌倒。典型主诉："怕一个人走路，别人稍碰一下就被绊倒。"行走时常越走越快、不易止步，称为"慌张步态"；晚期患者可出现"冻结现象"，表现为行走时突然出现短暂的不能迈步，须停顿数秒钟后才能再继续前行，常见于开始行走时、转身、接近目标时或担心不能越过已知障碍物时。

四、帕金森病的诊断

（一）生物标志

应用生物标志可以早期发现帕金森病高危患者，准确地与其他疾病相鉴别，以尽早开展神经保护治疗。对于家族性帕金森病，可以根据临床特征、遗传特点选择性检测相应的基因。

1. PET和SPECT黑质纹状体多巴胺系统显像

二者均反映了黑质纹状体通路突触前多巴胺能神经末梢的功能情况，有较高的敏感性，可以有效鉴别帕金森病与原发性震颤和血管性帕金森病。

2. 经颅超声成像技术

有较好的敏感性和特异性，但易受操作者经验和水平的影响，该检查有助于鉴别帕金森病与多系统萎缩和进行性核上性麻痹。

3. 消化道组织活检

近几年的研究发现，帕金森病患者胃、十二指肠、结肠经内镜检查取下的组织活检可以发现α突触核蛋白，消化道组织活检有望成为早期诊断帕金森病的可靠手段。

4. 脑脊液α突触核蛋白检测

该方法可以反映患者脑内的帕金森病病理过程。多项研究已经证实，帕金森病患者脑脊液α突触核蛋白水平低于健康对照组，且在帕金森病早期即可出现，所以该检查敏感性较好。

（二）帕金森病的诊断标准

参照中华医学会神经病学分会2016年《中国帕金森病的诊断标准（2016版）》，诊断的首要核心标准是明确帕金森综合征，定义为：出现运动迟缓，并且至少存在静止性震颤或强直这两项主征的一项。对所有核心主征的检查必须按照国际运动障碍学会的统一帕金森病评估量表（MDS–UPDRS）中所描述的方法进行。

1. 临床确诊帕金森病的标准

（1）不符合绝对排除标准。

（2）至少两条支持性标准。

（3）没有警示征象。

2. 诊断为很可能是帕金森病的标准

（1）不符合绝对排除标准。

（2）如果出现警示征象需要通过支持性标准来抵消，如果出现1条警示征象，需要至少1条支持性标准抵消；如果出现2条警示征象，需要至少2条支持性标准抵消；如果出现2条以上警示征象，则诊断不能成立。其中，支持性标准包括：①患者对多巴胺能药物的治疗明确且显著有效。②出现左旋多巴诱导的异动症。③临床体检观察到单个肢体的静止性震颤（既往检查或本次检查）。④辅助检测阳性有助于鉴别帕金森病与非典型性帕金森综合征，包括存在嗅觉减退或丧失，或头颅超声显示黑质异常高回声（>20mm^2），或心脏间碘苄胍闪烁显像法显示心脏去交感神经支配。

3. 绝对排除标准

（1）存在明确的小脑共济失调，或者小脑性眼动异常（持续的凝视诱发的眼震、巨大方波跳动、超节律扫视）。

（2）出现向下的垂直性核上性凝视麻痹，或者向下的垂直性扫视选择性减慢。

（3）在发病后5年内，患者被诊断为高度怀疑的行为变异型额颞叶痴呆或原发性进行性失语。

（4）发病3年后仍局限于下肢的帕金森病样症状。

（5）多巴胺受体阻滞或多巴胺耗竭剂治疗诱导的帕金森综合征，其剂量和时程与药物性帕金森综合征相一致。

（6）尽管病情为中等严重程度（即根据MDS-UPDRS，评定肌强直或运动迟缓的计分＞2分），但患者对高剂量（每天用量≥600mg）左旋多巴治疗缺乏显著的治疗应答。

（7）存在明确的皮质复合感觉丧失（如在主要感觉器官完整的情况下出现皮肤书写觉和实体辨别觉损害），以及存在明确的肢体观念运动性失用或进行性失语。

（8）分子神经影像学检查突触前多巴胺能系统功能正常。

（9）存在明确可导致帕金森综合征或疑似与患者症状相关的其他疾病，或者基于全面诊断评估，由专业医生判断其可能为其他综合征，而非帕金森病。

4. 帕金森病的警示征象

（1）发病后5年内出现快速进展的步态障碍，以至于需要经常使用轮椅。

（2）运动症状或体征在发病后5年内或5年以上完全不进展，除非这种病情的稳定与治疗相关。

（3）发病后5年内出现延髓性麻痹症状，表现为严重的发音困难、构音障碍或吞咽困难（需进食较软的食物，或者通过鼻胃管、胃造瘘进食）。

（4）发病后5年内出现吸气性呼吸功能障碍，即在白天或夜间出现吸气性喘鸣或者频繁的吸气性叹息。

（5）发病后5年内出现严重的自主神经功能障碍，包括：①直立性低血压，即在站起后3分钟内，收缩压下降≥30mmHg或舒张压下降≥20mmHg，并排除脱水、药物或其他可能解释自主神经功能障碍的疾病。②发病后5年内出现严重的尿潴留或尿失禁（不包括女性长期存在的低容量压力性尿失禁），且不是简单的功能性尿失禁（如不能及时如厕）。对于男性患者，尿潴留必须不是由前列腺疾病所致，且伴发勃起障碍。

（6）发病后3年内由于平衡障碍导致反复（每年＞1次）跌倒。

（7）发病后10年内出现不成比例的颈部前倾或手足挛缩。

（8）发病后5年内不出现任何一种常见的非运动症状，包括嗅觉减退、睡眠障碍（睡眠维持性失眠、日间过度嗜睡、快速动眼期睡眠行为障碍）、自主神经功能障碍（便秘、日间尿急、症状性直立性低血压）、精神障碍（抑郁、焦虑、幻觉）。

（9）出现其他原因不能解释的锥体束征。

（10）起病或病程中表现为双侧对称性的帕金森综合征症状，没有任何侧别优势，且客观体检亦未观察到明显的侧别性。

 ## 五、帕金森病的治疗

（一）运动症状的治疗

帕金森病治疗的里程碑是引入了多巴类药物，其发现者——瑞典的阿尔维特·卡尔森博士由此获得了2000年的诺贝尔生理学与医学奖。药物治疗是帕金森病首选且主要的治疗手段，但是无论药物或手术，只能改善症状，并不能治愈。因此治疗的目的主要是延缓疾病的进展，控制疾病的症状，提高患者的生存质量。目前常用的药物有复方左旋多巴、多巴胺受体激动剂（普拉克索、罗匹尼罗、阿扑吗啡）、MAO-B抑制剂（司来吉兰、拉扎贝胺、雷沙吉兰）、COMT抑制剂（恩他长明）、抗胆碱能药（苯海索、丙环定）、金刚烷胺等。有循证医学证据提示，左旋多巴的应用可延长帕金森病患者的生存期。

（二）非运动症状的治疗

1. 感觉障碍

抗帕金森病治疗较单纯对症处理更有效。

2. 睡眠障碍

（1）入睡困难和睡眠维持障碍　帕金森病患者入睡困难和睡眠维持困难与夜间帕金森病所致的肢体僵直震颤有关，加用左旋多巴控释片、多巴胺受体激动剂或儿茶酚-甲醛转移酶抑制剂可以改善睡眠症状。如果与异动症有关，可将睡前服用的抗帕金森病药物减量。另外司来吉兰和金刚烷胺可以导致失眠，因此建议司来吉兰在早上、中午服用，金刚烷胺在下午4点前服用。

（2）日间过度嗜睡者　帕金森病患者日间过度嗜睡，部分是由于夜间睡眠质量差所致，另外还可能与服用抗帕金森病药物、抑郁和认知功能障碍有关，治疗上可停用对睡眠有影响的药物，鼓励患者增加活动，养成良好的睡眠习惯。

（3）不宁腿综合征　帕金森病患者发生不宁腿综合征的概率约为正常人的2倍，临床表现为强烈的活动下肢的冲动、下肢不适感，休息或静止状态下症状加重，活动后症状缓解，夜间症状加重，治疗首选多巴胺受体激动剂或左旋多巴，次选加巴喷丁、氯硝西泮。

3. 神经精神症状

（1）抑郁　对于帕金森病抑郁症状可应用选择性5-羟色胺再摄取抑制剂，也可加用多巴胺受体激动剂，尤其是普拉克索，既可以进一步改善运动症状，也可以改善抑郁症状。

（2）焦虑　帕金森病患者焦虑与运动症状波动关系密切，约2/3的症状波动的患者存在焦虑，大部分发生在"关"期（指出现全身僵硬、寸步难行症状），"关"期焦虑症患者应用多巴胺能治疗有效，也可应用抗焦虑药物，如5-羟色胺再摄取抑制剂、苯二氮䓬类，丘脑底核深部脑刺激术能有效控制焦虑症状。

（3）情感淡漠　情感淡漠是帕金森病的特征性表现，可以与抑郁同时出现，也可单独出现，治疗可应用哌甲酯、安非拉酮、多巴胺受体激动剂。

（4）精神障碍　精神障碍临床表现为视幻觉，常出现人物和动物等非恐怖的影像；妄想，怀疑配偶不忠或亲属偷窃自己财物等。治疗应控制诱因，如感染和代谢性疾病、体液电解质失衡、睡眠障碍等，增加非典型抗精神病药物氯氮平等，并监测血常规和肝功能，加用胆碱酯酶抑制剂卡巴拉汀、多奈哌齐。

（5）认知功能障碍　对帕金森病痴呆患者，卡巴拉汀很可能改善认知功能，但改善的程度为中等，而且有可能加重震颤。多奈哌齐很可能改善认知功能，但改善的程度为中等，应停用可能加重认知功能损害的药物，如抗胆碱能药物、金刚烷胺、三环类抗抑郁药等。

4. 自主神经功能障碍

（1）便秘　约70%的帕金森病患者存在便秘，而且多发生在运动症状之前，对多巴胺能药物反应差。对于便秘的治疗可停用抗胆碱药物，增加饮水和高纤维食物，增加活动量，使用软便剂、缓泻药、乳果糖等，也可加用多潘立酮。

（2）吞咽困难和流涎　吞咽困难一般发生在疾病晚期，可导致窒息和误吸。流涎主要原因为吞咽减少，可使用抗胆碱能药物。

（3）排尿异常　男性患者可运用改善前列腺功能的药物。

（4）直立性低血压　直立性低血压发生率约为50%，药物治疗可应用米多君，该病的非药物治疗包括避免饱餐、饮酒、高温，增加钠盐摄入，床头抬高10°～30°，穿弹力丝袜等，仅餐后血压降低者，应鼓励少食多餐。

5. 出汗异常

帕金森病患者出汗异常非常常见，大部分为多汗，少数为少汗。症状波动的患者更易出现，大部分发生在"关"期，少部分发生在"开"期（即帕金森病症状突然消失）。治疗应减少症状波动，加用抗胆碱能药物。

6. 性功能障碍

帕金森病患者大多数表现为性功能减退，可加用西地那非，或者加用多巴胺受体激动剂；少数表现为性功能亢进，停用多巴胺受体激动剂。症状严重者可加用抗精神病药物。

（三）运动治疗

运动治疗可改善和维持患者的肢体功能。早期患者应坚持一定的体力活动，主动进行肢体功能锻炼，四肢各关节做大范围的屈伸、旋转等活动，以预防肢体挛缩、关节僵直的发生。每个运动项目的时间不宜过长，最好在中间安排一些休息时间，避免因剧烈运动、过度劳累而造成肌肉及关节损伤。运动时保持呼吸正常，适当安排运动先后顺序，避免做需要经常改变姿势的运动。晚期患者可做被动肢体活动和肌肉、关节的按摩，以促进肢体的血液循环。晚期卧床患者要按时翻身，做好皮肤护理，防止尿便浸渍和褥疮的发生。

（四）饮食治疗

饮食治疗是帕金森病的辅助治疗方法之一，目的在于维持较好的营养和身体状况，并通过调整饮食，使药物治疗达到更好的效果。

1. 多吃谷类和蔬菜瓜果

通常每天吃300～500g的谷类食物，如米、面、杂粮等，从谷类中能获得碳水化合物、蛋白质和维生素B族等营养，并能获取身体所需的能量。碳水化合物通常不影响左旋多巴的药效，每天吃300g左右的蔬菜或瓜果，从中获得维生素和多种矿物质。

2. 适量吃奶类和豆类

奶类含丰富的钙质，但由于牛奶中的蛋白质成分可能对左旋多巴药物疗效有一定的影响，为了避免影响白天的用药效果，建议牛奶安排在晚上睡前饮用。另外，豆腐、豆腐干等豆制品也可以补充钙。

3. 适当补充蛋白质

蛋白质以补充优质蛋白为主，每天摄入量应控制在0.8g/kg，可选择鱼、虾、瘦肉、牛奶等优质蛋白，但由于高蛋白不利于抗帕金森病药物的吸收，因此一般主张晚餐时食用高蛋白食物。

4. 尽量不吃肥肉、荤油和动物内脏

饮食中过高的脂肪也会延迟左旋多巴药物的吸收，影响药效，建议用植物油烹调食物。

5. 补充足量水分

每天喝6～8杯水，摄入充足的水分对身体的新陈代谢有利，充足的水分既能使身体排出较多的尿量的同时减少膀胱和尿道细菌感染的机会，也能使粪便软化、易排出，防止便秘的发生。

6. 适当摄入维生素和矿物质

维生素E能降低发病率、提高治疗效果。在矿物质中，每天钙的摄入量应在1 000～1 500mg，同时适量摄入维生素D，可减少骨质疏松症的发生。

（五）外科治疗

当中晚期帕金森病患者用药物治疗疗效减退或治疗期间出现严重并发症时，此时单纯的药物调整已经不能改善患者的症状，可考虑手术治疗。目前，治疗帕金森病的主要手术方法包括脑深部（丘脑的底核和腹内侧区）电刺激和采用先进的"伽马刀""细胞刀""微电极介入"等方法进行脑立体定向核团损毁术，前者因靶点选择、手术时机、临床结果、不良反应和长期预后等问题，在临床上的应用受到一定限制；后者可以消除患者震颤、僵直和痉挛等临床症状，但是容易发生并发症及复发。这些方法均较直接、有效，但均存在操作复杂、副作用大、价格昂贵等不足。

干细胞移植和基因治疗是治疗帕金森病的新方法，已显示一定的治疗效果，短期疗效明确，但长期疗效不明显，而且基因治疗仍停留在动物实验阶段。干细胞移植是用一种特定的方式将细胞移植到病灶处并进行分化，重建功能正常的细胞或组织，从而达到治愈疾病的目的。研究发现，将不同类型的干细胞移植入帕金森病模型脑内，发现其可以分化为多巴胺能神经元，从而改善帕金森病模型的症状。尽管来自多巴胺能神经元的干细胞移植可以减轻帕金森病的运动障碍，减少药物用量，但肿瘤发生的潜在可能、细胞资源、移植方案（包括可靠的运输系统、移植位置和时间）等，在多巴胺能神经元干细胞移植入帕金森病患者体内之前还需要做进一步的临床研究。

（六）神经保护治疗

临床研究提示，利鲁唑、辅酶Q10、胶质细胞源性神经营养因子、维生素E可能有神经保护作用。此外，每天1mg雷沙吉兰可能有神经保护作用，但仍需进一步研究核实。

（七）帕金森病的中医治疗方

1. 大定风丸

【组成】白芍18g，阿胶9g，生龟板12g，干地黄10g，麻子仁6g，五味子6g，生牡蛎12g，麦冬18g，炙甘草3g，鸡子黄2枚，鳖甲12g。

【服法】水煎服，每天1剂。

【功用】滋阴熄风。五味子可使大脑兴奋与抑制过程趋于平衡，使异常的神经活动趋向正常；芍药及甘草对化学药品引起的惊厥有拮抗作用；主药阿胶口服可防止豚鼠进行性肌变性的发生。

2. 定振丸

【组成】熟地黄15g，当归15g，川芎15g，白芍15g，钩藤15g，制何首乌15g，枸杞子15g，黄芪24g，白术10g，天麻10g，防风10g，威灵仙10g，全蝎6g，蜈蚣2条。

【服法】水煎服，每天1剂。

【功用】舒筋通脉，补血熄风。方中威灵仙舒筋通脉；熟地黄、当归、川芎、白芍、制何首乌、枸杞子养血熄风；黄芪、白术益气健脾，缓肝宁风；天麻、全蝎、蜈蚣、防风、钩藤搜风熄风；诸药合之，可舒缓筋脉，令震颤自止。

3. 五虫散

【组成】蝉蜕6g，地龙5g，僵蚕5g，土鳖虫5g，全蝎3g。

【服法】共研细末，每天6g，分2次以汤药送服。

【功用】化痰熄风。取虫类药入络熄风的特性，佐以化瘀血通络的土鳖虫，有良好的镇静止颤功效。

4. 养血熄风汤

【组成】白芍16g，钩藤16g，山茱萸10g，全蝎8g，鹿角胶（烊化）8g，枸杞子12g，生地黄12g，白附子12g，当归12g，蜈蚣（焙干研末冲服）1条，甘草6g。

【服法】水煎服，隔日1剂。同时用60%的白酒1 000mL，浸泡鸭蛋5～6

个，泡48小时后备用。每日清晨取1枚鸭蛋打入开水中煮熟，空腹吃蛋喝汤。1个月为1个疗程。

【功用】方中白芍、山茱萸、枸杞子、鹿角胶、生地黄、当归滋阴柔肝养血；全蝎、蜈蚣、白附子、钩藤熄风止痉。白酒泡鸭蛋是民间治疗风症的首选药。血虚体弱者适用。

5. 脑通胶囊

【组成】水蛭8g，全蝎8g，地龙8g，黄芪30g，人参10g，丹参10g，何首乌30g，三七15g，巴戟天30g，淫羊藿30g。

【服法】成人每天服3次，每次4～5粒。3个月为1个疗程。

【功用】脑通胶囊有保持微循环通畅、防止动脉粥样硬化、拮抗血小板聚集、清除氧化自由基的作用，能调节与激活脑神经元，有良好的防治帕金森病的功效。内热、血液黏稠、血压高者忌用。

6. 全天麻胶囊

【组成】野生天麻。

【服法】各型患者均适宜，每次2～6粒，每天3次，口服。

【功用】舒筋通络，镇惊止痉。天麻有镇静、镇痛、抗惊厥、抗癫痫和促进胆汁分泌等作用，天麻多糖具有增强机体非特异性免疫及细胞免疫作用。

第五节　阿尔茨海默病

阿尔茨海默病是以记忆与认知功能损害为主要特征的神经变性疾病，是老年性痴呆的最主要分型，占所有痴呆的60%以上，最早由德国神经科医生阿尔茨海默于1906年发现。阿尔茨海默病的病情进展至中晚期可严重影响老年患者的日常生活能力。

一、阿尔茨海默病的危险因素

（1）年龄因素　年龄增长是认知功能下降的一个重要原因，有资料表明，65～75岁是人的短时视觉记忆和言语记忆的分水岭。对北京市城乡中的1865名老年人调查显示，轻度认知功能障碍在60～64岁占4.3%；65～69岁占6.3%；70～74岁占11%；75～79岁占12.5%；80岁以上占18.2%，表明轻度认知功能障碍的患病率随老年增龄而增高。

（2）受教育程度　调查研究报告表明，受教育程度与轻度认知功能障碍的患病率有明显相关性，受教育程度低的人群比受教育程度高的人群的轻度认知功能障碍患病率显著增高。

（3）遗传因素　大量的研究资料表明，阿尔茨海默病具有家族遗传因素，一级亲属患痴呆的危险性为10%，其中高龄者患痴呆的危险性更高一些。

（4）心理因素　性格孤僻、兴趣狭窄，以及不与身边周围的人沟通交往的人，其患病率高于其他普通人。有研究发现，兴趣狭窄、长期活动很少及一些重大的不良生活事件都与该病的发生有比较显著的关联性。

（5）吸烟饮酒　吸烟会使轻度认知功能障碍危险性显著增加。无论年龄大小、中等量吸烟还是大量吸烟（每天25支），都会使认知障碍患病的风险加大。有研究表明，只要戒烟2～4年，就可使卒中危险性迅速下降，使脑血管性痴呆的患病风险明显下降。饮酒也与患病率有相关性，研究表明，每天饮用的酒精量少于20g，具有保护认知功能的作用，过量饮酒将会增加认知功能损害。

（6）营养因素　维生素E、维生素C具有抗氧化的功能，具有保护认知功能的作用，可延缓老年人认知功能的减退。维生素B_{12}可以改善认知功能减退者的语言功能，β胡萝卜素具有保护认知功能的作用。

（7）炎症　脑部的炎症性疾病也会引起阿尔茨海默病。

（8）铝中毒　近年研究发现，铝确实对神经系统有损害，导致神经细胞坏死。

（9）胆碱能功能缺陷　脑中乙酰胆碱不足会使正常神经传导速度减慢，认知、记忆功能减退。

（10）细胞构架改变　细胞构架的异常改变，导致神经功能减低、丧失，直至神经细胞破坏。

（11）头颅外伤　多项病例对照研究认为，早年脑外伤可能是阿尔茨海默病的一个危险因素。

（12）脑梗死　脑血管疾病会引起脑循环障碍，使脑神经细胞发生退行性变化，引起阿尔茨海默病。

二、阿尔茨海默病的三个症状群

（一）记忆与认知功能损害症状群

1. 早期表现

（1）记忆力减退　近期记忆损害，刚发生的事情或说过的话马上就忘了，爱忘事儿，丢三落四，但远期记忆很好，对年轻时的事、几十年前的事却记得清楚。

（2）时间和定向能力减退　常常不能分辨时间和季节，有时找不到自己的家。

（3）思维和判断能力下降　学习新东西、新技术有困难，理财、算账有困难。

（4）语言出现问题　叫不出日常用品的名字、熟人的名字，与人谈话时出现找词困难。

2. 中期表现

（1）记忆力损害更加明显，近期记忆损害严重，远期记忆也受影响，有时完全记不起老朋友或家人的名字。

（2）能集中注意力的时间更短，如不能配合检查。

（3）智能减退相当显著，出现失语、失用、失认、失算，可出现定向力、理解力与判断力的障碍和抽象概括能力下降。

（4）思维和语言障碍，说的话或写的句子让人无法理解；反复、多次地讲同一件事或询问同一个问题，表现为唠叨；忘记日常用语或用错日常用语；不能写信等。

（5）购物时不会算账，不理解书的内容或电视剧的情节，使用电器有困难或不会使用遥控器等。

3. 晚期表现

（1）记忆障碍，忘记配偶的名字，最近的经历和事件大部分忘记，保留一些过去积累的知识，但为数甚少。

（2）不能识别周围环境，找不到自己的家。

（3）不知道年份、季节，不认识家人或镜子中的自己。

（4）计算力障碍，做10以内的加减法有困难。

（5）不能写出自己的名字，不能用语言进行沟通，听不懂别人说的话，也表达不出自己的意思。

（二）精神行为异常症状群

1. 早期表现

（1）丧失主动性，缺乏生活和工作热情。

（2）情绪或人格出现变化，病人情绪淡漠、抑郁或变得紧张和激动、多疑、固执与斤斤计较。

2. 中期表现

（1）行为和性格几乎完全失常，常在黄昏或晚上的时候情绪躁动，安静不下来。

（2）失去正常的羞耻感和道德感，如裸体外出或裸露生殖器、捡垃圾等。

（3）可能出现妄想或幻觉。

3. 晚期表现

不安/攻击、失抑制、激惹、踱步、运动性活动增强、强直痉挛、肌阵挛、癫痫、激越、漫游、睡眠紊乱、饮食失调。

（三）日常生活能力丧失症状群

1. 早期表现

需要更长时间才能完成日常工作和家务。处理日常简单的财务问题也有困难，不能完成复杂工作。职业能力降低，社交退缩。日常生活能力尚可，但需要他人给予一定帮助。

2. 中期表现

购物、开车、做饭、洗衣、个人卫生、走路的安全性受到影响，需要他人全天照顾。穿衣、吃饭出现困难。上厕所也需要人帮助，有时会尿失禁。

3. 晚期表现

几乎完全丧失生活自理能力，日常生活需要照顾，如需要喂饭，帮助穿衣、洗漱等，外出需要帮助。自己不能控制大小便（大小便失禁），饮食良好的情况下出现体重下降，日夜节律紊乱等。

4. 极晚期表现

记忆、智能完全丧失，缄默不语，卧床不起，屈曲性截瘫，大小便失禁，日常生活需要24小时看护。

三、阿尔茨海默病的诊断

（一）进行记忆体检

记忆体检是针对特殊人群，如老年人、存在认知相关危险因素者所进行的一种不同于躯体检查的认知功能测查，具有独特形式与专业性。通过筛查确实可以发现早期潜在的记忆与认知问题及危险因素，提出早期的预警与健康管理计划，可以有效帮助部分患者采取积极的措施，以降低向更严重的认知损害发展的概率，延缓痴呆的发生与进展。

记忆体检的适宜人群：

（1）65岁以上老年人，需要每年进行1次记忆体检。

（2）对于65岁以下成人，具备下述危险因素之一者，建议每年进行例行记忆体检：①有症状或无症状脑血管病患者。②明显脑白质异常的患者。

③有脑外伤病史的患者。④脑动脉狭窄患者。⑤帕金森病患者。⑥有昏迷、休克、癫痫发作等病史的患者。⑦有一氧化碳中毒病史的患者。⑧安眠药物成瘾患者。⑨有痴呆家族史者。⑩合并高血压病、糖尿病、高脂血症、吸烟、酗酒等多重相关危险因素者。⑪合并心肌梗死、心房颤动、慢性心功能不全者。⑫冠状动脉旁路移植术后患者。⑬全麻手术后患者。⑭髋骨骨折患者。⑮严重慢性阻塞性肺疾病或睡眠呼吸暂停综合征患者。⑯甲状腺功能减退患者。⑰叶酸、维生素B_{12}缺乏与高同型半胱氨酸血症患者。⑱已知血清学检测梅毒、艾滋病阳性者。

（3）有记忆减退症状者，无论年龄是否在65岁以下，都应每半年行1次记忆体检；对于有相关危险因素而无记忆减退主诉者，建议每年行1次记忆体检。

（二）神经影像学诊断

1. 脑部CT

CT显示海马萎缩可作为阿尔茨海默病早期诊断的标志，脑CT还可排除如脑积水、慢性硬膜下血肿、脑肿瘤和脑梗死等所致与阿尔茨海默病相似的器质性脑病。

2. 脑核磁

可检测颞叶中部结构萎缩的程度，敏感性可达81%，特异性可达67%，测量颞角宽度是阿尔茨海默病最敏感的指标，敏感性达90%，特异性达85%。若结合海马高度、海马与脑干间距及海马沟回间距，其敏感性达93%，特异性达95%。脑核磁共振检查可作为早期诊断阿尔茨海默病的可靠指标之一。

3. 单光子发射断层扫描

研究证明，阿尔茨海默病患者的脑血流量减少，其减少的程度与痴呆的严重程度相关。双颞顶区灌注减少者，阿尔茨海默病的符合率达80%，86%的患者其脑血流量的减少与颞叶萎缩的程度呈正相关。

4. 正电子发射断层扫描

可检测阿尔茨海默病患者的大脑葡萄糖代谢特征，典型的代谢降低区以顶颞联系皮层最为突出，其次是颞叶皮层、基底节、丘脑和小脑，5%的阿尔茨海默病患者的大脑葡萄糖代谢下降程度与其病情的严重程度相一致。此外，还可发现患者脑中淀粉样蛋白沉积。

四、阿尔茨海默病的治疗

（一）药物治疗

目前，用来治疗阿尔茨海默病的药物主要是胆碱脂酶抑制剂，包括安理申、艾斯能、加兰他敏等，借助抑制胆碱脂酶以提升脑内的乙酰胆碱浓度，来改善阿尔茨海默病患者的记忆等相关认知功能（表8）。

表8　适用于阿尔茨海默病的药物

药名	适应证	注意事项
安理申	轻度及中度阿尔茨海默病	每天服用1次，逐步调高剂量
艾斯能	轻度及中度阿尔茨海默病	每天服用2次
加兰他敏	轻度及中度阿尔茨海默病	每天服用1次，逐步调高剂量
石杉碱甲	轻度及中度阿尔茨海默病	每天服用2次，心动过缓及支气管哮喘禁用
尼莫地平	轻中度痴呆	长期服用
金刚烷胺	中重度阿尔茨海默病	每天服用2次，逐步调高剂量
尼麦角林	末梢血管循环障碍	5～10mg/次，每天服用3次
银杏叶片	末梢血管循环障碍	2片/次，每天服用3次

（二）食疗

饮食的关键是营养平衡，多吃植物蛋白，适量补充维生素E和卵磷脂，多吃新鲜蔬菜、水果，并减少铝、铜的摄入。

适当补充下列营养物质：①叶酸和维生素B_{12}，因为阿尔茨海默病的发生与机体叶酸和维生素B_{12}缺乏有关。②常食大豆。大豆含有丰富的异黄酮、皂苷、低聚糖等活性物质。研究发现，大豆异黄酮具有一定的脑保健作用，常食大豆不仅可以摄取充足的植物蛋白，预防血脂异常、动脉硬化，还有预防阿尔茨海默病的功效。③多吃鱼或适当补充鱼油。科研人员研究发现，健康老人的血液中ω-3脂肪酸（尤其是二十二碳六烯酸，即DHA）的含量远远高于痴呆老人，而此成分在深海鱼和鱼油中含量最高。因此，多吃鱼，尤其是高油脂的鱼，如鲑鱼、鳟鱼和鱿鱼等，有预防阿尔茨海默病的作用。④增加卵磷脂的摄入。日本科学家研究发现，乙酰胆碱的缺乏是阿尔茨海默病的主要原因，卵磷脂是脑内转化为乙酰胆碱的原料，因此，人们可以从食物中摄取卵磷脂来预防阿尔茨海默病。大豆及其制品、鱼脑、蛋黄、猪肝、芝麻、山药、蘑菇、花生等都是富含卵磷脂的天然食品，可提高智力，延缓脑力衰退。

（三）情感交流

早期治疗能改善患者的日常生活能力，延缓疾病的进程，改善预后，帮助患者在更长的时间内保持自我，这不仅可减轻医务人员和家庭的负担，还可缓解社会、医疗及公共卫生保健系统的压力，提高患者及其家庭的生活质量。治疗阿尔茨海默病没有立竿见影的特效药，家庭和社会应该给予患者积极的心理治疗和护理。

（1）回忆往事　这是鼓励患者不断思考的最好方法，尤其是回忆一些趣事和让患者有成就感的事。

（2）增进交流　阿尔茨海默病患者常存在理解困难，但对别人说话的语气非常敏感，过激的语气会令患者不安，平和的语气则让患者觉得舒服。对于患者的提问，应给予简单明了又认真的回答，不要过于烦琐，更不要敷衍了事。

（3）语言温柔　不要和阿尔茨海默病患者发生争执，不要一味坚持自己的观点，否则会使其紧张。有时患者可能不愿做一些事情，如刷牙、洗脸等，不要强迫。陪护者应当温柔地对待患者，可以试着说"该刷牙洗脸了，这是您的牙刷和毛巾"等。

（4）消除忧虑　阿尔茨海默病的早期是心理变化最复杂的时期，患者常常为自己的头脑糊涂、记忆力减退等身心不适而十分苦恼，甚至悲伤抑郁，失去生活的信心，这是最需要心理疏导的，也是最容易收到治疗效果的时期。患者可能经常反复地问一个问题，应弄清楚他为什么总是问这个问题，并消除其担忧。

（5）融入现实　阿尔茨海默病患者早期的主要表现是遗忘近期事情，患者将自己封闭在过去的时光中，而且越来越脱离现实，应该让患者适当看电视，家属或陪护者多带他出去转转、逛逛公园，让患者的视野和头脑也能与时代同步。

（6）联系医生　陪护者或家属应该定期与医生联系，在医生有针对性地指导下更好地护理患者。

 ### 五、阿尔茨海默病的预防

（一）发病前20年就要开始预防

阿尔兹海默病会在发病前20年就在患者的脑部出现征兆，产生所谓的阿尔茨海默病萌芽，而这个萌芽出现的时间点，一般在40岁左右。所以，这段时间更要特别注意保健与预防，才能降低日后阿尔茨海默病的发生率。在预防医学概念下，所有疾病都有其病灶，可以靠提早预防、早期发现、早期治疗来达到维持生活质量的目的。阿尔茨海默病也是如此，只要提早预防，就可以降低其对生活的冲击。

（二）多接受教育

美国弗明汉心脏研究发布的数据显示，近30年来，新发阿尔茨海默病病例数逐渐下降，其中60～69岁人群下降最为明显。女性的阿尔茨海默病发病率下降最显著，发病率下降的趋势主要见于高教育水平者，阿尔茨海默病发病风险降低可能归因于受教育水平，以及对心脏健康危险因素的管理。

（三）加强心血管等慢性病防治

德国神经退行性疾病研究中心发现，2007—2009年，74～85岁的女性老年人中，阿尔茨海默病患者人数有所减少，这一现象可能与血管危险因素

（如高血压病、高脂血症、糖尿病等）的有效治疗、提高受教育水平、改善经济状况等密切相关。

1. 控制高血压

长期降压治疗能使高血压病患者阿尔茨海默病发病率降低一半，并延缓认知功能衰退的速度。瑞典对1 301例无阿尔茨海默病的高血压病患者进行了随访，发现规律服用降压药（84%为利尿药）者的阿尔茨海默病发病率低于未服药者。临床提示，血管紧张素受体阻滞剂和血管紧张素转换酶抑制剂，可能比其他降压药更能有效地延缓认知功能衰退。

2. 防范脑血管病

脑卒中会增加阿尔茨海默病发病率，多发性脑梗死患者3个月内阿尔茨海默病发病率在41%以上。脑卒中如伴有高血压、心脏病或糖尿病，则阿尔茨海默病发病率将增加2~4倍。

3. 治疗高脂血症

中年期高脂血症能增加阿尔茨海默病或轻度认知障碍的发病率。高脂血症可直接影响β-淀粉样蛋白的代谢，β-淀粉样蛋白可沉积在大脑形成老年斑，在神经元内可形成神经元纤维缠结，而这两种蛋白是阿尔茨海默病的发病机制。他汀类降脂药有抗阿尔茨海默病作用，研究发现，服用他汀类药物较未服用他汀类降脂药的阿尔茨海默病发病率下降60%~70%。

4. 治疗高同型半胱氨酸血症

同型半胱氨酸每增加5 μmol/L，阿尔茨海默病的危险性就增加40%。高同型半胱氨酸可导致血管内皮损伤、动脉粥样硬化，影响脑细胞能量代谢。

5. 培养用脑习惯

继续教育是维护中老年健康，降低阿尔茨海默病发病率的好方法。大量研究证明，文化程度越高，阿尔茨海默病的发病率越低，因为教育对智能是敏感的影响因素。当大脑受到某种程度的损害后，教育可以在一定程度和时间上延缓智能衰退，受教育程度能刺激神经突触和增加脑重量。另外用脑过程增加了神经活动所需的氧和葡萄糖，降低了细胞对外毒物的敏感性，减少糖皮质激素的副作用，能有效防止自由基对神经细胞的损伤，从而起到预防阿尔茨海默病的作用。

（四）用营养素干预

新加坡研究发现，食用叶酸、维生素B_{12}、ω-3脂肪酸、绿茶、姜黄素等，可能会降低阿尔茨海默病的发病风险。

1. 叶酸、B族维生素对防治认知功能障碍有作用

老年人容易出现叶酸及各种维生素缺乏。有研究显示，给予中老年而无阿尔茨海默病者营养素制剂，包括叶酸、维生素B_{12}、维生素E等，其认知功能会出现有统计学意义的改善。也有研究表明，叶酸在神经可塑性及维护神经元整体性方面有重要作用，低叶酸状态及同型半胱氨酸增高可增加活性氧的产生，导致细胞凋亡，补充B族维生素可降低同型半胱氨酸水平，在预防阿尔茨海默病及抗抑郁治疗中可能有重要作用。

2. 用二十二碳六烯酸防治认知障碍进展

二十二碳六烯酸即DHA，可抑制血小板的聚集及炎性因子，降低血浆黏度，有利于防治动脉老化、硬化，并可减轻炎症反应。美国人类营养研究中心研究显示，DHA可改善阿尔茨海默病患者的认知状况和提高其对外界环境的定向力，即服用DHA不饱和脂肪酸，可以使中老年群体的整体认知功能上升，减缓认知障碍进展。

3. 小剂量阿司匹林有减缓认知障碍发生、发展的作用

近年的研究认为，阿司匹林可抑制血小板聚集、改善微循环及微血流，并有抗炎作用。小剂量阿司匹林已广泛用于防治老年人心脑血管病，长期应用阿司匹林可减少阿尔茨海默病的发生。有研究报道，阿司匹林可显著减弱西莫罗司、依维莫司诱导的细胞衰老改变，小剂量阿司匹林可使健康老年女性首次心肌梗死发生的危险降低34%，而不增加出血性卒中及胃肠道出血的发生率。澳大利亚、美国已启动一个新的阿司匹林防治心脑血管病的试验研究，该研究发现，小剂量阿司匹林可减少心脑血管疾病事件的发生，并可能防止智能衰退。

（五）多用脑、多活动（运动）、生活有规律

芬兰通过对1 260名存在认知下降和阿尔茨海默病风险的老年人进行为期两年的生活方式管理（控制血糖、血压，锻炼，社交，认知训练），结果这些老年人的记忆和思维能力有明显改善。

画画、阅读、唱歌、跳舞、游戏和拼图等可以阻止或延迟认知功能下降，可以延缓阿尔茨海默病的发生。有氧训练与耐力训练（如太极拳）可以改善老年人认知功能。

坚持每天进行30～40分钟中等强度的运动可以改善大脑血流量，特别是有氧运动可以加速血液循环，提高大脑的代谢及功能，从而延缓阿尔茨海默病的发生。慢跑、快走等都是十分有益的，一般以微出汗且每分钟心跳数=170-年龄为最佳。

勤读书、看报，多用脑。另外，还可以打牌、玩猜字谜游戏，这些活动不仅需要良好的认知能力，更需要调动大脑中多个功能协同完成，这就让大脑能长期处在一个比较活跃的状态中，从而阻止或延迟认知功能下降。

晚上睡得好，健康养大脑。规律的睡眠不仅对机体的恢复具有重要作用，更可以有效保护大脑。在良好的睡眠过程中，大脑可以有效地清除脑内的老年斑，保持大脑的健康。每天的最佳睡眠时间是晚上11点至第二天早上7点，所以，不要熬夜。

（六）戒烟限酒，保护血管

吸烟和酗酒都对大脑有极大的损伤。吸烟会加速血管的老化，在血管中形成斑块，增加脑卒中和心肌梗死的风险。世界卫生组织2014年6月发布公告称，吸烟是阿尔茨海默病的危险因素，二手烟也能增加阿尔茨海默病的发病风险。全世界中有约14%的阿尔茨海默病患者可能与吸烟有关，戒烟可以降低阿尔茨海默病发病风险。国外研究还提示，轻中度饮啤酒或白酒使阿尔茨海默病的发病风险增高，不主张通过饮用葡萄酒来治疗阿尔茨海默病。

（七）营造轻松的生活环境

抑郁、焦虑等情绪障碍也会诱发阿尔茨海默病。因此大脑也需要"排

毒",绝不能忽视对情绪的管理。研究发现,每天大笑1次具有抗击心理衰老的功效,即使是回想大笑场面,也能使压力激素皮质醇和肾上腺素分别降低39%和70%。

(八)核酸食疗法

目前,我国阿尔茨海默病的患者已达700万人,已成为继心血管病、脑血管病、癌症之后,危害老年人健康的"第四大杀手"。此病对老年人危害极大,核酸食疗法则是预防老年痴呆的有效方法之一。

第六节 血管性痴呆

血管性痴呆是指由各种脑血管病,包括脑血栓、脑出血、脑动脉硬化和脑缺血相关性病变所致的痴呆综合征,是仅次于阿尔茨海默病的常见痴呆类型。血管性痴呆的症状表现为记忆和认知领域的损害,包括定向力、注意力、语言、视空间功能、执行功能、运动控制和行为等的异常。

一、血管性痴呆的危险因素

(1)年龄 年龄是血管性痴呆发生的一个重要危险因素,年龄每增加5岁,血管性痴呆的发病率增加近1倍。男性发病率高于女性。

(2)教育程度 文化程度低者血管性痴呆的发病率较高。

(3)不良嗜好 饮酒和吸烟者比非饮酒吸烟者血管性痴呆发生早,智能障碍程度较重。

(4)种族 黄种人、黑种人发生血管性痴呆的危险性较高。

(5)精神因素 抑郁、独身者发生血管性痴呆的概率显著增加。

二、血管性痴呆的临床表现

血管性痴呆一般起病比较快，发病后几个月症状就已经比较明显，常见头痛、眩晕、肢体麻木、睡眠障碍、耳鸣等症状。可有近期记忆力轻度受损、注意力不集中和一些情绪变化，但随着病情的发展会出现神经精神症状，如发音不清、吞咽困难、面肌麻痹、失认、尿失禁、幻听、幻视或情感脆弱、易激惹、哭笑无常等。

三、血管性痴呆的诊断

（一）诊断步骤

血管性痴呆的临床诊断可分为3步：

（1）临床检查，包括详细的病史、体格检查（特别注意中枢神经系统）和各种生化检查。

（2）影像学检查及神经电生理检查，如CT、MRI、PET、SPECT、经颅多普勒、脑电图、听觉事件相关电位等检查。

（3）严格的神经心理学和行为学评价。这一步最重要，医生运用各种量表（包括简易精神状态量表、临床痴呆评定量表等）对患者进行评分，各项检查结果由临床医生综合分析，做出最后的诊断。

（二）诊断标准

美国国立神经系统疾病和卒中研究所制定的NINDS-AIREN标准是目前临床应用最广泛的标准。该标准认为血管性痴呆是由缺血性脑卒中、出血性脑卒中或缺血缺氧脑损伤引起的复合性疾病。痴呆综合征被定义为在以前较高的功能水平发生的认知衰退，表现为记忆和至少2个或2个以上认知领域的损害，这些领域包括定向力、注意力、语言、视空间功能、执行功能、运动控制和行为等。这些损害应该严重到至少在一定程度上妨碍了日常生活，并且与卒中单独引起的身体反应不同。而且上述两种损害有明显的因果关系，即在明确的卒中后3个月内出现痴呆，并突然出现认知功能衰退，或波动样、阶梯样进行性认知功能损害。

四、血管性痴呆的药物治疗

（一）常用药物

1. 胆碱酯酶抑制剂

目前临床上使用的有多奈哌齐和加兰他敏，还有同时抑制丁酰胆碱酯酶的卡巴拉汀。其中多奈哌齐在认知功能、日常生活能力、整体功能和行为症状方面具有相对长期的显著疗效，长期使用可减缓认知功能下降的速度。

2. 谷氨酸受体拮抗剂

谷氨酸能系统与学习和记忆有关，盐酸美金刚就是一种谷氨酸受体拮抗剂，可以显著改善重度血管性痴呆患者的功能，减少照料依赖。

3. 钙通道阻滞剂

尼莫地平可使血管性痴呆患者和阿尔茨海默病患者受益，且安全性良好，每天90mg长期服用（52周）可持续获益。

4. 脑代谢赋活剂

此类药主要是促进脑皮质细胞对氨基酸、磷脂及葡萄糖的利用，从而起到增强记忆力、改善精神症状的作用，适用于各种类型痴呆，代表药物有尼麦角林、吡拉西坦、茴拉西坦、奥拉西坦。

5. 抗氧化剂

用于血管性痴呆治疗的主要有维生素E和司来吉兰。此外，辅酶Q在血管性痴呆和帕金森病的治疗中具有潜在治疗作用。

6. 神经肽

即脑活素，一项研究表明，连续4周、每周5天静脉滴注30mL脑活素，对轻中度血管性痴呆患者各种损害均比安慰剂有效，而且患者耐受性较好。

7. 脑血管扩张剂

这类药物包括桂利嗪、丁咯地尔等，能显著改善轻度血管性痴呆患者的认知功能和人际关系，患者耐受性较好。

8. 抗缺氧类药

阿米三嗪萝巴新片为抗缺氧药，主要用于脑缺氧和促进卒中后神经功能康复治疗，能够改善与年龄相关的记忆障碍，对轻中度认知损害患者的注意力改善也有效。

（二）其他药物

1. 维生素B与叶酸

高同型半胱氨酸血症会增加血管疾病危险，阿尔茨海默病与轻度认知功能损害患者血中同型半胱氨酸水平均升高。补充叶酸能显著改善同型半胱氨酸水平及健康老年人的整体功能。

2. 神经节苷脂

可以保护细胞膜不受损伤，临床证实可改善血管性痴呆所致的行为障碍。

3. 丙戊茶碱

对轻中度阿尔茨海默病患者和血管性痴呆患者，丙戊茶碱可以改善其认知、日常生活能力和整体功能，且患者的耐受性很好。

五、血管性痴呆的预防

预防血管性痴呆关键在于控制发生的危险因素，如高血压病、糖尿病、高脂血症、肥胖、吸烟、高盐饮食等，脑卒中复发与血管性痴呆的发生密切相关。所以，对出现血管性痴呆的患者，需要进行系统性治疗，主要采用改善脑血流、预防脑梗死、促进脑代谢的办法，达到阻止恶化、缓解症状的目的。目前，国内外推荐的用于治疗早期认知功能损害的药物尼莫地平，是唯一从血管角度对认知损害进行干预的药物，而且最新的临床试验也提示，尼莫地平对血管性痴呆、阿尔茨海默病和混合性痴呆治疗安全有效，值得重视和推广应用。

另外，中老年人平时要注意建立良好的生活方式和饮食习惯。加强锻炼，不嗜烟酒，调节饮食，防止过度肥胖。不断学习、加强记忆力训练，积极参加社会活动，保持乐观的情绪。大多数脑卒中患者都会发生认知功能损害，因此应将认知功能损害的防治工作提前到脑卒中发生时，甚至在脑卒中发生前。蒙特利尔认知评估量表（Montreal Cognitive Assessment，MoCA）是目前国际通用的血管认知功能筛查量表，具有很高的敏感性和较好的特异性。使用MoCA量表进行早期筛查的对象有隐匿性脑梗死、短暂性脑缺血发作、腔隙性脑梗死、脑白质疏松等高危人群。

第九章

老年内分泌系统常见病

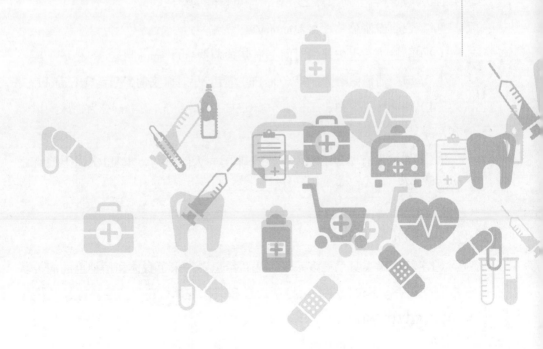

第一节　糖尿病

糖尿病是由于胰岛素相对或绝对缺乏，以及不同程度的胰岛素抵抗，引起碳水化合物、脂肪及蛋白质代谢紊乱的综合征，持续高血糖是其生化特征。慢性高血糖将导致多种组织器官，特别是眼、肾脏、神经、血管的长期损伤、功能缺陷和衰竭。典型高血糖的症状有多尿、多饮、多食及体重明显减轻，即"三多一少"症状。

一、糖尿病国际诊断标准

糖尿病的诊断标准是：有"三多一少"（多尿、多饮、多食、体重减轻）症状，且符合下列条件之一者，即可诊断为糖尿病。

（1）空腹血浆葡萄糖≥7.0mmol/L。

（2）随机（一天中任何时间）血浆葡萄糖≥11.1mmol/L。

（3）口服葡萄糖耐量试验（OGTT）餐后2小时血浆葡萄糖≥11.1mmol/L。

（4）糖化血红蛋白（HbAlc）≥6.5%（HbAlc 5.7%～6.4%为糖尿病风险增高人群）。

（5）如果没有明显症状，只要在非同一天的时间，重复1次以上检查之一的结果达标，也可诊断为糖尿病。

二、糖尿病的危害

（1）糖尿病本身"三多一少"症状给患者带来了身体和精神上的痛苦。患者全身不适，不仅需要严格控制饮食和锻炼身体，还得接受治疗，其中痛苦是常人难以体会的。

（2）糖尿病急性并发症，可直接危及患者生命。

（3）糖尿病慢性并发症，包括大血管、微血管及神经方面的并发症，极大程度上降低患者生活质量、劳动能力及健康水平，甚至致残、致死。

（4）用于治疗、监测糖尿病的医药费用昂贵，给家庭、社会带来沉重的经济负担。

三、糖尿病的发病原因

目前对糖尿病发病的真正原因虽不完全清楚，但国内外学者一致认为与下列因素有关：

（1）胰岛素作用的改变　大部分老年人分泌胰岛素的胰岛B细胞减少，分泌胰高血糖素的胰岛A细胞相对增加。

（2）体力活动减少　即能量摄入超过支出，引起肥胖，脂肪堆积，导致对糖利用能力降低，胰岛细胞负担加重极易诱发或加重糖尿病。

（3）老年人易发生高血压、高血脂　高血压、高血脂对胰腺有损害作用，易引起糖尿病，同时，糖尿病又常合并高血压，结果互为影响，形成恶性循环。

（4）神经因素　老年人神经系统较易受到刺激，如紧张、激动、寒冷等皆可引起神经内分泌功能变化，也影响胰岛素的分泌和作用，使血糖升高。

（5）其他影响胰岛素分泌及作用的因素　老年人使用的某些药物、化学物质及某些微量元素的不足，也可对胰岛素分泌及其作用产生不良影响。

四、老年糖尿病的特点

老年糖尿病有以下特点：

（1）"三多一少"症状不明显，甚至无症状，易漏诊，且年龄越大症状越不典型，即呈隐性糖尿病。

（2）尿糖变化不典型，老年糖尿病患者虽然血糖升高，但尿糖检查常呈阴性，这是老年人肾糖阈增高（血糖不易在肾脏滤过）所致，而且年龄越大，肾糖阈越高。

（3）并发症多，常掩盖糖尿病本身症状，包括：①高渗性糖尿病昏迷，一旦发生，其死亡率可在50%以上。②低血糖症。③在慢性并发症中，以血管病变多见，比如视网膜和肾血管病变，以心脑血管病变最严重，其死亡率占糖尿病死亡率的70%~80%，是非糖尿病同龄人的10~20倍。不少老年糖尿病患者是以并发症为首发症状，前来就诊而发现糖尿病的。

五、初诊为糖尿病的患者需要完善的检查

（1）空腹血糖或口服葡萄糖耐量试验（OGTT） 当患者空腹或餐后2小时血糖比正常人偏高，但还达不到糖尿病诊断标准时，可做OGTT试验进一步排除。

（2）糖化血红蛋白检查 糖化血红蛋白相当稳定，一旦生成，不易分解，所以它虽然不能反映短期内血糖情况，但能反映采血前两三个月之内的血糖平均水平。

（3）尿常规检查 既了解病情，又可观察有无尿酮体与尿蛋白，以利于临床分型和排除酮症的可能，同时还可了解有无泌尿道感染等。

（4）血脂检查 胆固醇、甘油三酯和低密度脂蛋白高或高密度脂蛋白低的患者都需要适当使用调脂药。

（5）肝、肾功能检查 肝、肾功能为选择降糖药提供依据。

（6）血压及血液黏稠度检查 糖尿病患者常并发高血压病、高脂血症，因此监测血压及血液黏度，可发现并预防相关并发症，减轻危害。

（7）眼底检查 眼底检查可以了解有无糖尿病视网膜病变及白内障、青光眼。糖尿病视网膜病变在早期往往没有症状，晚期则没有良好方法控制，所以初诊患者就应尽早做眼科检查。

（8）体重指数（BMI） 体重指数可作为每天摄入热量的参数，还可指导临床选药，超重或肥胖的糖尿病患者应首选双胍类药物，消瘦的糖尿病患者则首选磺脲类药物或胰岛素。

六、糖尿病的治疗目标

（1）使患者的血糖、血脂、血压、血液黏稠度及酸碱度均维持在基本正常的水平，尽量不发生糖尿病酮症酸中毒、高渗性非酮症糖尿病昏迷等急性并发症。

（2）延缓糖尿病患者慢性并发症的发生与发展，尽量减轻慢性并发症给患者带来的痛苦，减少造成的致残、致死情况。

（3）尽量让所有糖尿病患者能够保持充沛的精力和体力，可以从事正常的工作和日常活动，享受和健康人一样的高质量生活和基本相同的寿命。

 七、糖尿病治疗的"五驾马车"

糖尿病的治疗是一种综合性治疗，单一的治疗方法不能取得良好的效果，具体治疗方案包括五条，可概括为"五驾马车"疗法：①教育与心理治疗。②饮食治疗。③运动疗法。④药物疗法。⑤病情监测。

 八、老年糖尿病患者血糖监测与控制目标

除了空腹血糖，还需要监测三餐后2小时的血糖，其中餐后2小时血糖能够反映胰岛B细胞的储备功能。若胰岛B细胞的储备功能良好，周围组织对胰岛素作用敏感，则餐后2小时血糖值就会下降到7.8mmol/L以下，高于此值则反映胰岛B细胞功能较差，存在着明显的胰岛素抵抗。此外，餐后2小时血糖值高低也与慢性并发症密切相关，当餐后2小时血糖＞11.1mmol/L时，则易发生糖尿病眼病、肾病、神经病变等慢性并发症。

老年人由于神经反应比较迟缓，容易发生无症状性低血糖（缺乏饥饿感、心悸、出汗、四肢无力等早期警示症状）而直接进入嗜睡、昏迷状态，抢救不及时危及生命。此外，老年糖尿病患者易并发动脉硬化及心脑血管病变，可诱发心肌梗死和脑血管意外。由于上述原因，老年糖尿病患者的血糖控制标准可以适当放宽一些，以空腹血糖＜7mmol/L，餐后2小时血糖＜10.0mmol/L为宜。对于合并有严重并发症、频发低血糖、病情不稳定或长期卧床生活不能自理者，控制空腹血糖＜8.5mmol/L，餐后2小时血糖＜12.0mmol/L也是可以的。

九、糖尿病患者的饮食疗法

防治糖尿病最基本的方法是控制饮食，饮食疗法是各类型糖尿病的基本治疗方法，不论病情轻重，病程长短，或者有无并发症，也不论是否应用药物治疗，都必须坚持饮食疗法。国际卫生组织（WHO）在1991年对糖尿病饮食疗法提出了高碳水化合物、高膳食纤维、低脂肪、低胆固醇、低盐的饮食模式，具体原则包括：①控制一天摄入的总热量。②各种营养素摄取比例均衡。③合理分配进餐。④高膳食纤维饮食。

糖尿病患者应严格控制一天摄入的总热量：一是要根据患者身高、体重、劳动强度等诸因素计算出一天需要多少热量；二是根据碳水化合物占全天总热量的55%～65%，脂类占全天总热量的20%～30%，蛋白质不超过全天总热量的15%的标准，具体计算出碳水化合物、脂类、蛋白质各需要多少；三是在"吃的技巧"上下功夫。总之一句话："量出为入"，需要多少热量供应多少食物。但饮食治疗要从老年人自身特点出发：①热量控制要因人而异，对肥胖患者适当限制热量摄入，控制体重；对消瘦、营养不良的患者，要适当增加热量摄入，纠正营养不良。②在食物种类上可适当放宽要求，避免因偏食造成厌食及营养不良。③老年糖尿病患者因消化吸收能力差，食物选择应清淡易消化，富含高质量蛋白质，如牛奶、鸡蛋等。④合并有其他疾病者，如肾病、高脂血症、高血压病等，须同时兼顾上述疾病的饮食要求。

十、糖尿病患者运动疗法

民间俗话说："体育运动好，八十不显老；体育运动差，四十长白发。"说明长期坚持适当运动，可增强体质，提高抵抗疾病的能力。对糖尿病患者来说，长期坚持适当运动，可提高身体各系统（如心血管系统）的生理功能，减少或延缓糖尿病各种并发症的发生与发展。老年糖尿病患者运动的原则是量力而行，适度运动。

老年糖尿病患者在实施运动疗法前一定要做一次全面体检，了解心肺功能状况，以便确定是否适合运动。凡有下列情况者，均不适宜运动治疗：①不稳定型心绞痛。②严重或未控制的高血压。③严重下肢血管病变及周围神经病变。④严重糖尿病肾病。⑤严重糖尿病视网膜病变。⑥血糖水平波动较大者。老年糖尿病者宜选择快步走、慢跑、太极拳、健身操等有氧运动，运动应在饭后1小时开始，每次活动时间不应少于半小时，每周不少于5次，且运动后每分钟的心率掌握在"170-年龄"上下为宜。此外，在夏天运动时要注意多饮水，预防运动过程中低血糖的发生。

 十一、糖尿病的药物治疗

（一）口服降糖药

口服降糖药可分为以促进胰岛素分泌为主要作用的药物〔磺脲类、格列奈类、二肽基肽酶-4（DPP-4）抑制剂〕和通过其他机制降低血糖的药物〔双胍类、噻唑烷二酮类（TZDs）、α-葡萄糖苷酶抑制剂、钠-葡萄糖共转运蛋白2（SGLT2）抑制剂〕。

1. 磺脲类

磺脲类药物属于胰岛素促泌剂，主要药理作用是通过刺激胰岛B细胞分泌胰岛素，增加体内的胰岛素水平而降低血糖。目前在我国上市的磺脲类药物主要为格列苯脲、格列美脲、格列齐特、格列吡嗪和格列喹酮。磺脲类药物如果使用不当可导致低血糖，特别是老年患者和肝、肾功能不全者；磺脲类药物还可导致体重增加。有肾功能轻度不全的糖尿病患者，宜选择格列喹酮。

2. 格列奈类

格列奈类药物主要通过刺激胰岛素的早时相分泌而降低餐后血糖，为非磺脲类胰岛素促泌剂，我国上市的有瑞格列奈、那格列奈和米格列奈。此类药物常见不良反应是低血糖和体重增加，但低血糖的风险和程度较磺脲类药物轻，格列奈类药物可以在肾功能不全的糖尿病患者中使用。

3. 二肽基肽酶-4（DPP-4）抑制剂

DPP-4抑制剂通过抑制DPP-4而减少内源性胰高血糖素样肽-1（GLP-1）在体内的失活，使GLP-1的水平升高。GLP-1以葡萄糖浓度依赖的方式增强胰岛素分泌，抑制胰高糖素分泌。目前在国内上市的DPP-4抑制剂为西格列汀、沙格列汀、维格列汀、利格列汀和阿格列汀。在有肾功能不全的患者中使用西格列汀、沙格列汀、阿格列汀和维格列汀时，应注意按照药物说明书来减少药物剂量。在有肝、肾功能不全的糖尿病患者中使用利格列汀时不需要调整剂量。

4. 双胍类

双胍类药物主要药理作用是通过减少肝脏葡萄糖的输出和改善外周胰岛素抵抗而降低血糖，目前使用的双胍类药物主要是盐酸二甲双胍。许多国家和国际组织制定的糖尿病诊治指南中均推荐二甲双胍作为2型糖尿病患者控制高血糖的一线用药和药物联合中的基本用药。

5. 噻唑烷二酮类（TZDs）

噻唑烷二酮类药物主要通过增加靶细胞对胰岛素作用的敏感性而降低血糖。目前在我国上市的TZDs主要有罗格列酮和吡格列酮。TZDs单独使用时不导致低血糖，但与胰岛素或胰岛素促泌剂联合使用时可增加低血糖发生的风险。体重增加和水肿是TZDs的常见不良反应，这些不良反应在与胰岛素联合使用时表现更加明显。

6. α-葡萄糖苷酶抑制剂

α-葡萄糖苷酶抑制剂通过抑制碳水化合物在小肠上部的吸收而降低餐后血糖。适用于以碳水化合物为主要食物成分和餐后血糖升高的患者。国内上市的α-葡萄糖苷酶抑制剂有阿卡波糖、伏格列波糖和米格列醇。常见不良反应为胃肠道反应，如腹胀、排气等。使用时从小剂量开始，逐渐加量可减少不良反应，单独服用本类药物通常不会发生低血糖。

7. 钠-葡萄糖共转运蛋白2（SGLT2）抑制剂

SGLT2抑制剂通过抑制肾脏肾小管中负责从尿液中重吸收葡萄糖的SGLT2

降低肾糖阈，促进尿葡萄糖排泄，从而达到降低血液循环中葡萄糖水平的目的。目前我国批准在临床使用的SGLT2抑制剂为达格列净、恩格列净和卡格列净。常见不良反应为泌尿系统感染，罕见的不良反应包括酮症酸中毒。

（二）胰高血糖素样肽-1（GLP-1）受体激动剂

GLP-1受体激动剂通过激动GLP-1受体而发挥降低血糖的作用。GLP-1受体激动剂以葡萄糖浓度依赖的方式增强胰岛素分泌、抑制胰高血糖素分泌，并能延缓胃排空，通过中枢性的食欲抑制来减少进食量。目前国内上市的GLP-1受体激动剂为艾塞那肽、利拉鲁肽、利司那肽和贝那鲁肽，均需皮下注射。常见不良反应为胃肠道症状，如恶心、呕吐等，主要见于初始治疗时，不良反应可随治疗时间延长逐渐减轻。

（三）胰岛素

胰岛素治疗是控制高血糖的重要手段。1型糖尿病患者需依赖胰岛素维持生命，也必须使用胰岛素控制高血糖，并降低糖尿病并发症的发生风险。2型糖尿病患者虽不需要胰岛素来维持生命，但当口服降糖药效果不佳或存在口服药使用禁忌时，仍需使用胰岛素来控制高血糖，并减少糖尿病并发症的发生危险。根据胰岛素来源和化学结构的不同，胰岛素可分为动物胰岛素、人胰岛素和胰岛素类似物。根据作用特点的差异，胰岛素又可分为超短效胰岛素类似物、常规（短效）胰岛素、中效胰岛素（NPH）、长效胰岛素、长效胰岛素类似物、预混胰岛素和预混胰岛素类似物。胰岛素类似物与人胰岛素控制血糖的效能相似，但在减少低血糖发生风险方面胰岛素类似物优于人胰岛素。

十二、"黎明现象"与"苏木杰反应"及其处理方法

夜间血糖控制良好，无低血糖发生，仅仅是清晨一段时间内血糖升高，称为"黎明现象"。产生这一现象的原因是午夜过后人体内升血糖激素分泌增多，有抵抗胰岛素的作用，降低或抑制葡萄糖的氧化分解，导致血糖升高，刺激胰岛素的分泌，以保持血糖正常，但糖尿病患者未能相应增加胰岛

素的分泌，结果就出现"黎明现象"。"黎明现象"的糖尿病患者可以在白天口服降糖药的基础上，睡前加用皮下注射中效胰岛素，使清晨空腹血糖升高的现象得到控制。

"苏木杰反应"是指夜间低血糖后清晨出现的反应性血糖升高。严重的低血糖症会在短时间内给人带来严重危害，所以人体内的升血糖机制十分强大，以免低血糖的发生。一旦发生了低血糖，肝脏储存的肝糖原很快转化为血糖，神经和内分泌系统也积极活动，使肾上腺素、肾上腺糖皮质激素和生长激素等升血糖激素分泌增多，以促进血糖的恢复，同时胰岛素等降血糖激素分泌减少，使血糖变为糖原或转化为其他物质加以储存的量也显著减少，这样使体内血糖迅速升高，脱离低血糖状态。"苏木杰反应"的糖尿病患者应减少晚餐前口服降糖药物或胰岛素剂量，并酌情增加睡前小吃。

十三、糖尿病前期人群的管理

糖尿病前期指血糖偏高但未达到糖尿病诊断标准的"中间"状态，一般空腹血糖在6.1~7.0mmol/L，餐后2小时血糖在7.8~11.1mmol/L，是糖尿病的早期预警信号。对于这类人群首选生活方式干预，主要包括饮食控制和体育运动两方面。对于糖尿病前期状态有确切干预效果的药物有三种：α-葡萄糖苷酶抑制剂（拜糖平）、双胍类（二甲双胍）及噻唑烷二酮类（如吡格列酮），应根据个人实际情况选用。

第二节　甲状腺功能亢进症

甲状腺是人体最大的内分泌器官，其分泌的甲状腺激素在人体生长发育及物质能量代谢中发挥重要作用，碘是合成甲状腺激素的主要原料之一，甲状腺内含碘8~10mg。生理情况下，甲状腺激素可以促进蛋白合成，分泌不足时蛋白合成减少，而组织间的黏蛋白增加，引起非凹陷黏液性水肿。另外，甲状腺激素可促进糖的吸收及利用，促进脂肪酸的氧化，促进胆固醇的合成及分解，维持交感神经及副交感神经兴奋性等。三碘甲状腺原氨酸（T3）、甲状腺素（T4）是甲状腺激素的活性形式，T3、T4分泌入血液后，99%以上与特定血浆蛋白结合。

甲状腺功能亢进症（以下简称甲亢）是由于人体内甲状腺激素的含量过高，导致的以人体代谢率增高和交感神经兴奋性增强为主要特征的一种病症，是老年人最为常见的内分泌及代谢性疾病，以老年女性多见。

一、老年性甲亢的特点

甲亢的典型表现有怕热、多汗、食量大而体重减轻，急躁、易激动、失眠、心悸、突眼及颈部增粗等。老年人的甲状腺随年龄的增长而逐渐萎缩，其功能也有所降低，患甲亢后，虽然甲状腺素的分泌增加，但血液对甲状腺素的结合力下降，机体组织对甲状腺素的反应能力减弱，怕热、多汗、急躁、食量大、眼球突出和甲状腺肿大之类的症状并不明显，而且心率常在每分钟100次以下，往往难以察觉，若不仔细甄别，进行必要的检查，则难以识其"庐山真面目"。不典型甲亢表现的老年患者，其症状较为多样，常以不同系统的表现为其特点。

（一）以心脏症状为主者

该类患者在大量甲状腺激素作用下，心脏的负担加重，导致病情加重，容易并发器质性心脏病，但很少有心动过速，而是出现心房扑动、心房颤动等多种心律失常，也可呈现心力衰竭的症状，有的表现为频发心绞痛，甚至心肌梗死。

（二）以消化系统表现为主者

这类患者通常感到食欲不振、纳差、厌食、腹泻、便秘，或者腹泻与便秘交替，易被认为是慢性消化系统疾病或慢性结肠炎等。由于进食少，消耗多，一般都有明显的体重下降，有的患者短时间内可下降10～20kg，常被怀疑患了恶性肿瘤。

（三）以精神症状为主者

部分老年患者以焦虑、神经过敏、易激动、失眠等交感神经兴奋为主要表现，女性多见，容易误诊为更年期综合征、神经衰弱等。反之，有的老年患者却表现为表情淡漠、反应迟钝、面容憔悴，称为淡漠型甲亢，这是甲亢中的一种特殊类型，容易误诊为老年抑郁症。

（四）以肌无力症状为主者

甲亢患者常见肢体近端软弱无力，尤其是老年人，早期常表现为骨盆与小腿肌肉无力，行走、上楼、起立均感到困难，以后可累及横纹肌、呼吸肌（肋间肌、膈肌），出现胸闷、气急与呼吸困难，这与能量、B族维生素的消耗，以及血钾水平下降等有关。

（五）以风湿样症状为主者

这类老年患者常表现为骨关节酸痛，全身肌肉游走性疼痛，再加上甲亢的低热现象，常被误诊为风湿热，但风湿热多见于儿童，要仔细判别，以免延误治疗。

（六）以性功能障碍为主者

女性一般表现为性欲减退、性恐惧，男性则表现为性欲减低、阳痿等，常被误诊为性腺功能障碍，这是由于患甲亢时下丘脑—垂体—性腺轴功能紊乱，促使女性雌二醇升高，黄体生成素与卵泡素升高，而男性总睾丸素升高与游离睾丸素降低。

（七）以高血压为主者

甲亢时由于交感神经兴奋，使血压升高，而当血压升高显著时则常被误诊为高血压病。

（八）其他

有的老年甲亢患者还可以低血钾和肌肉麻痹为主要表现，容易被误诊为低血钾肌麻痹。

二、老年性甲亢的治疗

（一）药物治疗

目前，甲亢的治疗主要包括药物治疗、放射性碘治疗和手术治疗三种。药物治疗是目前治疗甲亢的主要方法，其治疗原则是从足量开始逐渐减成维持量，疗程一般1年半以上，中间不可中断，采用"分阶段、勤复查、长疗程、防复发"的十二字方针进行治疗。抗甲状腺药物发挥其药效主要在甲状腺内，为提高药物浓度的冲击作用，主张用顿服法，即全天总药量一次服用，每天定时用药。老年患者的剂量比普通成人略小为宜，甲状腺功能不一定要求达到正常水平，保持正常高限即可，以免产生老年人常见的甲状腺功能减退，这种方法对老年人更为适宜，既无任何不良反应，效果又好。抗甲状腺药物治疗半数患者多在1年以内或晚些时候复发，因此随访观察是很重要的，应至少每半年定期复查甲状腺功能，做到及早发现复发及不良反应，及时治疗。

（二）放射性碘治疗

放射性碘治疗是老年性甲亢的常用方法，放射性碘131进入甲状腺组织释放出β射线后，破坏甲状腺滤泡引起无菌性甲状腺炎，而后被结缔组织所代替，有"内科的甲状腺切除"之称。本疗法简便易行，治愈率为70%，必要时可行第二次、第三次复治。少数患者在摄入放射性碘131后，由于短期内甲状腺组织大量破坏，血中T3、T4水平骤增，偶可引起危象，为防止不良反应，对老年性甲亢患者最好先用抗甲状腺药物控制甲亢症状，然后停药1周后再用放射性碘治疗。

（三）手术治疗

外科手术疗法适应证是大结节甲状腺肿所引起的压迫症状及新近发现的冷结节怀疑癌变者，其余老年性甲亢不宜采用手术疗法。

 三、老年性甲亢的饮食要点

（一）了解饮食调理的目的

甲亢属于超高代谢综合征，基础代谢率增高，蛋白质分解增强，需要供给高蛋白、高热量、高碳水化合物和高维生素食物，以补充消耗，改善全身营养状态。

（二）做到饮食有节

甲亢患者要注意增加蛋白质摄入，但增加部分应以豆类、牛奶和鸡蛋为主。切忌大量食用肉类，特别是牛羊肉，因为肉类有刺激兴奋作用，可加重潮热、多汗等症状，故而每天食用肉类一般不要超过50g。还需忌食辛辣食物，忌食含碘多的食物如海带、紫菜等海产品，少喝浓茶、咖啡，不喝酒，不吸烟。

（三）保证热量供给

甲亢患者与同龄人相比，其热量的供给要高一些，可较平时增加30%~60%。为了避免一次性摄入过多热量，可适当增加餐次，或在早餐和晚餐后的2小时左右吃一点水果和点心，通过增加热能供给，促进机体糖脂代谢恢复正常，降低蛋白质分解率。随着病情的稳定和症状缓解，需要调整热能供给量，逐渐恢复到正常水平。

（四）增加矿物质及维生素的摄入

特别要注意钾、钙、镁等矿物质的补充，多食谷类、动物肝脏、鱼、蛋黄、黄豆、香蕉和橘子等食物。每天新鲜蔬菜的摄入不少于500g，但含植物纤维过多的食物如芹菜、韭菜等则要少食。

第三节　甲状腺功能减退症

甲状腺功能减退症（以下简称甲减）是由于各种原因造成甲状腺激素分泌减少而引发的一组低代谢症候群，如怕冷、乏力、浮肿、皮肤干燥、表情迟钝、心率减慢、食欲不振、大便干燥等。

甲状腺功能减退是中老年人群的多发现象，它的许多症状与衰老相关的一些症状相似，所以维护甲状腺的正常功能对于抗衰老非常重要。

一、老年性甲减的危害

（一）加重阿尔茨海默病

甲状腺功能减退，与老年患者的认知能力异常改变有关，因为甲状腺激素的不足使心脏的泵血能力减弱，不能将含有必要营养物质和氧的血液运输到脑部。研究发现，当甲状腺激素水平恢复正常以后，记忆问题、精神错乱、注意力不集中及一些类似症状都随之消失。甲状腺功能减退也可以引起情绪上的反应，当甲状腺功能减退时，机体产生的能量减少，可加重阿尔茨海默病的情绪异常，哭闹、焦虑、失眠、精神错乱都可由甲状腺功能减退和低血糖引起，这类患者使用甲状腺激素补充剂后，其情绪可迅速得到改变。

（二）导致糖尿病发生

甲状腺激素能将葡萄糖转化成能量，而在甲状腺功能减退的情况下，葡萄糖不能被利用，导致葡萄糖浪费和低血糖产生，而后低血糖又引起肾上腺素分泌，造成循环系统的毒性反应。

（三）体重增加

甲状腺激素掌控着人体的代谢，甲状腺激素水平异常降低，可引起与衰老相关联的体重增加。

（四）增加患癌风险

许多研究已证明，甲状腺功能减退与癌症发生的风险增加相关。

二、老年性甲减的临床治疗

甲减的治疗常用甲状腺激素制剂替代治疗。因为甲状腺激素制剂容易得到，价格便宜，服用方法简单，治疗效果好，对老年性甲减患者的治疗应补充L型甲状腺素钠（L-T4）。由于老年性甲减患者血胆固醇升高，冠心病发生率高，但是又因其代谢低下，机体组织对氧的消耗减少，心肌细胞相对缺氧不严重，一旦补充甲状腺激素后，甲状腺激素可增加心排血量和心肌收缩力，机体代谢立即升高，全身各组织和心肌细胞氧耗量很快增加，加重心脏负担，可能诱发心绞痛和心肌梗死，所以老年性甲减患者补充甲状腺激素前，应评估心脏病风险，以避免加重心绞痛、室性心律失常或心力衰竭，或者诱发心肌梗死。

老年性甲减患者补充甲状腺激素需要从小剂量开始，缓慢加量。L-T4的开始剂量为每天25~50ng，甚至每天6.25~12.5ng，每天分2次或3次服药，每4~6周增加12.5~25ng，应在调整剂量稳定维持4~6周后检查促甲状腺激素（TSH）水平。因为L-T4在血液中平衡需要一段时间，血清游离甲状腺素（FT4）与TSH平衡又需要较长时间，调整剂量直至TSH恢复到正常范围内。当调整剂量稳定后，TSH在正常范围内可以改为每天服药1次。老年性甲减患者在补充甲状腺激素制剂时，如果出现心悸、心率加快或心前区不舒，应停止增加剂量或者退回到上次较低剂量，症状消退后再试行增加剂量。如果增加剂量有困难，而TSH仍然较高，也可使用β受体阻滞剂普萘洛尔以增加患者对甲状腺激素制剂的耐受性。甲减替代治疗中易出现房性心律失常，精细剂量调整有助于减少心律失常。

三、甲减患者的日常注意事项

甲减是一种慢性疾病，除了亚急性甲状腺炎和部分产后甲状腺炎可以恢复外，大多数甲减都是永久性的，需要终身替代治疗。因此，甲减患者应正确对待疾病，每天坚持按医嘱服药，当甲减病情得到有效控制后，不会影响正常的生活和寿命。

（1）早期观察有无精神萎靡、智力减退、疲乏、嗜睡、大便秘结、黏液性水肿，面容及神经系统、心血管系统、消化系统、呼吸系统等有无异常，嗜睡状态下应注意防止昏迷。

（2）甲减（指非碘不足致甲减）患者可以服用碘盐或无碘盐，但每天摄入盐量应控制在6g以下，也可适量食用海带、紫菜、碘酱油、碘蛋和加碘面包等。饮食应该有足够的热量，供给足够的蛋白质，如蛋类、乳类、肉类、鱼类、豆制品等，不宜多食生冷、凉性的食物，还要保证各种蔬菜和新鲜水果的摄入。饮食宜营养丰富，多进食易消化的食物，限制脂肪及高胆固醇食物的摄入，如肥肉、奶油、动物内脏、皮蛋、火腿等，忌各种致甲状腺肿的食物，如木瓜、核桃等。

（3）适当服用缓泻剂，适当活动，增加肠蠕动，保持大便通畅。每天用温水擦洗全身皮肤，并备有润肤品以保护皮肤，防止皮肤开裂或感染。

（4）经常注意自己的身体（尤其是下肢）有无浮肿，如果存在，应及时就医。

（5）冬季容易导致甲减病情加重，应注意保暖，防止受寒冷刺激，而在气候相对暖和时，应适量进行户外锻炼。

（6）消除思想顾虑，忌畏病及乱投医，凡大喜、大悲、大怒都会给甲减治疗带来影响，所以应保持情绪的相对稳定。

第四节　痛风

痛风是单钠尿酸沉积于骨关节、肾脏和皮下等部位，引发的急慢性炎症和组织损伤，与嘌呤代谢紊乱及/或尿酸排泄减少导致的高尿酸血症直接相关，多发于男性，男女的发生比例是20：1，脑力劳动及体胖者发病率较高。

一、痛风的临床表现

（一）无症状期

无症状期是指仅有血尿酸的偏高，从血尿酸增高到症状的出现可能需要数年，有的也可能终身无症状，但是随着年龄的增长，痛风的患病率增加。

（二）急性关节炎期

常有以下特点：①午夜或者清晨突然起病，关节疼痛剧烈难忍，出现红肿热痛及活动障碍。②部位以单侧的拇趾最为常见，也可见于踝关节、腕关节、肘关节等。③痛风多呈自限性，即在2周内多自行缓解。④多伴有血尿酸的升高。

（三）痛风石及慢性关节炎期

痛风石是痛风的特征性表现，典型部位在耳郭，也常见于手指关节、腕关节、肘关节等。关节内沉积大量痛风石造成骨质破坏，导致关节的慢性炎症，严重者导致关节的肿胀、畸形，甚至关节活动障碍。

（四）肾脏病

主要表现为：①痛风性肾病，表现为夜尿增多，甚至肾功能不全。②尿酸性肾结石，结石较大者可出现肾绞痛。

二、痛风的临床诊断

血尿酸水平及症状是诊断痛风的重要指标，男性和绝经后女性血尿酸＞420μmol/L，或绝经前女性＞358μmol/L可诊断为高尿酸血症，如果同时伴有关节炎、尿路结石及肾绞痛等表现，可以考虑诊断为痛风。关节穿刺或痛风石活检是诊断痛风的"金标准"。

三、痛风的治疗

痛风治疗分为药物治疗和非药物治疗，以非药物治疗为主，药物治疗为辅。

（一）痛风的非药物治疗

痛风病的非药物治疗，首先是减少啤酒、海鲜、动物内脏等富含嘌呤食物的摄入量，其次是控制总体热量的摄入。具体包括：

（1）适度限制嘌呤摄入量，每天应控制在150mg以下，急性发作期的2～3天内选用嘌呤含量很少或者不含嘌呤的食物，禁用含嘌呤极高的食物，慢性期每周至少2天完全选用嘌呤含量很少或者不含嘌呤的食物，其余几天可选用低嘌呤膳食。

（2）限制每天总热量，控制体重，每天总热量应比正常人减少10%～15%。

（3）以碱性食物为主，尿酸在碱性环境中容易溶解，所以应多食用蔬菜、水果、坚果、牛奶等碱性食物，急性发作期每天可食用蔬菜1～1.5kg或适量水果，增加富含维生素B和维生素C食品的摄入后，大量的维生素B和维生素C能促进组织内淤积的尿酸盐溶解。

（4）适当运动，促进体内代谢，减轻体重，多喝水，多排尿，以促进尿酸排泄。

（二）痛风的药物治疗

痛风的药物治疗分为急性期和缓解期的治疗，急性期以对症止痛治疗为主，缓解期则以抑制尿酸生成及促进尿酸排泄为主。

1. 急性期的药物治疗

急性期不进行降尿酸治疗，但长期服药的也不需要停药，避免引起尿酸波动过大，导致发作时间的延长或再次发作。

急性期常用药物：①非甾体抗炎药，如吲哚美辛、双氯芬酸、依托考昔等，这一类药都需注意胃肠道的反应，有消化道溃疡的患者不能使用。②秋水仙碱，是治疗痛风发作的传统用药，但由于其副作用较大，现已经较少使用。③激素，如果痛风症状明显，用非甾体抗炎药和秋水仙碱都无效时，就可以少剂量的使用泼尼松等激素类药物。

2. 缓解期的药物治疗

缓解期的药物治疗以抑制尿酸形成和促进尿酸排泄为主要原则，抑制尿酸形成的代表药物是非布司他片和别嘌醇。促进尿酸排泄的代表药物是苯溴马隆，但肾功能不全时慎重使用。

10

第十章

老年运动系统常见病

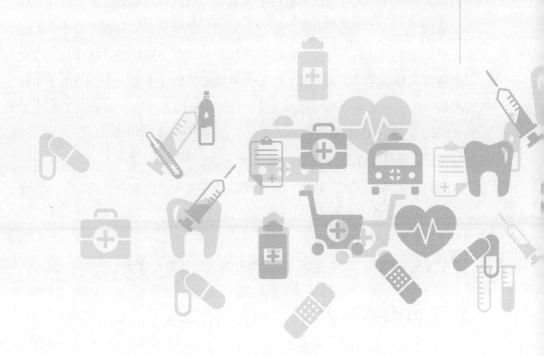

第一节 骨质疏松症

骨质疏松症是一种以低骨量和骨组织微结构改变为特征，并导致骨强度降低、脆性增加、易于骨折的全身性代谢性疾病，其特征是骨矿物质和骨基质等比例减少。据统计，我国老年人中骨质疏松症的患病率男性为60.72%，女性为90.74%。骨质疏松使骨折危险度增加。

一、骨质疏松症的分类

（一）原发性骨质疏松症

原发性骨质疏松症是随着年龄增长发生的一种生理性退行性病变，分为Ⅰ型和Ⅱ型两种，占骨质疏松症的绝大多数，病因尚不明确，但能找到相应的危险因素，且可以进行有效地防治。其中，绝经后骨质疏松症（Ⅰ型）病因主要是雌激素缺乏，骨吸收破坏有所增加，主要受影响的是松质骨，因此以椎体骨折和前臂骨折为多见。老年性骨质疏松症（Ⅱ型）主要是由于年龄的增加，性激素水平下降与肾功能生理性减退，皮质骨和松质骨两者都受影响，因此除了椎体和前臂骨折外，还容易有股骨上端部位的骨折。

（二）继发性骨质疏松症

这是由于某些疾病、药物、营养和活动异常而造成的骨质疏松症，治疗上首先要去除或治疗原发疾病。

（三）特发性骨质疏松症

主要发生于既往身体健康、青春期发育前的儿童，发病年龄2～16岁。

二、骨质疏松症的危害

骨质疏松症最严重的危害是骨质疏松性骨折，即在受到轻微创伤或日常活动中即可发生骨折，称为脆性骨折，好发于胸腰椎、髋部、桡尺骨远端和肱骨近端，其他部位亦可发生。骨质疏松症及由此引发的骨折，给患者及其家庭和社会均造成严重的危害，如脊柱骨折会造成背部疼痛、身高变矮和驼背等；腕部和踝部骨折也会因疼痛影响患者的活动能力，影响工作，造成生活质量的下降；髋部骨折更为严重，多数需要住院治疗。约50%的患者需要全天生活护理，20%的患者需他人照顾。此外尚有15%～24%的患者会因各种并发症如静脉血栓栓塞、感染等在1年内死亡。综上所述，骨质疏松症会给患者的健康和生活带来严重的不利影响，而且会造成巨大的社会经济负担。

三、骨质疏松症的病因

（一）固有因素

人种（白色人种和黄色人种患骨质疏松症的危险高于黑色人种）、高龄、绝经的女性、母系家族史。

（二）非固有因素

低体重、性腺功能低下、吸烟、过度饮酒、饮过多咖啡、体力活动缺乏、饮食中营养失衡、蛋白质摄入过多或不足、高钠（高盐）饮食、钙和或维生素D缺乏（光照少或摄入少）、有影响骨代谢的疾病和应用影响骨代谢的药物。

1. 遗传因素

骨质疏松症有家族遗传倾向，有骨折家族史的女性比无骨折家族史的女性患骨质疏松症的概率要高。

2. 内分泌因素

雌激素在骨代谢中起重要调节作用，如过早绝经、手术性绝经、性腺功能减退、皮质醇增多症、甲状腺功能亢进症等，均与骨质疏松症的发生有关。

3. 疾病因素

几乎所有的慢性疾病都可导致骨质疏松症，如慢性肝肾疾病、胃肠道疾病引起的吸收障碍、类风湿性关节炎和肿瘤等。

4. 药物因素

糖皮质激素如地塞米松，是引起骨质疏松症的主要药物因素。其他还有肝素、甲氨蝶呤、环孢菌素及抗惊厥类药物等，也会引起骨量丢失。

5. 营养因素

钙缺乏和维生素D缺乏是骨质疏松症中很重要的营养因素。由于钙缺乏引起血钙下降，使骨吸收增快，久而久之导致骨脱钙，引起骨量减少。人体缺乏维生素D时，肠吸收钙、磷减少，血中钙、磷浓度下降，人体通过自我调节而发生骨吸收增加，继而骨量丢失。

6. 生活方式

酗酒、嗜烟、过多咖啡和咖啡因摄入均是骨质疏松症发生的危险因素。酒精直接作用于成骨细胞抑制骨形成；烟草会使骨吸收增加；雌激素减少，增加骨折的危险；咖啡因摄入过多会使尿钙丢失。缺乏运动会使骨密度下降，也是致病的重要因素。

四、骨质疏松症的诊断

骨质疏松症的诊断标准有两项，符合其中一项即可诊断为骨质疏松症：一是发生了脆性骨折；二是骨密度测定（双能X线吸收测定法）符合骨质疏松症的诊断标准。

（一）脆性骨折

脆性骨折又称为低能量性骨折或非暴力性骨折，是指自发性的或轻微外伤就能发生的骨折，这是骨强度下降的明确体现，也称为骨质疏松性骨折，正常人是不会出现的。患者一旦发生了脆性骨折，临床上即可直接诊断其为骨质疏松症。

（二）骨密度测定

骨密度是指单位体积或单位面积的骨量。目前世界卫生组织推荐采用双能X线吸收测定法（DXA）测定骨密度，是诊断骨质疏松症的"金标准"。通常用T值表示，T值=（测定值-骨峰值）／正常成人骨密度标准差。T值用于表示绝经后妇女和50岁以上男性的骨密度水平（表9）。

表9　骨质疏松症风险判断表

诊断	T值
正常	−1＜T值＜1
骨量减少	−2.5＜T值＜−1
骨质疏松症	T值＜−2.5
严重骨质疏松症	符合骨质疏松症的诊断标准，并伴有骨折

 五、骨质疏松症的实验室检查

引起骨质疏松症的病因，除了原发性骨质疏松症外，一些疾病导致的继发性骨质疏松症在临床并不少见，而单单依靠骨密度检查是不能够鉴别骨质疏松症的病因，因此还需要进行相关的实验室检查。实验室检查指标包括：血常规、尿常规、肝功能、肾功能、血糖、血钙、血磷、碱性磷酸酶、血沉、蛋白电泳等，这些指标在首次诊断并用药前必须检查。根据病情的监测、药物治疗的选择和进一步鉴别诊断的需要，可以酌情增加一些检查，如骨转换标志物、维生素D_2、甲状旁腺激素、尿钙磷、甲状腺功能、皮质醇、血气分析、肿瘤标志物、骨髓穿刺或骨活检等。

 六、骨质疏松症的临床表现

（一）骨痛

临床明显的全身疼痛、夜间休息时疼痛或翻身时疼痛是骨质疏松性疼痛的突出特点。最常见的部位有腰背部、髋部及四肢，以腰背痛多见，疼痛沿脊柱向两侧扩散，仰卧或坐位时疼痛减轻，久立、久坐时疼痛加剧，日间疼痛轻，夜间和清晨醒来时加重，弯腰、运动、咳嗽、大便等用力时加重。

（二）身高变矮

随着老年人年龄的增加会出现身高的下降，但一般不超过3cm，如果身高比年轻时降低3cm以上，就要警惕椎体压缩性骨折，如果椎体骨质疏松比较严重，则会出现驼背。老年患者中70%的椎体压缩性骨折是无痛的，唯一的表现就是身高变矮，所以容易被忽视。

（三）骨折

轻微碰撞甚至日常活动，如提重物、咳嗽等就可以发生骨折，是骨质疏松性骨折的特征，也是骨质疏松症的严重后果。初次骨折后再次发生骨折的风险会增高，最常发生的骨折是腰椎压缩性骨折，对健康威胁最大的骨折是髋部骨折，95%以上的髋部骨折发生在65岁以上的老人，髋部骨折后，15%～20%的患者在病后多因各种并发症而死亡，50%以上存活的患者终身残疾。

七、骨质疏松症的西医治疗

（一）基础性用药

维生素D$_3$和钙剂是治疗骨质疏松症的基本药物，具有活性的维生素D能加强肠道内钙、磷的吸收，调节甲状旁腺激素的分泌及骨细胞的分化，促进骨形成，与钙剂合用时，剂量宜小，以防止高钙血症的发生。维生素D经肝、肾羟化后形成维生素D$_3$，为最终活性物质，直接参与骨矿物质代谢，老年人每天维生素D摄取量为400～800IU。

（二）骨吸收抑制剂

1. 降钙素

降钙素能在短时间内迅速抑制破骨细胞的活性，长期作用则可减少破骨细胞的数量，从而抑制骨吸收。此外，对于骨骼相关的疼痛，如肿瘤骨转移、骨质疏松性骨折，亦有明显的抑制作用。临床试验证实，每天给予鲑鱼降钙素注射液皮下注射100IU或鲑鱼降钙素鼻喷剂鼻喷200IU，可明显减轻近期骨质疏松椎骨骨折引起的后背疼痛，并改善患者的活动能力。降钙素治疗椎体压缩性骨折静息痛，在给药后1周开始起作用并延续到第4周，患者坐、站、行的疼痛明显改善，同时副作用轻微。因此，降钙素治疗椎体压缩性骨折的后背痛及缩短卧床时间是有效的。动物实验已有力证实，降钙素可刺激软骨内骨化，增加骨痂血管生成，增加软骨骨痂和加快骨痂成熟。

2. 二膦酸盐类

二膦酸盐是临床上最常用的抗骨质疏松药物之一，作用机制是药物进入体内后，与羟基磷灰石紧密结合，在破骨细胞周围释放并进入破骨细胞内，抑制其中间产物焦磷酸的形成，使细胞内信号传导通路受阻，从而抑制破骨细胞的分化、增殖、成熟及干扰成熟破骨细胞的功能，并促进其凋亡。二膦酸盐类还具有促进骨折愈合的作用。对于低骨量已发生过椎体骨折的绝经后女性患者，应用阿仑膦酸钠治疗3年，椎骨和髋部再次骨折发生概率分别减低47%和51%。唑来膦酸是第三代二膦酸盐，在患者股骨骨折修复术后90天内静脉滴注唑来膦酸5mg，以后每隔12个月注射1次，同时每天服用维生素D 800～1 200IU和钙剂1 000～1 500mg，该治疗方案可减少35%再发骨折，并使死亡率减低28%。

3. 骨形成促进剂

甲状旁腺激素是由甲状旁腺分泌的单链多肽蛋白质，是调节钙、磷代谢及骨转换的最为重要的肽类激素之一，可促进尿磷排出，从而增加肾小管重吸收钙，促进生成活性维生素D，是唯一被美国药品监督管理局批准临床应用的促进骨形成的药物。甲状旁腺激素具有双向调节作用，既有成骨作用，又有破骨作用，不同的作用取决于不同的给药方式，持续性甲状旁腺激素刺激可引起骨质重吸收增强，而小剂量、间歇性用药表现为促进骨形成。甲状旁腺素治疗骨质疏松患者髂骨活检发现，能明显提高患者松质骨的体积和连接性，矿化沉积率提高，改善了骨小梁形态结构，同时提高了皮质骨厚度。

4. 混合制剂

（1）锶盐类药物 新一代的锶盐类药物雷奈酸锶为混合制剂，既能抑制骨吸收又能促进骨形成，且有促进骨折愈合的作用。目前，锶对骨质疏松治疗的作用机制有以下几种假设：①锶可以活化某些类型细胞的钙感受器，导致三磷酸肌醇的产生和丝裂原信号的激活。②一些锶敏感受体有可能对骨细胞产生作用。③锶通过激活成骨细胞的胞外激酶调节信号，可以诱导环氧化酶-2和前列腺素E2的产生，有可能对骨形成产生作用。锶盐作为独特的抗骨质疏松药物，可以减少绝经后女性椎体和非脊柱骨折的发生率，并有良好的耐受性，它代表了骨质疏松治疗的一个重要发展。

（2）他汀类药物 研究表明，他汀类药物具有促进骨形态蛋白基因表达的作用，对应用这类药物治疗心血管疾病的患者，兼具护骨作用。

 八、骨质疏松症的中医治疗

（一）补肾健骨法

中医认为，肾为先天之本，所藏肾精为全身生长发育的原动力，而与骨的关系尤为密切，指出"肾藏精，精生髓，精足则髓足；髓在骨内，髓足则骨强"。认为骨骼的生长、发育、修复均赖以肾精所化生的骨髓的滋养。肾精充足，则骨髓充盈，骨骼健壮有力；反之，肾精不足，骨髓空虚，则易引起骨骼发育不良。故对老年性骨质疏松的治疗，补肾为必行之法。古今名家治疗老年性骨质疏松症时从补肾入手，取得了显著的临床疗效，最常用的补肾中药有淫羊藿、鹿角胶、龟板胶、巴戟天、肉桂等，此类药物味多辛甘，入肝、肾经，具有补肾壮阳、强筋骨的作用。

（二）养肝健骨法

肝与骨质疏松亦有重要关系，主要体现在肝与筋的关系上。中医认为，肝为"罢极之本，主润宗筋"。筋附于骨，筋膜干则骨骼缺乏滋养，必累及于骨。《素问·五气生成篇》曰："肝之合筋也，其荣爪也。"而爪甲为"骨之余"，肝气充足，筋膜坚韧，可使骨有所养，爪甲锋利；肝气不足，则筋膜松弛，骨失所养，爪甲暗淡无光，骨骼肯定也有失健运。其次，肝血、肾精可相互转化，肝强则肾不易虚，补肝可促进"肾主骨"的作用，防治骨质疏松症的发生，从补肝入手防治骨质疏松症的代表性药物有牛膝、杜仲、续断、枸杞子等。

（三）健脾健骨法

脾与骨质疏松的关系主要体现在脾的运化功能，脾将水谷化为精微转输至全身，骨骼亦要靠脾转输的营养物质方能强健有力，老年人脾失健运，骨骼化生原料不足，直接导致骨质疏松的发生。再者"脾主肌肉"，与骨骼亦有密切关系，老年人肌肉瘦削，无以养骨，所以中医从补脾入手，可使脾胃健运，代表性的健脾药物有山药、白术、茯苓等，多入脾经，具有健脾养胃的作用。

（四）活血止痛法

疼痛是原发性骨质疏松症最常见、最主要的临床症状，以腰背痛最为多见，亦是患者就诊的首要原因。祖国医学认为"通则不痛，痛则不通"，引起"不通"的主要原因之一即为血瘀。凡患者除"痛有定处"外，还有舌下脉络曲张、舌质紫暗、有瘀斑等表现，就表明有血瘀证存在，代表性药物有郁金、三棱、水蛭等，具有活血、祛瘀、止痛之效。

九、骨质疏松症的运动疗法

坚持适量运动，能使骨组织保持正常的生理结构和外形，有效改善骨质量，使骨骼承载负荷能力提高。主要包括：①规律运动。规律运动训练是预防和治疗骨质疏松症的基础，应长期坚持。②安全训练。安全是保障运动疗法有效性的前提，应在舒适的状态下训练，并提前进行热身准备。③多种运动方式相结合。运动疗法的最佳组合是有氧耐力运动、肌力训练和平衡训练。④制定个体化方案。根据个体能力和训练程序制定个体化的运动方案，举重、跳绳、慢跑比散步对骨细胞刺激更大，游泳、骑自行车并不增加骨密度。

十、骨质疏松症的预防

（一）一级预防

即病因预防。研究表明，骨质疏松症的发生不仅与年龄增大相关，也与缺乏运动、钙摄入不足、很少晒太阳、很少吃蔬菜和水果、经常喝酒和吸烟或服用与饮用大量含咖啡因的药物或饮料等不良生活方式关系密切，建议中老年人特别是女性坚持强壮骨骼的6项措施即"六要则"，以预防骨质疏松症的发生。

要则一：少吃影响钙吸收的食物。①通过饮食有效摄入足量的钙，可选用富含钙和维生素D的牛奶、酸奶、奶酪、钙强化食品、蔬菜和水果、橙汁、豆浆、豆腐、罐头鱼等。②尽量减少影响钙吸收的因素，避免膳食中纤维过多及经常饮用咖啡、红茶（每天200mL）和软饮料（与茶相当），减少服用含有咖啡因的药物及高盐与高蛋白饮食。③必要时补充钙和维生素D制剂，当饮食中钙补充量不足时，可以补充钙和维生素D制剂。

要则二：每天晒20～30分钟太阳。由于只有在维生素D的作用下，钙才能被人体有效吸收，所以如果缺少维生素D，即便钙摄入量达到了推荐量也会影响钙的吸收，每天暴露手臂或腿（不用防晒霜）接受20～30分钟日光照射，既能产生内源性维生素D，还可以促使体内维生素D的合成，从而有利于钙、磷在小肠吸收和骨的矿化。

要则三：每天运动半小时。所谓规律运动，是指保持每天半小时、每周3次以上的运动，可以增强心血管系统的功能，维持和增强人体的骨矿物质含量，防止骨量丢失。大量的科研数据表明，补钙和补维生素D只决定骨强度的3%～10%，而体育锻炼对骨强度的影响高达40%。运动的形式多种多样，因人而异，如步行、慢跑、上下台阶、骑自行车、做体操、跳舞、练太极拳等，这些活动既可以保证安全，又能防止由于运动能力受限或功能障碍引起骨质疏松症，合并有骨折的患者，应根据骨折部位进行活动锻炼，多做扩胸、膝关节、踝关节活动防止肌肉萎缩，维持关节的活动度，增强肌力，促进血液循环，并逐渐过渡到下床步行活动。具体方式有负重运动如步行、跑步、爬楼梯、跳舞、溜冰等，弹性运动如跳绳、打羽毛球、打篮球、打排球等，力量训练如每周举哑铃两次，或做两次俯卧撑。平衡练习如每周3次或每天1次踮脚尖、下蹲后起立等。

要则四：定期测量骨密度。骨质疏松症患者容易发生慢性背痛、身高变矮、驼背和骨折等症状，凡是出现这些症状和绝经早的女性，均应进行骨密度测量，必要时可在医生指导下使用药物治疗，如补充钙剂和维生素D，进行激素替代治疗，选择雌激素受体调节剂、阿仑膦酸钠、降钙素和甲状旁腺激素等。

要则五：戒除陋习。实践证明，戒除吸烟、酗酒、缺乏运动、过度节食、嗜饮咖啡和偏食等不良习惯，可以有效减少和延缓骨质疏松的发生和发展。

要则六：平衡膳食。合理营养骨骼，这是预防骨质疏松症的基础。中老年人应注重饮食的合理搭配，制定适当的饮食计划，摄取含丰富钙、磷的食物，保证人体对钙、磷等矿物质和维生素D的需要。钙含量高的食物包括奶类及奶制品、豆类及豆制品、瘦肉、鱼虾、海带、紫菜、花生、核桃等。同时，保证维生素D的适量摄入，维生素D含量较高的食物有鱼肝油、动物内脏等，人体内维生素D的主要来源是阳光照射。

（二）二级预防

即在疾病出现临床表现的前期及时采取早期发现、早期诊断、早期治疗的"三早"预防措施。人到中年，尤其是女性绝经后，骨钙流失加速，应及早采取防治对策。近年来，多国学者主张在女性绝经后1年内即开始长期雌激素替代治疗，同时坚持长期预防性补钙，可以安全、有效地预防骨质疏松症。日本则多主张用活性维生素D来预防骨质疏松症。同时，还要注意积极治疗与骨质疏松症有关的疾病，如糖尿病、类风湿性关节炎、慢性肾炎、甲状旁腺功能亢进症、甲状腺功能亢进症、骨转移癌、慢性肝炎、肝硬化等。

（三）三级预防

即对骨质疏松症患者采取及时、有效的治疗措施，防止病情恶化，预防并发症，防止病残。对退行性骨质疏松症患者，应积极进行抑制骨吸收（如补充降钙素、雌激素等），促进骨形成（可应用活性维生素D）的药物治疗。对中老年骨折患者，应积极手术，实行坚强内固定，早期活动，注重体疗、理疗、心理治疗，补充营养，补钙，止痛，促进骨生长、遏制骨丢失，提高免疫功能及整体素质等综合治疗。

十一、骨质疏松症常用食疗方

1. 海马三七粥

【用料】海马1对，鹿筋90g，羊胫骨1副，三七9g，粳米30g，精盐适量。

【制法】先将羊胫骨洗净斩成块，三七打碎，与淘洗干净的粳米、海马、鹿筋一同放入砂锅内，加清水适量，用旺火烧开后转用小火慢炖150分钟，加精盐调味即成。

【功用】补肾健骨，活血养筋，壮骨强筋。

【方解】海马味甘、性温，温肾壮阳，散结消肿；鹿筋味咸、性温，强筋健骨；羊胫骨味甘、性温，补肾健骨，健脾益气；三七味甘、性微苦，止血化瘀，消肿定痛。

2. 虾仁韭菜蛋

【用料】虾仁50g，鸡蛋1个，韭菜200g。

【制法】虾仁、鸡蛋、韭菜、菜油及调味料炒熟即可，佐餐。

【功用】补肾壮阳，健胃补虚，通便。

【方解】虾仁味甘、性温，补肾壮阳，通乳托聋；生韭菜味辛、性温，熟韭菜味甘、性酸，温阳补虚，行气理血；韭菜炒虾，健胃补虚、益精壮阳；鸡蛋味甘、性平，滋阴润燥，养心安神，养血安胎。

3. 黑白木耳

【用料】黑木耳15g，白木耳（银耳）15g，冰糖10g。

【制法】黑木耳、白木耳先用水浸发、洗净，文火煮烂，加入冰糖煮溶即成，温食。

【功用】补虚抗衰，强腰壮骨，滋阴补血，通便止血。

【方解】黑木耳味甘、性平，补虚抗衰，强腰壮骨，润肺止咳，健心降压，滋阴养血，通便止血，活血调经，溶石排石；白木耳味甘、性平，清肺热，益脾胃，滋阴，生津，益气活血，润肠，强心，健脑，补肾，解酒。

4. 杜仲核桃猪腰汤

【用料】猪腰（猪肾）2个，杜仲30g，核桃肉30g。

【制法】将猪腰从中间切开，剥去白皮筋膜，用清水冲洗干净。杜仲、核桃肉分别用清水洗净，与猪腰一齐放入砂锅内。加清水适量，武火煮沸后，改用文火煲2小时，调味饮用。

【功用】补肾强筋，壮骨壮阳，健脾养胃。

【方解】杜仲味甘、辛，性温，补肝肾，强筋骨；核桃仁补骨固精、健腰强骨；猪肾味咸，性寒，治肾虚腰痛。

5. 栗子烧香菇

【用料】栗子300g，香菇50g，精盐、味精、酱油、水淀粉、白糖、麻油、植物油各适量。

【制法】先将香菇去杂洗净。用刀在栗子上面横切一刀，切至栗肉的4/5。锅中加植物油烧热，放入栗子、香菇，加入精盐、酱油、糖和清水。烧沸后放入味精，用水淀粉勾薄芡，起锅装盘，淋上麻油即成。

【功用】补脾健胃，补肾强筋。

【方解】栗子味甘、性温，益肾气，厚肠胃，健脾胃，壮腰膝，强筋骨，活血，消肿；香菇含钙较高，还有较多的维生素D原，经日光照射转变成维生素D，有补钙壮骨作用，还有降脂降压、提高免疫力、护肝健胃等作用。

6. 核桃仁芝麻

【用料】核桃仁100g，芝麻50g，白糖30g。

【制法】核桃仁沸水浸泡后撕去表皮、沥干，与芝麻、白糖同捣碎。

【功用】补肾壮阳，强壮筋骨。

【方解】核桃仁味甘、性温，补肾，温肺，润肠；芝麻味甘、性平，补血明目，祛风润肠，益肝养发，生津通乳，抗衰补肾，降脂壮骨。此方适用于骨质疏松症。

7. 龟板蛋壳

【用料】龟板100g，鸡蛋壳100g，白糖50g。

【制法】龟板、鸡蛋壳洗净沥干后炙酥研细末，加糖和匀。

【功用】益肾健骨。

【方解】龟板味咸、甘，性平，益肾健骨，滋阴潜阳，养血补心，固经止崩；鸡蛋壳含碳酸钙91.96%～95.76%，治脘痛、反胃、佝偻病。

8. 核桃芝麻黄豆粥

【用料】核桃仁15g，黑芝麻15g，黄豆15g，黄芪15g，山药15g，大枣15枚，糯米100g，精盐若干。

【制法】将核桃仁、黑芝麻、黄豆、黄芪、山药烘干，共研细粉。将大枣去核，与糯米一起放入砂锅，注入清水800mL，烧开后文火慢熬，粥将成加入以上五粉，搅匀再熬10分钟，加盐调味。

【功用】补气血，益肺肾，通血脉，润肌肤，抗衰老。

【方解】核桃仁味甘、性温，抗衰补虚，健脑，补肾固精，健腰壮骨，润肠通便，泽肤养颜；芝麻味甘、性平，润肺止咳，养胃，壮骨，养颜，降压健心；黄豆味甘、性平，健脾，补血，利水，抗骨质疏松；黄芪味甘、性微温，补虚，益气，止汗，抗骨质疏松；山药健脾益肾；大枣味甘、性温，益气补血，健脾和胃，抗衰老，抗疲劳，调节免疫功能。

十二、防治骨质疏松症药茶

1. 药茶一

【原料】骨碎补5g，花茶3g。

【制法】用250mL水煎煮骨碎补后泡茶饮用，冲饮至味淡。

【功用】补肾气，强筋骨，祛风除湿，活血祛瘀。

2. 药茶二

【原料】威灵仙5g，骨碎补3g，花茶3g。

【制法】用300mL水煎煮威灵仙、骨碎补后泡茶饮用，冲饮至味淡。

【功用】补肾气，强筋骨，祛风湿。

3. 药茶三

【原料】菟丝子5g，杜仲3g，红茶3g。

【制法】用菟丝子、杜仲的煎煮液300mL泡红茶饮用，冲饮至味淡。

【功用】补肾强筋，祛风除湿，壮骨止痛。

4. 药茶四

【原料】仙茅5g，五加皮3g，红茶3g。

【制法】用250mL开水冲泡后饮用，冲饮至味淡。

【功用】补肾强筋，益气祛湿。

5. 药茶五

【原料】桑寄生10g，花茶3g。

【制法】用300mL开水冲泡后饮用，冲饮至味淡。

【功用】补肝肾，强筋骨，祛风湿，通经络，降血压，镇静。

6. 药茶六

【原料】五加皮10g，花茶3g。

【制法】用300mL开水冲泡后饮用，冲饮至味淡。

【功用】强筋骨，祛风湿，活血祛瘀，镇痛。、

第二节　骨性关节炎

骨性关节炎，也称为退行性骨关节病。首先发生在关节软骨部分。关节软骨成年累月地被磨损、撞击，逐渐变性、粗糙、变薄乃至破裂脱落。随着软骨的磨损，骨的边缘增生，俗称"骨刺"，会呈现骨性的瘤样肿胀。若病情再发展，关节软骨皲裂甚或脱落，使骨与骨之间直接相互摩擦，将引起剧烈的疼痛并使关节的运动范围明显受限。

骨性关节炎一般可分为原发性和继发性，原发性骨性关节炎原因尚不明确，最常见于女性和糖尿病患者；继发性骨性关节炎可以继发于关节创伤或其他关节疾病后，可能的原因包括关节的骨折、韧带的撕裂、关节脱位，以及感染或风湿类关节炎。

 ## 一、骨性关节炎的病因

（一）年龄

年龄越大，关节退化的可能性越大。60岁以上的人关节退化是非常普遍的现象，但是20～30岁的年轻人也会出现关节退化，比如上下楼的时候，膝盖"吱"地疼一下，这就是髌骨软化，髌骨上的软骨开始剥脱了。

（二）关节先天性或发育性异常

比如罗圈腿、X型腿、髋关节脱位，这些可以造成人在40～50岁的时候关节严重的疼痛，这类患者建议积极地实施手术，可以延缓、推迟关节炎发生的时间，如果不积极治疗，很可能在50～60岁的时候就需要置换关节。

（三）外伤、骨折引发关节退化

骨折或关节软骨撕脱会引起关节退化，骨折之后一定要认真治疗，不要残留畸形。

（四）职业因素

比如职业运动员、重复性动作的人，以及重体力劳动者。

（五）体重过重

过胖的人站立时会对膝关节、髋关节造成很大的压力，易引起关节炎。

（六）环境因素

比如潮湿、寒冷，大多数情况下关节退化是由综合因素引起的。关节退化的常见部位有下肢及其他负重关节，例如：髋关节、膝关节；脊柱，包括腰椎、颈椎；上肢大关节，包括肩关节、肘关节；还有一些小关节，如手足的关节等，其中膝关节疼痛最为常见。

（七）骨密度降低

当软骨下骨小梁变薄变硬时，其承受压力的能力下降，因此骨质疏松症患者出现骨性关节炎的概率较高。

 ## 二、骨性关节炎的主要症状

（一）疼痛

关节退化引发的疼痛与类风湿性关节炎的疼痛不一样，前者是活动时疼痛，休息后减轻。骨性关节炎疼痛的原因有关节软骨磨损后软骨下骨外露和关节磨损后的碎屑刺激滑膜组织引发炎症反应等。关节软骨磨损后软骨下骨外露是骨性关节炎发生疼痛的基本原因，80%的患者都是因此而发作。如果平时行走时不疼，上下楼时疼痛，说明软骨已经开始剥脱了。有的患者不仅行走时疼，坐着、睡觉时也疼，就是关节磨损后的碎屑刺激滑膜组织引发的炎症反应。

（二）关节僵硬

多数人在睡醒后，关节僵硬，活动后明显好转，这是因为长时间休息之后，关节液集中在关节腔内的某处，未能均匀地分布，造成关节局部干燥，进而出现疼痛，只有把关节液分散到关节各处，才会感觉舒适。

（三）关节弹响与摩擦感

有些患者上下楼的时候关节有"嘎巴嘎巴"的响声，这是因为上下楼的时候膝关节承受的压力最大，关节摩擦引起的。

（四）关节肿胀与畸形

关节肿胀与畸形常预示着关节炎已经发展到非常严重的程度。关节肿胀是关节碎屑刺激滑膜组织引发炎症的反应。

 ## 三、骨性关节炎的常见类型

（一）膝骨关节炎

膝关节是全身最容易发生骨性关节炎的部位，发病早，疼痛特点是上下台阶痛、下蹲站起痛，而严重者平路行走也痛。膝骨关节炎常引发关节畸形、关节摩擦感、关节肿胀。在中早期的时候，休息后多能缓解，只有到晚期的时候，才会在静止的时候都感觉疼痛。上下台阶痛、下蹲站起痛是其早期的表现，晚期则会出现关节畸形、关节肿胀。

（二）髋骨关节炎

疼痛特点是大腿根部疼痛、臀部深处疼痛、膝关节疼痛、腰背部疼痛。髋关节骨关节炎会伴有明显的跛行、髋关节活动困难，可造成无法下蹲，最常见的病因是股骨头坏死的晚期及发育性髋关节发育不良。

（三）腰椎间盘突出症

这是腰椎关节退化造成的，表现为腰痛、单侧腿痛，疼痛特点是时轻时重的持续性疼痛。患者一般是腰椎侧弯，活动不对称，此类患者搬东西的时候要特别注意在腰椎垂直的状态下立起。

（四）腰椎管狭窄症

这是老年人群易发疾病，症状以双下肢疼痛为主，腰疼不明显，行走时下肢沉重感较重，迈不开步。

（五）颈椎病

这是颈椎退化性改变，颈椎病目前来说更像是年轻人的"专利"，因为看电脑、写东西、玩游戏的时间过长，主要表现为颈肩痛、上肢放射痛、上肢麻木，或步态不稳，踩棉花样感觉，部分患者有头晕头痛，部分患者行走困难。

（六）肩周炎

肩周炎也可以称作"五十肩"，因为患者常在50岁左右出现症状，早期以疼痛为主，中期以关节僵硬为主，甚至不能自己梳头发，它的特点是不经治疗可以自愈，自然病程约为1年。

四、骨性关节炎的治疗

（一）局部休息

膝骨关节炎在疼痛的时候，注意休息一段时间，可能就会明显缓解症状，很长时间不复发。

（二）避免做能引起疼痛的动作

关节出现疼痛，就说明关节出现撞击，出现摩擦，如果上下楼梯或下蹲时疼痛，近期就应当避免上下楼梯或做下蹲的动作。

（三）药物治疗

1. 镇痛药

对骨性关节炎有镇痛作用的药物中，非类固醇抗炎药和环氧合酶-2抑制剂的镇痛效果优于对乙酰氨基酚类。非类固醇抗炎药早被作为缓解疼痛的一线药，但因其引发胃肠道的不良反应，一些老年患者不能接受；环氧合酶-2抑制剂有增加心血管病发病危险，使其在临床中的应用受到限制。

在临床使用中应权衡药物的利弊，宜个体选药、安全用药。首选风险小的药物，如阿司匹林或对乙酰氨基酚，宜用有效的小剂量、短疗程。大剂量长期使用阿司匹林或其他非类固醇抗炎药，有增加上消化道出血的风险，如大剂量用对乙酰氨基酚，偶可致肝损害，尤其对酗酒者。需大剂量阿司匹林者，应同时应用质子泵抑制剂，可减少胃肠出血危险。

对于中重度骨关节疼痛，应选用非类固醇抗炎药，但须从小剂量开始，不能同时使用两种同类药物，以免增加药物的不良反应。可首选萘丁美酮；次选塞来昔布、美洛昔康、依托度酸、舒林酸和阿西美辛等，因它们都对软骨基质蛋白聚糖的合成无不良影响，甚至有促进合成作用；不选用或少用水杨酸、保泰松、吲哚美辛和萘普生等药，因其可抑制软骨基质合成。特别是非类固醇抗炎药中的双氯芬酸钠能加速骨关节炎的进展。萘丁美酮是1985年合成的一种非酸性、非离子型前体药，口服2～3小时后达峰值，该药对髋关节、类风湿性关节炎、强直性脊柱炎及软组织损伤等治疗疗效佳，每天应用1～2g，无论短期（2～8周）或长期（＞8年）用药治疗，其疗效都优于安慰剂与对照药，特别是对心脑血管及肾功能影响很小。因此，萘丁美酮值得首先推荐使用。

对于骨关节剧痛不止者，当用以上药物无效时，可考虑应用阿片类药

（如可卡因）或其他非成瘾性镇痛药如曲马多。曲马多能抑制去甲肾上腺素和5-羟色胺的重摄取，可用于对非类固醇抗炎药有禁忌证者。

2.　氨基葡萄糖盐酸盐和硫酸软骨素

近年来，氨基葡萄糖和硫酸软骨素广泛用于治疗骨性关节炎。研究显示，氨基葡萄糖硫酸软骨素既可抗炎止痛，又可延缓骨关节炎的发展，在国外已被誉为第一个改变骨性关节炎的药物。实验研究证明，该药对软骨代谢有良好作用，长期应用可阻止骨性关节炎的进展，故称其为软骨保护剂。复方氨基葡萄糖-硫酸软骨素具有阻止软骨消融，促进新生软骨形成和骨关节修复，并可平衡关节液与维系骨关节活动功能，既有镇痛效应，又可延缓骨关节炎的发展等。

3.　双醋瑞因

血清蛋白细胞介素-1在软骨破坏过程中起着很重要的作用，双醋瑞因可以抑制血清蛋白细胞介素-1的合成和活性、稳定溶酶体膜而发挥抗炎及对关节软骨的保护作用、改善骨性关节炎的病程与症状，其不良反应较少。

4.　关节腔内注入透明质酸

据印度和加拿大报道，关节腔内注入透明质酸治疗骨性关节炎，可取得满意的疗效。

5.　激素

糖皮质激素类药物关节腔内注射，短期内可以明显缓解疼痛症状，但不能长期、反复、大量使用。它对软骨的损害随注射次数增加而加重，糖尿病、胃溃疡及身体有感染灶的患者禁用。

6.　胶原蛋白及氨糖黄金组合有效治疗骨关节病

科学研究证明，骨质主要由钙和胶原蛋白组成，胶原蛋白的流失和缺乏会造成补钙吸收效果不佳，只有在保证体内胶原物质充实有效的前提下，骨关节病才能得到真正的康复。

（四）手术治疗

纠正骨与关节畸形，应尽早手术。当骨性关节炎保守治疗没有任何效果，生活质量严重下降时，应实施人工关节置换术。

（五）非药物疗法

1. 耐心训练、耗氧运动

循序渐进的训练最有效，与相应的全承重运动相比，半承重运动或在游泳池内进行的运动较能为患者所承受。

2. 减负荷

减轻体重。使用手杖或拐杖支撑。

3. 适当的功能锻炼

经常锻炼对缓解骨性关节炎的疼痛和僵硬症状非常有效，肌肉训练对关节有相当大的保护作用，行走应以关节不疼为标准。游泳是一个很好的锻炼方法，因为水中的浮力比较大，可以使关节处于非负重状态，减轻关节承重。

4. 应用支具

髌骨痛可因髌骨倾斜和对线不良引起，使用支具或胶带将髌骨拉回至股骨滑车沟内或减轻其倾斜度而使髌骨重新对位，可使疼痛减轻。

5. 其他

针灸、推拿等中医疗法。

 ## 五、骨性关节炎的预防

（一）避免关节劳损

由于关节软骨无法再生，因此要避免外伤，避免过度使用，严格控制体重，避免过重体力劳动，避免单一性及重复性的动作。

（二）保持正常的关节活动量

关节软骨的营养来源靠滑液，因此要避免久坐不动、强迫姿势与体位，保持和增加关节周围的肌肉力量。有研究认为，股四头肌肌力减弱可能是造成膝骨关节炎的危险因素之一，因此加强股四头肌肌力的训练和有氧训练，有利于骨性关节炎的康复。在膝关节各种手术后的功能康复训练时，股四头肌的锻炼也是必需的。具体锻炼方法有：①坐在椅子上，把小腿抬起离地伸直，绷紧5秒钟，再慢慢屈膝到最大限度，维持片刻，然后再伸膝；放下之后换另一条腿，再绷紧5秒钟，再放松，两腿交替做50～100次，每天做3次。②仰卧床上，绷紧大腿肌肉，使膝关节伸直，稍稍抬起使大腿离开床面约20厘米，维持20～30秒钟，放下休息5秒钟，再抬起，两腿交替做20～40次，每天做2～3次，必要时在踝部加上1～2kg的沙袋做强化训练。③游泳可以提高肌肉耐力，有助于膝骨关节炎患者的康复。

（三）注意保暖

注意保暖是防治骨性关节炎的关键，居住环境要避免潮湿与阴冷，室内要保持干燥与温暖，床不要摆在通风口处。患者不要在空调环境中直接暴露膝关节，避免空调风与电扇风直接吹到膝关节，尽量不要穿裙子与短裤，最好加用薄型保暖护膝。坚持每晚泡脚对预防膝骨关节炎大有帮助，临睡前用热水泡脚10～15分钟，脚擦干后再在脚掌涌泉穴处按摩60次，有提升阳气、温补下元、滋润肺肾、祛除湿邪的作用。

（四）减少负荷

老年人不要采用下蹲姿势做膝关节前后左右摇晃的运动，因为半蹲时膝关节的压力最大，摇晃更会加重关节软骨的磨损。老年人也不宜做爬山运动，因为上下山容易损伤关节软骨。手杖对老年人至关重要，它可以增加承重面宽度，抬高健侧重心，减少关节负重。

（五）饮食调理，多食高钙食品

控制饮食、减轻体重对骨性关节炎有较好的辅助治疗作用，主要是控制主食、脂肪和动物性食品的摄入，使自己的体重逐渐降至理想体重的水平，应多吃含蛋白质、钙质、胶原蛋白、异黄酮的食物，如奶制品、豆制品、鱼虾等。补充蛋白质、钙质，防止骨质疏松，既能促进软骨及关节的润滑液生长，还能补充雌激素，使骨骼、关节更好地进行钙质代谢，减轻关节炎的症状。

老年人钙的摄入量应比一般成人增加50%，故宜多食牛奶、蛋类、豆制品、蔬菜、水果等。维生素D可以帮助钙质吸收，可多服含维生素D的乳制品或钙片以帮助钙质吸收。维生素C可以保护关节，防止骨性关节炎进展，故口服维生素C有益。富含维生素A、维生素B_1、维生素B_6及钙、镁、硒、锌等的食品均应增加摄入量。

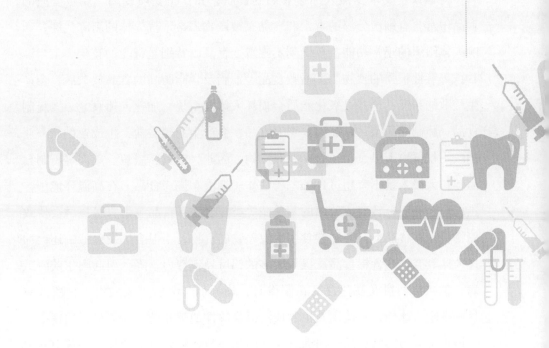

11

第十一章

科学养生，延缓衰老进程

第一节　科学饮食

《黄帝内经》提到"饮食有节，起居有常，不妄作劳……度百岁乃去"，把节制饮食作为活到百岁的首要条件。《寿世保元》指出："食唯半饱无兼味，酒至三分莫过频。"我国民间流传着关于饮食节制的许多谚语，如"若要身体好，吃饭莫过饱""每餐八成饱，保你身体好""吃饭少一口，活到九十九"等。国外也不乏限食延寿的报道，如1558年意大利的考纳若著《延寿秘方》，认为他能长寿和体质好，归功于对事物，尤其是对饮食的节制，他每24小时只吃固体食物360g，喝液体约400mL，83岁时还能骑马、游山与写作，后来活了100多岁。

科学饮食要求少摄入加速衰老的食品，如：①变质食品。腐败变质的食品中常含有细菌分泌的毒素和食品腐败产物，会干扰人体的新陈代谢，影响人体组织的正常功能，要做到不吃霉变食品，特别是霉变的花生、玉米、甘蔗等毒性很强的食物。②酸败食品。油脂及含脂肪高的食品放久后，会产生酸败的味道，这些过氧化脂质会损坏人体酶系统，加速人体衰老。③腌制食品。腌制的蔬菜、鱼、肉、鸡等食品，会产生亚硝酸盐，生成亚硝胺，亚硝胺不仅可致人早衰，还是一种致癌物。因此，咸鸡、咸鱼、咸肉等腌制食品，每天摄入量不宜超过100g。④油炸、烟熏、烧烤食品。在高温环境中，蛋白质、脂肪会转变成致癌的苯并芘等类化合物，食品与烟直接接触会使致癌物吸附在食品上。若经常食用含致癌物的食物，不但会诱发癌症，还会加速人体衰老。⑤含铝食品。摄入太多的铝可导致智力下降，引起阿尔茨海默病，油条、油饼及膨化食品在制作时，均添加了明矾（硫酸铝），所以应尽量少吃。此外，不使用熟铝制成的锅烧酸性的菜和汤，炒菜最好用铁锅。⑥被重金属污染的食品。内面有花饰的陶瓷与塑料餐具常含高铅，可引起人体血液系统、神经系统、消化系统、泌尿系统疾病及退行性病变，使人衰老。

 科学饮食的"三讲究"

（一）讲究进餐习惯

1. 细嚼慢咽

有些人进餐速度过快，甚至是狼吞虎咽，医学专家指出，这种习惯不好，至少有两个弊端：①粗糙坚硬的食物容易刮去上消化道黏膜表面覆盖的黏液，擦破食管黏膜，形成瘢痕。同时，上消化道黏膜及其表面的黏液是器官的保护层，若遭破坏，食物中的一些致病物容易侵害消化道而发生病变。快速吃进滚烫的汤、粥、羹、茶等饮食，会灼伤食管黏膜并使之坏死，长期如此易发生病变。②进食过快，可减少唾液的分泌。国外学者新近研究发现，唾液有解毒功能，这是唾液所含的多种酶、维生素、矿物质、有机酸和激素共同作用的结果。

2. 饭后勿饮冷

有人喜欢饱餐后饮一瓶冷饮或冰茶等饮料，以为可以"去油解腻"。清凉饮料虽然口感好，但对健康不利，如果吃下去的是油腻食物，冷饮进去后，食物便很快成了凝固油，这种凝固油碰到胃酸会再次溶解成半液体状，肠道没有办法完成消化、吸收及排泄，肠壁绒毛会沾满油脂。久而久之这种半液状物会黏附在肠壁上，经过长年累月的堆积，然后质变，轻则导致息肉，重则可能癌变。

3. 进餐环境舒适明亮

科研发现在红、橘黄、亮黄色等暖色调的环境中，听着节奏悠扬、和谐的音乐进餐，使人精神振奋，情绪饱满，食之有味，食之舒心，于健康有利。

（二）讲究烹饪方法和调味

1. 正确使用食品添加剂

目前人类使用的食品添加剂有3 000多种，包括稳定剂、抗氧化剂、加味剂、保鲜剂、防腐剂等，均有可能引发多类疾病，甚至肿瘤。不少食品色素也有毒，有些还具有致癌性，常见的致癌部位有肝脏和乳腺组织。

2. 清淡饮食

食盐能促发高血压，也是胃癌的"催化剂"。据日本科学家对40~50岁的男性进行尿液检查发现，胃癌发病率低的地区每人每天平均尿中排盐量为8g，而胃癌高发区每人每天平均尿中排盐量多达13.4克，还发现胃癌低发区人均食盐量仅为胃癌高发区的1/10。因此，要防癌需限制食盐摄入量，包括少吃或不吃咸菜。

3. 消除亚硝酸胺致癌能力

讲究科学的烹调方法对抗衰防病有很大意义。研究发现，亚硝酸胺等物质具有强致癌性，当亚硝酸盐遇到2倍于它的维生素C时，就失去致癌能力。在许多蔬菜和水果中，都含有丰富的维生素C，要防癌应避免维生素C在烹调过程中损失。为此，在烹调中应注意以下几点：①蔬菜要先洗后切，切好即炒，炒好即吃，因为维生素C易溶于水，易氧化。②不要挤掉菜汁，因为菜汁中含有丰富的维生素C。③适当用点醋，因为维生素C在酸性环境中不易分解。④不宜用碱，因为碱会破坏食物中的维生素C。⑤多吃含根茎的蔬菜，萝卜、南瓜、莴苣、豌豆等蔬菜中有一种酶，能分解亚硝酸胺或阻止致癌物质发挥作用，而白萝卜、胡萝卜含有的木质素有抗癌功能。⑥使用旺火、快炒、急盛、少用煎炸等烹饪方法，以充分保留食物中的维生素C。⑦少用调味品和着色剂，因为其中含有数量不等的亚硝酸胺物质。⑧炒菜时油温不要过高，因为食用油加热到270℃以上时，锅底温度可达400℃以上，所产生的烟雾中含有致癌物质。⑨要炒一次菜刷一次锅，因为炒菜时常有致癌物质苯并芘滞留在锅底，尤其是烹调鱼、肉、蛋时。此外，鱼、肉、蛋等烧焦后含有强致癌物质，不可食用。

4. 消除腌菜中的致病物

日常生活中，人们常将芥菜、萝卜等青菜，加入适量盐、辣椒、蒜头、花椒、生姜等进行腌制，腌菜清新爽口，质嫩味鲜，香脆麻辣，别有一番风味，但腌菜中的亚硝酸胺是导致消化道癌症的"元凶"之一，应减少腌菜的摄入量。

（三）讲究营养平衡

1. 适量摄入蛋白质

蛋白质是人体一切组织的基本成分。蛋白质的主要功能有：①构成人体成分，即构成肌肉等各种组织器官的成分，人体含蛋白质为16%～20%。②合成人体各种生理活性物质，如胰岛素、抗体、血红蛋白、氧化还原酶等。③吸收运送营养素，消化食物的酶，转运营养素的载体，都需要蛋白质。④构成脑组织，蛋白质不足时将影响发育和智力。⑤构成遗传物质，核蛋白是遗传的主要物质。⑥供给热能，1g蛋白质在体内产热4kcal。正常情况下，成人每天需要蛋白质80～100g。日常生活中，可食用鸡蛋、牛奶、牛肉、豆制品、奶制品等含蛋白质比较高的食物。

2. 适量摄入脂肪

脂肪的生理功能有：①构成体内组织，保护和固定主要器官，避免机械磨损。②提供必需脂肪酸。③帮助脂溶性维生素吸收。④供给热量，1g脂肪在体内产热9kcal。⑤增进食物的色、香、味，脂肪供给量应占成人总热量的20%～25%，儿童略高，为25%～30%。

3. 适量摄入糖类化合物

糖类是一类有机化合物，由碳、氢、氧三种元素组成，其中氢和氧的比例是2∶1，恰好与水分子中氢和氧的比例相同，因此常把糖类称为碳水化合物。碳水化合物的主要生理功能：①提供热能，1g碳水化合物在体内可产热4kcal，人体每天所需热能主要由碳水化合物供给，因为它是人类最容易获得，且又是人体吸收利用最好的能源。②构成人体内主要生命物质如糖脂，它是神经组织的重要成分。③食物中糖含量多可节约蛋白质，保持人体抵抗力，增强体质，人体每天需要的碳水化合物应占总热量的60%～70%。日常生活中，可摄入大米、小米、小麦、荞麦、面包等淀粉类食品，或者适当饮用甜饮料等。

4. 适量补充无机盐

人体需要的无机盐为常量元素，又称宏量元素，即成人每天需要量＞100mg的矿物质，包括钾、钠、镁、钙、氯、磷、硫等7种。成人每天需要量＜100mg的称为微量元素，目前认定的有铁、锌、碘、硒、氟、锡、钒、镍、铬、锰、铜、硅、钼、钴等14种。微量元素虽然人体需求量小，但在保健防病中起着非常重要的作用，缺少或过量都有害。无机盐不供给热量，它的主要功能有：①构成人体的重要材料，如钙、磷是骨骼与牙齿的重要成分。②维持人体内环境酸碱平衡，呈酸性的元素有氯、硫、磷等，在鱼、肉、蛋、谷物中含量较多，呈碱性的元素有钙、钠、钾、镁等，在蔬菜、水果中含量多。③维持组织与细胞的渗透压。④构成人体许多主要生理活性物质，如碘是甲状腺素的重要成分，铁是血红素的重要成分。⑤参与神经、肌肉的兴奋与收缩活动。动物内脏和红肉有很多的铁成分，木耳和豆类等也有，平时可多吃。另外，可以多吃一些贝壳类海鲜产品，以及干果、花生、蛋类等含锌食物。平时也要注意食用含钙、磷丰富的食物，讲究营养均衡。

5. 适量摄入维生素

目前发现的维生素有20多种，根据其性质分为两大类：一类溶于脂肪叫脂溶性维生素，体内能储存，不从尿中排出，摄入过多可蓄积中毒。另一类溶于水称为水溶性维生素，体内不能储存，摄入过多可从尿中排出，不会引起中毒。维生素主要功能是调节人体生理功能，不供给热量，也不是构成机体的成分。虽然需要量很少，但对维持身体健康的作用很大，缺乏时就会出现各种病症。同时，维生素一般在人体内不能合成，即使能合成一部分，也不能满足需要，必须从饮食中摄取。因此，在日常生活中需多摄入粗粮与杂粮，以满足身体需要的各种维生素。

6. 补充足量的水

水是人体必需的重要物质，仅次于空气。人体中的水含量最多，胚胎时含水约98%，婴儿约75%，成年人为50%～60%。水的主要生理功能：①各种食物必须溶于水中才能分解与吸收，代谢产生的废物也是经水从尿或汗水中排出体外。②调节体温。③起润滑作用，如眼泪可防止眼球干燥，唾液有利于润滑口腔、食道。此外，关节腔、胸膜、腹膜之间的浆液都是为了增加润滑减少摩擦。④水还有催化作用，身体中各种化学反应都离不开水。一个健康成人每天需水量约2.5L，运动量大或在炎热环境里，饮水量需相应增加。

7. 适量摄入膳食纤维

膳食纤维对人体有十分重要的作用：①吸收毒素。食物在消化分解过程中，会产生一些毒素，如果肠腔内膳食纤维多，许多毒素就会被膳食纤维吸附，减少这些毒素对肠黏膜的刺激，同时，还可避免毒素吸收入血液造成内源性中毒和加重肝脏的解毒负担。②防治便秘。膳食纤维体积大，不断刺激肠壁以促进肠蠕动，还可以吸附大量水分，形成胶状粪便，达到通便的目的。大便通畅可预防多种疾病。③降低血脂。膳食纤维中的果胶可与胆固醇结合、木质素可与胆酸结合，这些结合物可直接从粪便中排出，从而降低体内血脂，对预防和治疗因血脂过高引起的动脉硬化与心脑血管疾病意义重大。④控制血糖。膳食纤维体积大，使人容易产生饱食感，可减少糖尿病人对饮食的摄入，还能降低葡萄糖在肠道的吸收速度，使餐后血糖不会急剧上升，有利于糖尿病病情的稳定，而且还可以减肥。⑤保护口腔。膳食纤维可增加咀嚼的机会，可使口腔与牙齿得到锻炼，改善口腔功能，保护口腔。此外，由于膳食纤维增加了咀嚼机会，引起唾液分泌，刺激胃肠壁，引起其他消化液的分泌，非常有利于营养物质的消化与吸收。日常生活中，可多吃玉米、大麦、燕麦等粗粮，以及叶菜类蔬菜和水果等富含膳食纤维的食物。

第二节 科学运动

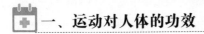

一、运动对人体的功效

人体是一个有机整体，各个系统器官功能在中枢神经的调控下，相互协调，互为联系，并适应外界环境的变化。经常运动，不仅可以增强骨骼与肌肉的作用，还对各个系统的功能有积极的提高和改善作用。

（一）改善心肌功能，预防血管疾病

心脏是人体的重要器官，目前心血管疾病已成为危害我国老年人身体健康及影响老年人长寿的主要疾病。尽管引起心血管疾病的原因是多方面的，但运动量不足，心脏缺乏有效的锻炼则是其重要原因。心肌功能的强弱与衰老密切相关，经常进行体育锻炼，心肌收缩变得更加有力、收缩射血量增多，从而增加全身的供氧量。体育锻炼不仅可以有效地减少每分钟的心跳次数，增强心肌的应激能力，还能改善血管壁弹性，是预防老年动脉硬化和高血压的积极手段。

（二）延缓肺功能减退

肺功能随年龄的增长而逐渐减退，其趋势是不可逆转的，但通过锻炼可以延缓肺功能减退进程。吸氧能力的大小，往往是反映全身健康状况的重要指标。通过体育锻炼，可增强呼吸肌力量，使呼吸深度加大，增加每次吸入和呼出的空气量，这对提高吸氧率起着积极的作用。同时由于肺功能的提高，也能适应一定的体力负荷，为正常的工作和生活提供保证。

（三）改善和促进消化功能，加速新陈代谢

运动能促进和改善消化器官的血液循环，血液供应充分，可使消化吸收功能提高。由于消化吸收功能的改善和增强，促使消化液及酶的分泌增加，新陈代谢活跃，营养成分得到更加充分的吸收和利用。运动可加速新陈代谢，大量出汗可将体内的铅、铝、硫、苯等一些致癌物及毒素及时排出体外，大大减少患病的可能性，同时运动能减肥，可以减少一些与肥胖有关的疾病。

（四）延缓骨质流失

凡能保持运动锻炼的人，其骨骼的骨质储备较为丰富，这样能延缓骨质流失速度。经常运动还可使骨骼的血液循环得到改善，促进骨骼的物质代谢，防止无机盐成分的丢失，使骨的弹性与韧性增加，从而有利于预防老年

性骨折。运动对防止肌肉萎缩也有积极作用，可以保持关节良好的柔韧性，使之活动灵活。

（五）改善和延缓神经功能衰退

经常运动锻炼的生理刺激可以增加脑的供血量，改善脑的功能，使脑神经细胞处于活跃状态。这样即使处于老年期，只要坚持规律运动锻炼也能保持脑的清晰和灵敏，反应自如。

二、坚持科学有氧运动

经常运动，可使体魄健壮，关节灵活，精力旺盛，情绪稳定，思维敏捷，反应灵活，生活乐观，故能延缓衰老进程、减少疾病、促进人的健康长寿。运动锻炼有利于健身抗衰老，但要讲究科学性和合理性。盲目运动则损伤身体，不利于健康，运动锻炼要遵循以下原则。

（一）因人而异，量力而行

不同年龄，不同身体状况，不同性别的人，其身体对某种运动锻炼形式的承受力是不一样的，为使自己能适应所选择的运动锻炼形式，最好对自己的身体状况做一次检查，做到心中有数，便于选择合适的运动项目和适宜的运动量，而且便于自我监测，这样不至于运动锻炼过激而承受不了，也不因为运动量过小而达不到锻炼的目的，所以对运动锻炼形式不能千篇一律，盲目效仿，而应选择适合自己身体状况的锻炼形式，量力而行，适度不疲，适可而止。

（二）因时而异，四季有别

自然界的一切生物都受四时气候变化的影响，一年四季气候相差很大，要根据气候的变化，相应变更起居时间，调整运动量，适时增减衣物，达到锻炼健身的目的。春季虽是锻炼的最佳时机，但要注意春寒锻炼时不能顿减衣服；夏季运动量不宜过大，注意防止中暑；秋季温差较大，要注意及时增减衣服；冬季注意防滑防冻。

（三）因地制宜，就地取材

根据个人的生活环境和工作条件，利用有利的地形和材料，选择适合自己身体状况的锻炼项目。

（四）循序渐进，规律持久

要想取得锻炼的预期目的，一定要有恒心，坚持有规律的运动，并且不要操之过急，不论选择何种锻炼项目，都要根据自己的身体状况，运动量由小到大，难易程度由简到繁，随着年龄的增加，运动量要适当减少，切忌盲目运动。对老年人来说，有规律的运动不仅是对身体的锻炼，也是对毅力的磨炼，运动使老年人身体的各个器官仍保持在相对年轻的阶段。

第三节 提高免疫力

一、有氧耐力运动

老年人进行适宜的有氧耐力运动，可以明显提高免疫力。研究证实，长期耐力性运动锻炼，可改善老年人T淋巴细胞的功能，使T淋巴细胞总数增加，还能提高老年人自然杀伤细胞的数量与功能。此外，有氧运动锻炼还可以增加免疫球蛋白，引起白细胞增加与儿茶酚胺上升，显著改变老年人体内去甲肾上腺素的含量及脾脏的重量，从而改善免疫功能。

二、丙种球蛋白输注

丙种球蛋白中有着丰富的人类自身抗体，能直接中和体内的有害因子，从而起到抗炎的作用，其抗感染作用主要是中和病原体及其毒素，或者通过刺激补体溶解病原体，促进其吞噬作用。同时，免疫球蛋白含有多种特异性抗体，可明显增强细胞免疫，从而改善机体免疫力低下的状况。

三、胸腺素的使用

胸腺素是由胸腺上皮细胞合成和分泌的多种生化性质不同的，具有激素样活性的多肽类物质的总称，以健康小牛胸腺为原料制成的胸腺肽注射液，主要作用于免疫淋巴细胞分化、发育及成熟的各个阶段，从而发挥调节细胞免疫功能的作用，同时能增强自然杀伤细胞的吞噬能力。

 ### 四、使用转移因子口服液和注射液

转移因子具有调节免疫功能的作用，它含有多肽及核苷类物质，可明显提高老年人淋巴细胞转化率，且不产生过敏反应，口服用药疗效肯定，而且服用方便。

 ### 五、针灸穴位疗法

肾俞穴是行于背部脊柱两侧的足太阳膀胱经要穴，位于腰部脊椎两侧，是脏腑气血汇聚的背俞穴之一。针灸此穴能补肾气、强腰健骨，临床常用于各种慢性虚损性疾病。

外膝眼下三横指处的足三里穴为养生保健常用穴，自古为历代医家所推崇，有调脾胃、养气血、扶正壮阳之功，常灸此穴能温中散寒，宣通气机，补肾养肝，临床上常用于消化系统疾病及各种慢性虚损性疾病，特别适用于中老年人免疫功能低下及脏腑气虚所致的各种衰老症状。

 ### 六、补充营养素

（一）强化补充β-胡萝卜素

β-胡萝卜素是维生素A的前体物质，多食富含类胡萝卜素的蔬菜和水果，可大大降低肿瘤和心血管疾病的发生率，强化补充β-胡萝卜素还有利于增强免疫功能。

（二）强化补充维生素E

维生素E是一种重要的脂溶性抗氧化剂，大量研究表明，当维生素E的剂量略超过膳食推荐剂量时，可以减少心血管疾病的发病率，调节老年人的免疫功能。

（三）强化补充复合微量营养素

老年人微量营养素的缺乏，往往是多种营养素同时缺乏，而且微量营养素之间往往有交互作用，所以补充复合微量元素，对改善机体免疫功能意义重大。

第四节　药物干预

一、降血脂与抗动脉粥样硬化药物

抗衰老主要方法是抗动脉粥样硬化与抗缺血，而抗动脉粥样硬化的最佳时机是在动脉粥样硬化"纤维斑块"发生的早期，切不可延误到血栓形成之后，以免发生心脑血管的梗死。

（1）选用活血化瘀的中药　可选用山楂、决明子、郁金、丹参、川芎、昆布、毛冬青、女贞子、葛根、泽泻、姜黄、荷叶等。

（2）选用中成药　可选用复方丹参片、银杏叶片、绞股蓝总苷片、心脑安片、血脂康、脂必妥等。

（3）抗血小板聚集的药物　可选用阿司匹林或硫酸氢氯吡格雷片等。

二、抗氧化类药物

机体内的自由基在体内不是孤立存在的，而是形成一个自由基的连锁反应，在多个环节对机体造成损害，只有联合应用抗氧化药物，才能有效地清除各种各样的自由基。常用的抗氧化类药物有维生素E、维生素C、硒、超氧化物歧化酶、谷胱甘肽过氧化酶、松果体素、核酸等。

（1）抗氧化类中药　可选用人参、枸杞子、绞股蓝、灵芝、三七、银杏叶、何首乌、丹参、五味子、黄芪、鹿茸、红景天等。

（2）维生素类　可选用维生素A、维生素E、维生素C、胡萝卜素。

（3）微量元素制剂。

（4）松果体素　又称褪黑素，可适当补充。

（5）核酸类　目前膳食中的核酸尚不能完全满足个人的需要，为了增强机体的抗氧化和清除自由基功能，可适当选用核酸类制剂。

三、调节内分泌激素的药物

（一）激素替代疗法

1. 女性性激素替代疗法

适当补充雌激素，可改善中老年女性的更年期综合征、高脂血症、心绞痛、冠状动脉供血不足、骨质疏松症，延缓衰老的进程等，但合并子宫肌瘤、乳腺增生症及严重的心、脑、肝、肾器质性疾病者不宜使用激素替代疗法，可选用大豆异黄酮、葛根异黄酮、三叶草异黄酮等来源于植物的植物雌激素。

2. 男性性激素替代疗法

男性性激素替代疗法一般在50岁后开始应用。由于长期大量应用睾酮，有致前列腺增生和肿瘤的可能，所以应十分注意药物的选择，慎重使用。

（二）甲状腺素的应用

研究表明，甲状腺素一般随年龄的增长而下降，老年人可视情况适当补充。

（三）生长激素的应用

生长激素主要用于抗衰老和预防某些老年病，可以调节血脂代谢，预防动脉硬化和肥胖，减少皮肤皱纹，增加皮肤弹性，增强学习记忆能力等。生长激素目前只有注射剂，价格昂贵，国内很少应用。

（四）调节内分泌的中药

主要选用补益肝肾与扶正固本的药物。中药可选用何首乌、鹿茸、枸杞子、熟地黄、黄精、肉苁蓉、补骨脂、淫羊藿、仙茅、菟丝子等，中成药可选用六味地黄丸、金匮肾气丸、首乌延寿丹、龟苓膏等。

 ## 四、调节免疫功能的药物

（一）首选补气类中药

1．中药

可选用黄芪、人参、何首乌、绞股蓝、杜仲、桑椹、三七、茯苓、白术、山药、枸杞子、大枣等。

2．中成药

可选用四君子汤、人参养荣丸、补中益气汤、归脾丸等。

3．其他

冬虫夏草、蜂胶等。

（二）免疫调节剂

依病情需要可选用胸腺素片、转移因子、干扰素诱导剂、人血球蛋白等。

 ## 五、调整胃肠功能的药物

可选用白术、大枣、山楂、神曲、麦芽、莱菔子等调整胃肠的中药，也可用双歧杆菌为代表的西药。

六、营养素类药物

（1）维生素类　老年人除应补充抗氧化剂维生素A、维生素E、维生素D、维生素C之外，还应注意补充B族维生素。

（2）微量元素制剂。

（3）钙剂　40岁以上妇女每天应补钙300～600mg，同时补充维生素D 400U。

七、改善脑功能的药物

可选用具有益心神、养肝血、填肾精作用的中药，如核桃仁、大枣、黑芝麻、柏子仁、熟地黄、何首乌、麦冬、酸枣仁、五味子、茯神、冬虫夏草、人参、党参、肉苁蓉、石菖蒲、远志、菟丝子、山茱萸等。也可选用吡拉西坦片、吡硫醇片、甲磺酸双氢麦角毒碱片、抗脑衰胶囊等药物。

第五节　保持健康的生活方式

一、规律生活

"日出而作，日落而息"，有规律地生活，是身体健康的基础。按时起床与休息，按时就餐与劳作，甚至按时排便，身体自然健康。而且在漫长的岁月里，人体各器官及各种生理活动已逐渐适应了这一规律，违背这种规律，就必然受到惩罚。

二、科学睡眠

睡觉是给大脑"充电"，是身体健康的"驿站"。人在睡眠时，生理功能减缓，可产生大量抗体，增强人的抗病能力。此外，有规律的睡眠可以维持正常的生物钟，使机体处于良好的生理状态，有利于防病。当睡眠失去规律，必定影响整个机体。美国斯坦福大学医学研究中心的研究发现，在夜间，人体内会产生一种褪黑素，这种激素具有较强的抗氧化功能，能保护DNA不受损害，还可抑制雌激素的产生，抑制某些肿瘤的生长和发展。科学研究还发现，熬夜会导致人体内褪黑素的含量减少，降低人体的免疫功能，从而使人易患多种疾病。良好的睡眠能够预防机体免遭致病因子的侵袭，对于已经患病者，良好的睡眠可缓解病情及增强治疗效果。澳大利亚的一个研究所的最新报告指出，发生癌变的细胞是在分裂中产生的，而细胞分裂多半是在人体睡眠中进行的，一旦睡眠规律发生紊乱，机体则很难控制其癌变，以致在外部环境因素的作用下出现癌性突变。因此，澳大利亚科学家提醒人们："不可过多沉溺于夜生活、夜工作，要调节休息睡眠，积极治疗失眠，这是防癌的首要因素。"

中医认为，正常睡眠能保证人体气血正常运行，脏腑功能协调，而睡眠不好，容易引起气血运行失调，为癌症的发生创造条件，所以科学睡眠是预防癌症的一项重要措施。科学睡眠首先要保持情绪稳定，睡前不看刺激性强的电视或书刊，不谈论刺激性强的话题。其次是保持良好的睡姿，右卧位，双腿弯曲，身体呈弓形为最佳睡姿，遵循"坐如钟，睡如弓，站如松，行如风"的养生准则，因为这种睡姿能使全身肌肉得到最大限度的松弛，肝脏与心脏避免挤压，还可帮助胃内食物向十二指肠输送。同时避免睡眠时用口呼吸与蒙头睡眠，睡前可用热水洗脚。

三、戒烟

据报道，全球因吸烟导致死亡的人数高达600万，超过了艾滋病、结核、疟疾3种疾病致死人数之和。世界卫生组织的调查显示，21世纪将有10亿人死于与烟草有关的疾病。据调查，我国有3亿人吸烟，因吸烟引起相关疾病致死人数超过100万，如不加以控制，将成为人民健康和社会经济发展所不堪承受之重。

第六节　调适心情

良好的心态，可以调整与平衡人体内的抗病机制。"精神是生命的支柱，一旦从精神上摧垮一个人，生命也就变形了。"医学科研发现，65%～90%

的疾病与心理上的压抑感有关，紧张、愤怒、忧伤和敌意情绪均会损害心脏，升高血压，降低甚至破坏免疫功能，加速衰老进程。世界卫生组织早在1993年的一份报告中指出，过度的心理压抑已成为20世纪最严重的健康问题之一。我国古代养生家特别强调心情的宁静、愉悦和排除杂念，即"恬淡虚无，精神内守"。《医钞类编》指出："养心在凝神，神凝则气聚，气聚则形全。若日逐攘扰烦，神不守舍，则易于衰老。""得神者昌，失神者亡。"现代医学科研发现，在延缓衰老与预防疾病上，最关键的是从心理上树立信心，保持心情愉悦，能使大脑及下丘脑等神经系统通过激素、神经肽、神经递质等信息分子，作用于内分泌与神经系统，调节"五脏六腑"，使其"配合默契""各司其职"，使机体处于最佳状态，增强免疫系统功能，非常有利于抗衰防病。

科学研究还发现，人体自身具有恢复正常功能的能力，在医学上称之为"自我恢复能力"。每个人体内都具有抗击疾病的三类"好"细胞：T细胞、B细胞和巨噬细胞，这三类细胞可以找到、杀死及吞噬坏细胞。国外的一份科研报告证实，人体本身具有祛病能力，理论上每25～500个T细胞可以消灭1个坏细胞，可使人体抗病能力倍增，消灭人体内所有潜藏的亚临床病灶。经过多年的科学研究，肿瘤专家、自然科学家和心理学家达成共识后指出，在致病的各种因素中，精神心理因素起着十分重要的作用。因此，专家们一致强调，在现实生活中，应重视精神抗衰防病，其措施是"七不要"：

（1）不要忧郁、伤感、生闷气或长期情绪压抑，要心胸开阔、心地明朗、生性爽快。

（2）不要经常自我克制，不要压抑自己的情感，不要心怀愤恨却无力表达或把话埋在心底，甚至逆来顺受，要敢于发泄怨气，有怨气向人倾诉，有话直说。

（3）不要过于沉默和少语，也不要内向、孤僻。

（4）不要遇到稍微不顺心的事就大发脾气，减少不必要的紧张、忧虑和压迫感，避免精神上长期受到刺激。

（5）不要过度疲劳。

（6）不要长期家庭不和。要建立和维持有意义的、良好的家庭关系和人际关系。

（7）不要走向极端。应当乐观愉快，心平气和，淡泊名利，心胸宽阔，同时还要培养自己的多种兴趣爱好，让自己感到是个幸福的人。

参考文献

［1］葛均波，徐永健. 内科学[M]. 8版. 北京：人民卫生出版社，2013.

［2］中国高血压防治指南修订委员会，高血压联盟（中国），中华医学会心血管病学分会，等. 中国高血压防治指南（2018年修订版）[J]. 中国心血管杂志，2019，24（1）：24-56.

［3］中国老年医学学会高血压分会，国家老年疾病临床医学研究中心. 中国老年高血压管理指南2019[J]. 中华高血压杂志，2019，27（2）：100.

［4］中华中医药学会. 高血压中医诊疗指南[J]. 中国中医药现代远程教育，2011（23）.

［5］袁姣，武青松，雷枢，等. 我国中老年人群高血压流行现状及影响因素研究[J]. 中国全科医学，2020，23（34）：4337-4341.

［6］刘静. 高血压治疗药物及其方法的研究进展[J]. 中国医药指南，2020，18（24）：29-30.

［7］王斌，李毅，韩雅玲. 稳定性冠心病诊断与治疗指南[J]. 中华心血管病杂志，2018，46（9）：680-694.

［8］中华中医药学会心血管病分会. 冠心病稳定型心绞痛中医诊疗指南[J]. 中医杂志，2019，60（21）：1880-1898.

［9］陈利敏. 高血压患者发生冠心病的相关危险因素[J]. 深圳中西医结合杂志，2020，30（16）：17-19.

［10］吴玉国，胡宾，王建龙，等. 45岁以下青年女性冠心病患者的危险因素及预后分析[J]. 心肺血管病杂志，2020，39（8）：895-898，904.

［11］张澍，黄德嘉. 中国心律失常诊疗指南与进展[M]. 北京：人民卫生出版社，2018.

［12］中华医学会心血管病学分会心力衰竭学组，中国医师协会心力衰竭专业委员会，中华心血管病杂志编辑委员会，等. 中国心力衰竭诊断和治疗指南2018[J]. 中华心血管病杂志，2018，46（10）：760-789.

［13］李玲，孙威，张钊旺. 中西药合用治疗慢性心力衰竭临床观察[J]. 实用中医药杂志，2020，36（9）：1166-1167.

［14］胡伏连，黄桂彬. 消化性溃疡的发病机制及其治疗的现代概念——消化系统疾病（4）[J]. 新医学杂志，2001，9：563-564.

［15］王垂杰，郝微微，唐旭东，等. 消化系统常见病消化性溃疡中医诊疗指南（基层医生版）[J]. 中华中医药杂志，2019，34（10）：4721-4726.

［16］王贵强，段钟平. 慢性乙型肝炎防治指南（2019年版）[J]. 中华传染病杂志，2019，37（12）：711-736.

［17］李丰衣，李秀惠，杨华升，等. 病毒性肝炎中医辨证标准指南[C]//2017年第十九届中国科协年会会议论文集. 长春：2017.

［18］范建高，庄辉. 中国脂肪肝防治指南（科普版）[M]. 上海：上海科学技术出版社，2018.

［19］张声生，沈洪，张露，等. 便秘中医诊疗专家共识意见（2017）[J]. 中医杂志，2017，58（15）：1345-1350.

［20］中华医学会消化病学分会胃肠动力学组，中华医学会外科学分会结直肠肛门外科学组. 中国慢性便秘诊治指南[J]，中国实用乡村医生杂志，2013（5）：291-297.

［21］王少琴，刘丽彬. 老年性便秘的中西医结合治疗[J]. 家庭生活指南，2020（5）：234.

［22］乔明月，禄保平，荣金霞. 老年性便秘的中医药治疗现状[J]. 中医学报，2020，35（4）：802-806.

［23］中国医师协会急诊医师分会，中国急性感染联盟. 2015年中国急诊社区获得性肺炎临床实践指南[J]. 中华急诊医学杂志，2015（12）：

1324-1344.

［24］瞿介明，曹彬. 中国成人社区获得性肺炎诊断和治疗指南（2016年版）[J]. 中华结核和呼吸杂志，2016（4）：253-279.

［25］中华中医药学会内科分会，中华中医药学会肺系病分会，中国民族医药学会肺病分会. 社区获得性肺炎中医诊疗指南（2018年修订版）[J].中医杂志，2019，60（4）：350-359.

［26］李建生，李素云，余学庆. 慢性阻塞性肺疾病中医诊疗指南（2011年版）[J]. 中医杂志，2012，53（1）：80-84.

［27］中华医学会呼吸病学分会慢性阻塞性肺疾病学组. 慢性阻塞性肺疾病诊治指南（2013年修订版）[J]. 中国医学前沿杂志（电子版），2014，6（2）：67-80.

［28］王辰，迟春花，陈荣昌，等. 慢性阻塞性肺疾病基层诊疗指南（2018年）[J]. 中华全科医师杂志，2018，17（11）：856-870.

［29］童朝晖. 中国老年慢性阻塞性肺疾病临床诊治实践指南[J]. 中华结核和呼吸杂志，2020，43（2）：100-119.

［30］张琳，韩欣汝，臧恒昌，等. 中药致肾毒性研究进展及临床预防策略[J]. 药学研究，2019，38（9）：539-542.

［31］单海燕，刘鹜，何旖旎，等. 老年人合理用药及安全性[J]. 中国全科医学，2015，18（35）：4362-4364.

［32］王海燕. KDIGO急性肾损伤临床实践指南[M]. 北京：人民卫生出版社，2013.

［33］金其庄，王玉柱，叶朝阳，等. 中国血液透析用血管通路专家共识（第2版）[J]. 中国血液净化，2019，18（6）：365-381.

［34］陈香美，倪兆慧，刘玉宁，等. 慢性肾衰竭中西医结合诊疗指南[J]. 中国中西医结合杂志，2015（9）：1029-1033.

［35］张敏建，宾彬，商学军，等. 慢性前列腺炎中西医结合诊疗专家共识[J]. 中国中西医结合杂志，2015（8）：38-46.

［36］孙自学，宋春生，邢俊平，等. 良性前列腺增生中西医结合诊疗指南（试行版）[J]. 中华男科学杂志，2017，23（3）：280-285.

［37］贾建平，陈生弟. 神经病学[M]. 北京：人民卫生出版社，2013.

［38］中华医学会神经病学分会，中华医学会神经病学分会脑血管病学组. 中国脑出血诊治指南（2019）[J]. 中华神经科杂志，2019（12）：994-1005.

［39］中华医学会神经病学分会，中华医学会神经病学分会脑血管病学组，中华医学会神经病学分会神经血管介入协作组. 中国蛛网膜下腔出血诊治指南2019[J]. 中华神经科杂志，2019，52（12）：1006-1021.

［40］方邦江，李志军，李银平，等. 中国急性缺血性脑卒中中西医急诊诊治专家共识[J]. 中华危重病急救医学，2018，30（3）：193-197.

［41］中华中医药学会. 脑出血中医诊疗指南[J]. 中国中医药现代远程教育，2011，9（23）：110.

［42］钟迪，张舒婷，吴波. 《中国急性缺血性脑卒中诊治指南2018》解读[J]. 中国现代神经疾病杂志，2019，19（11）：897-901.

［43］刘新峰，孙文，朱武生，等. 中国急性缺血性脑卒中早期血管内介入诊疗指南2018[J]. 中华神经科杂志，2018，51（9）：683-691.

［44］王拥军，王春雪，缪中荣. 中国缺血性脑卒中和短暂性脑缺血发作二级预防指南2014[J]. 中华神经科杂志，2015（4）：258-273.

［45］惠建荣，庞苗苗，谭从娥，等. 短暂性脑缺血发作中医临床诊疗指南（综合评价）在真实世界中的作用研究[J]. 医学与社会，2015，28（B5）：392.

［46］徐蕾，龚涛. 急性缺血性脑卒中和短暂性脑缺血发作的治疗[J]. 中华全科医师杂志，2012（4）：248-250.

［47］陈海波，武冬冬. 帕金森病基层诊疗指南（2019年）[J]. 中华全科医师杂志，2020，19（1）：5-17.

［48］王刚，崔海伦. 帕金森病临床诊断和治疗现状及进展[J]. 重庆医科大学

学报，2019，44（4）：464-467.

［49］陈生弟. 中国帕金森病治疗指南（第二版）[J]. 中华神经科杂志，2019
　　　（5）：352-355.

［50］贾建平. 中国痴呆与认知障碍诊治指南[M]. 北京：人民卫生出版社，
　　　2010.

［51］田金洲，解恒革，秦斌，等. 中国血管性轻度认知损害诊断指南[J]. 中
　　　华内科杂志，2016（3）：249-256.

［52］唐毅，吕佩源. 2018中国痴呆与认知障碍诊治指南[J]. 中华医学杂志，
　　　2018，98（19）：965-1298.

［53］周小炫，黄俊山，谢敏，等. 中医治未病·血管性轻度认知障碍专家共
　　　识[J]. 中国中医药信息杂志，2020，27（3）：1-5.

［54］贾建平. 血管性认知障碍诊治指南[J]. 中华神经科杂志，2011（2）：
　　　142-147.

［55］中华医学会糖尿病学分会. 中国2型糖尿病防治指南（2017年版）[J].
　　　中华糖尿病杂志，2018，10（1）：4-67.

［56］中华医学会，中华医学会杂志社，中华医学会全科医学分会，等. 甲
　　　状腺功能亢进症基层诊疗指南（实践版·2019）[J]. 中华全科医师杂
　　　志，2019，18（12）：1129-1135.

［57］中华医学会内分泌学分会. 成人甲状腺功能减退症诊治指南[J]. 中华内
　　　分泌代谢杂志，2017，33（2）：167-180.

［58］李长贵. 中国高尿酸血症与痛风诊疗指南（2019）[J]. 中华内分泌代谢
　　　杂志，2020，36（1）：1-13.

［59］曾小峰，陈耀龙. 2016中国痛风诊疗指南[J]. 中华内科杂志，2016，
　　　55（11）：892-899.

［60］徐秀艳. 痛风的中医中药疗法和中医食疗[J]. 中国医药指南，2018，16
　　　（23）：196-197.

［61］马远征，王以朋，刘强，等. 中国老年骨质疏松症诊疗指南（2018）

[J]. 中国实用内科杂志，2019，39（1）：38-61.

[62] 程晓光，袁慧书，程敬亮，等. 骨质疏松的影像学与骨密度诊断专家共识[J]. 中国骨与关节杂志，2020，9（9）：666-673.

[63] 葛继荣，郑洪新，万小明，等. 中医药防治原发性骨质疏松症专家共识（2015）[J]. 中国骨质疏松杂志，2015，（9）：1023-1028.

[64] 中华医学会骨科分会. 骨关节炎诊治指南（2007年版）[J]. 中国矫形外科杂志，2014（3）：287-288.

[65] 胡晓义. 骨关节炎中医康复治疗的研究进展[J]. 养生保健指南，2019（2）：34，38.

[66] 王尚全，朱立国，展嘉文，等. 中医康复临床实践指南·膝骨关节炎[J]. 2020，30（3）：177-182.